E-Book inside

Mit dem Kauf dieses Buchs erhalten Sie das zugehörige E-Book gratis. Sie können dabei aus zwei Dateiformaten wählen: EPUB (gängiges Format für E-Reader und Tablets) und PDF (für PC und Laptop). So kommen Sie an Ihr kostenloses E-Book:

Rufen Sie im Internet diese Website auf:
↗ http://www.junfermann.de/ebook-inside

Geben Sie den unten stehenden Code in das dafür vorgesehene Feld ein und klicken Sie → Code einlösen. Nach Eingabe Ihrer E-Mail-Adresse und Auswahl des E-Book-Formats erhalten Sie sofort einen Download-Link für das gewünschte E-Book an Ihre E-Mail-Adresse.

Bitte beachten Sie, dass der Code für Sie personalisiert wird und nur einmal gültig ist. Die Datei müssen Sie zunächst auf Ihrem Computer speichern, bevor Sie sie auf ein mobiles Endgerät überspielen können.

VJZ9BR26

Veronica Kallos-Lilly & Jennifer Fitzgerald

Wir beide

Das Arbeitsbuch zur Emotionsfokussierten Paartherapie

www.junfermann.de

blogweise.junfermann.de

www.facebook.com/junfermann

twitter.com/junfermann

www.youtube.com/user/Junfermann

www.instagram.com/junfermannverlag

VERONICA KALLOS-LILLY & JENNIFER FITZGERALD

WIR BEIDE

DAS ARBEITSBUCH ZUR EMOTIONSFOKUSSIERTEN PAARTHERAPIE

2., überarbeitete und aktualisierte Auflage

Übersetzt von
Ursula Becker und Nicole Klingenberg

Junfermann Verlag
Paderborn
2023

Covergestaltung / Reihenentwurf JUNFERMANN Druck & Service GmbH & Co. KG, Paderborn

Die Originalausgabe ist 2022 unter dem Titel *An Emotionally Focused Workbook for Couples: The Two of Us* (2nd edition) bei Routledge, einem Imprint der Taylor & Francis Group, erschienen.

Satz & Layout JUNFERMANN Druck & Service GmbH & Co. KG, Paderborn

Bibliografische Information der Deutschen Nationalbibliothek Die Deutsche Nationalbibliothek verzeichnet diese Publikation in der Deutschen Nationalbibliografie; detaillierte bibliografische Daten sind im Internet über http://dnb.d-nb.de abrufbar.

ISBN 978-3-7495-0501-2
Dieses Buch erscheint parallel als E-Book.
ISBN 978-3-7495-0502-9 (EPUB), 978-3-7495-0503-6 (PDF).

Inhalt

Vorwort zur deutschen Ausgabe

Liebe Leser*innen, liebe Paare,

wir freuen uns, dass Sie das Buch *Wir beide* von unseren EFT-Kolleginnen Veronica Kallos-Lilly und Jennifer Fitzgerald gerade in der Hand halten – wir empfehlen Ihnen diese Lektüre sehr. *Wir beide* ist für Paare geschrieben und für alle, die sich mit Paarbeziehungen beschäftigen wollen. Wir schreiben Ihnen hier selbst als Paar – und möchten Sie darin bestärken, sich selbst und Ihre Partnerschaft tiefer kennenzulernen. Es macht so vieles leichter und schafft mehr Zufriedenheit! Und es ist kein Zufall, dass die Paarbeziehung für die meisten von uns die wichtigste Beziehung im Leben ist – mit allen emotionalen Höhen und Tiefen, die sie mit sich bringen kann. Der gute Grund dafür ist: Es geht um Bindung! Inzwischen wissen wir aus mehreren Jahrzehnten boomender Bindungswissenschaft – die sich seit den späten 1980er-Jahren auch der „erwachsenen Liebe" angenommen hat –, dass wir Menschen bindungsorientiert sind, unser Gehirn ein soziales Organ ist und wir andere brauchen – nicht nur, um zu überleben, sondern auch, um zu wachsen, um glücklich und gesund zu sein.

In der Emotionsfokussierten Therapie sprechen wir von sicherer Bindung, wenn es den Partner*innen gelingt, sich einander zuzuwenden, eigene Verletzlichkeiten zu zeigen und emotional füreinander da zu sein. Beide fühlen sich dann sicher genug, um Gefühle, Hoffnungen und Enttäuschungen miteinander zu teilen, und können damit neue korrigierende emotionale Erfahrungen machen, in denen sie sich nicht (mehr) allein, isoliert oder als „nicht richtig" erleben, sondern gesehen und wertgeschätzt. Paare, die sicher gebunden sind, wissen, wie sie sich wieder nahe fühlen können, wenn sie sich verpasst oder verletzt haben.

Unsichere Bindung ist weitverbreitet und gehört zum Menschsein dazu. Sie hat ihre Wurzeln insbesondere in den primären Beziehungen der ersten Lebensjahre. Höchstens die Hälfte der Menschen ist „von Haus aus" sicher gebunden groß geworden. Viele von uns haben bereits als Kinder unsichere Bindung erlebt und ängstliche oder vermeidende Bindungsstrategien entwickeln müssen aus der Notwendigkeit heraus, sich zu schützen, z. B wenn Eltern emotional nicht ausreichend auf uns eingegangen sind oder es beschämend oder gefährlich war, Bindungsbedürfnisse und damit die eigene Verletzlichkeit zu zeigen. Diese Erfahrungen nehmen wir Menschen in unsere Bindungsbeziehungen im Erwachsenenleben mit – bis wir sie uns bewusst machen und verändern. Die gute Nachricht ist: Ja, es ist möglich, innerhalb Ihrer aktuellen Beziehung einen sicheren Hafen zu finden – und dabei kann *Wir beide* für Sie ein wertvoller Baustein sein. Das wünschen wir Ihnen! Was Sie hier an Hintergrundinformationen, Übungen, Reflexionen und Beispielen finden, ist auf dem soliden Boden der Bindungswissenschaft und der empirisch belegten EFT begründet. Hierauf stehen Sie also sicher! An dieser Neuauflage schätzen wir auch die Erweiterung wichtiger Themen wie die Herausforderungen diverser Paare, Paare, die in unserer Gesellschaft noch immer Diskriminierungen ausgesetzt sind. Ebenso finden Sie für jede Lebensphase und Thematik von Paarbeziehungen wichtige Anregungen.

Wir wünschen Ihnen alles Liebe auf Ihrem ganz persönlichen Weg zu einer erfüllenden Paarbeziehung!

Christine & Hendrik Weiß, Juli 2023

Christine Weiß (zertifizierte EFT-Trainerin und Vorstandsmitglied der EFT Community Deutschland) und Hendrik Weiß (zertifizierter EFT-Supervisor und Vorstandsmitglied der EFT Community Deutschland) leiten zusammen das EFT Center Hannover, eines der beiden offiziellen EFT-Ausbildungszentren für den deutschsprachigen Raum.

(↗ https://www.eft-center-hannover.de/)

Vorwort von Dr. Sue Johnson

Liebe Leser*innen,

herzlich willkommen! Wie schön, dass Sie sich für *Wir beide: Das Arbeitsbuch zur Emotionsfokussierten Paartherapie* entschieden haben. Es ist eine ermutigende Lektüre, die Sie wunderbar darin unterstützen kann, die Sitzungen mit Ihrem EFT-Therapeuten / Ihrer EFT-Therapeut*in oder anderen Paartherapeut*innen zu ergänzen und zu vertiefen. Vielleicht möchten Sie auch einfach die Bindung zu Ihrem / Ihrer Partner*in besser verstehen und stärken, und dieses Buch soll Ihnen als Leitfaden dienen? Was auch immer Sie zum Kauf bewogen hat, ich bin sicher, es wird Sie nicht enttäuschen.

Bei den Autorinnen dieses Buchs handelt es sich um erfahrene Paartherapeutinnen, die schon Hunderten von Paaren geholfen haben, ihre Beziehung zu verbessern. Sie verknüpfen in fast 40-jähriger Praxis gewonnene Erkenntnisse der Emotionsfokussierten Therapie (EFT) mit den Ergebnissen zahlreicher Forschungsprojekte, die den Erfolg dieses positiven Ansatzes wissenschaftlich untermauern, und präsentieren diesen Wissensschatz in einem Format, das es ermöglicht, auch zu Hause damit zu arbeiten.

Der Beziehungsansatz, der der EFT und diesem Buch zugrunde liegt, schöpft aus über vier Jahrzehnten wissenschaftlicher Forschung zum Thema Bindung in erwachsenen Beziehungen. Die hier angebotenen Einblicke und Übungen treffen genau den Punkt. Sie entspringen einem klaren Verständnis des Wesens und der Bedeutung von Bindung in der Beziehung sich liebender erwachsener Menschen. Wir sind überzeugt, dass Liebe kein Mysterium ist, sondern etwas, das wir verstehen und mitgestalten können. Wir hoffen, dass dieses Buch Ihnen genau dabei helfen wird – Ihre wertvolle Beziehung aktiv mitzugestalten und ihr Bestand zu verleihen.

Dr. Sue Johnson

Susan M. Johnson ist Begründerin der Emotionsfokussierten Therapie und international anerkannte Expertin für Paartherapie sowie für Bindung bei Erwachsenen.

(↗ https://drsuejohnson.com)

1. Einführung: Für wen haben wir dieses Buch geschrieben?

Ganz gleich, ob Sie in einer glücklichen Paarbeziehung leben, als Paar Hilfe suchen oder gerade eine Trennung hinter sich haben – die Wahrscheinlichkeit, dass Sie von diesem Buch profitieren, ist groß, denn es richtet sich an alle, die verstehen und erleben wollen, wie sie in einer Beziehung eine sichere Bindung zu einem anderen Menschen aufbauen können. Da wir selbst beruflich in erster Linie mit Paaren arbeiten, betrachten wir in diesem Buch in erster Linie Paarbeziehungen und -dynamiken. Als Therapeutinnen haben wir den Vorteil, Einblick in das Innenleben vieler Beziehung nehmen zu dürfen. Sehr oft haben wir miterlebt, welche Verzweiflung das Scheitern einer Beziehung auslöst, wie viel Einsatz es kostet, die Beziehung zu retten, und welche Freude es bereitet, wenn der Prozess gelingt. An diesem reichhaltigen Erfahrungsschatz möchten wir Sie teilhaben lassen und Ihnen Anregungen für Ihren Weg hin zu einer glücklichen und sicheren Beziehung geben.

Das vorliegende Buch richtet sich an Menschen gleich welcher Phase der Paarbeziehung, ungeachtet ihres Alters, ihrer sexuellen Orientierung, ihres kulturellen Hintergrunds, ihrer ethnischen Zugehörigkeit und sozialen Stellung. Entgegen der Ansicht manch anderer Autor*innen, die meinen, Männer und Frauen seien von Grund auf verschieden oder gar auf unterschiedlichen Planeten beheimatet,[1] halten wir es für wesentlicher, uns auf das zu beziehen, was uns als Menschen ungeachtet aller Geschlechtsunterschiede verbindet. Was unseres Erachtens zählt, ist, dass wir Menschen auf dieser Erde einander brauchen, um ein gutes Leben führen zu können. Die meisten sehnen sich nach einer festen Beziehung, in der sie Liebe, Zugehörigkeit, Sexualität, Nähe, Sicherheit, Vertrautheit und Trost finden. Diese Sehnsucht nach Liebe, Sicherheit und Akzeptanz ist ein universelles Grundbedürfnis – unabhängig von unserer jeweiligen Persönlichkeit. Die Art und Weise jedoch, wie wir mit unseren grundlegenden Emotionen und Bedürfnissen umgehen, ist von Mensch zu Mensch sehr unterschiedlich und geprägt durch zahlreiche Faktoren wie Temperament, Erziehung, soziale Stellung und Erfahrungen, Religion, Kultur, Verarbeitungsmuster und frühere Beziehungserfahrungen. Haben Sie sich schon einmal gefragt, welche Faktoren Sie selbst geprägt haben? Wurden Sie darin unterstützt, sich verletzlich zu zeigen und sich trösten zu lassen? Oder gehörte es zum guten Ton, Emotionen zu unterdrücken und sich zu schämen, mit dem Ergebnis, sich immer potenziell verletzlich und hilflos zu fühlen? In einer gut funktionierenden Partnerschaft sind beide Seiten in der Lage, ihre eigenen und die Gefühle und Bedürfnisse des Gegenübers wahrzunehmen, diese zu respektieren und angemessen darauf zu reagieren. Ausgehend von diesen grundlegenden Gedanken sind wir sicher, dass Sie in diesem Buch hilfreiche und nützliche Informationen finden – ganz gleich, ob Sie gerade frisch verliebt sind oder schon viele Jahre in einer Beziehung leben, ob Sie sich als heterosexuell, lesbisch, homosexuell, bisexuell, nonbinär, transgender, queer, intersexuell, asexuell, pansexuell oder einer sonstigen Identität zugehörig definieren (LGBTTQIAP+), und unabhängig davon, ob Sie in Ihrer Beziehung relativ zufrieden oder eher unzufrieden sind.

Ganz gleich, um welche Konflikte es geht – Geld, die Schwiegereltern, die Kinder, Sex oder völlig andere Themen –, dieses Buch wird Ihnen sicherlich helfen, wenn auch nicht in Form guter Ratschläge zum Umgang mit Geld und den Schwiegereltern, Erziehungstipps oder Empfehlungen für eine befriedigende Sexualität. Unser Ziel ist vielmehr, Ihnen ein tieferes Verständnis zu vermitteln von sich und Ihrem / Ihrer Partner*in und von dem, was *zwischen Ihnen* in Momenten geschieht, in denen es brisant für Sie wird. Wir möchten Ihnen helfen, die Dynamik Ihrer Beziehung zu verstehen und steuern zu lernen und tragfähige Lösungen zu finden, die Ihre Beziehung dauerhaft stark machen und es Ihnen ermöglichen, gut gewappnet aktuellen und zukünftigen Herausforderungen zu begegnen.

Wenn Sie mit Ihrer Beziehung im Großen und Ganzen zufrieden sind, diese aber ein wenig an Glanz verloren hat, gibt Ihnen dieses Buch eine Hilfestellung an die Hand, mit der Sie eigenständig daran arbeiten können, Ihre Beziehung wieder ein wenig aufzupolieren. Möglicherweise befinden Sie sich aber auch bereits in Paartherapie und dieses Buch wurde Ihnen von Ihrem Therapeuten / Ihrer Therapeutin begleitend zur Therapie empfohlen. Sollten Sie sich in einer akuten Beziehungskrise befinden, kann es ratsam sein, sich Hilfe und Unterstützung bei einem / einer auf Emotionsfokussierte Paartherapie (EFT) spezialisierten Therapeuten / Therapeutin zu suchen und das Buch ergänzend zu nutzen. Sollten Sie dieses Arbeitsbuch rein zufällig entdeckt haben und es schwierig finden, eigenständig damit zu arbeiten, finden Sie unter ↗ http://www.eftcd.de bzw. ↗ https://eft-paartherapie.ch geeignete Therapeut*innen im deutschsprachigen Raum; für eine internationale Suche gehen Sie auf ↗ https://iceeft.com.

1.1 Was steckt hinter dem Begriff „Emotionsfokussierte Paartherapie“ (EFT)?

Die Grundprinzipien, die wir Ihnen in diesem Buch vorstellen, beruhen auf einem besonderen paartherapeutischen Ansatz, der Emotionsfokussierten Paartherapie (EFT). Entwickelt wurde dieser Ansatz in den 1980er-Jahren von Sue Johnson (mittlerweile emeritierte Professorin der University oft Ottawa, Gründerin des Ottawa Couple and Family Institute, International Centre of Excellence in EFT) und Dr. Leslie Greenberg (ebenfalls inzwischen emeritierter Professor der York University, Toronto).[2, 3] Ausgangspunkt ihrer Überlegungen war das Thema Veränderung und die Frage, was genau in therapeutischen Sitzungen weshalb und wozu vonstattenging. Zur Beantwortung dieser Fragen analysierten sie Videoaufzeichnungen unzähliger paartherapeutischer Sitzungen. Aus den daraus gewonnenen Ergebnissen entwickelten sie das erste EFT-Handbuch. Diesen Anfängen folgten umfangreiche Studien und Schulungsangebote, die bis zum heutigen Tag zur Verbreitung der EFT-Prinzipien beitragen; Prinzipien, die Paaren helfen, aus einer belasteten Beziehung einen Ort der Sicherheit und Geborgenheit zu machen.

Vor der Entwicklung des EFT-Modells konzentrierten sich paartherapeutische Ansätze darauf, den einzelnen Beteiligten zu helfen, ihre persönlichen Denk- und Verhaltensmuster zu ändern, während andere Therapiekonzepte den Blick einzig und allein auf die Interaktion zwischen den Partner*innen lenkten.[4] Einzeltherapeutische Ansätze rückten häufig die individuellen Emotionen und Bedürfnisse in den Mittelpunkt, ließen aber den Einfluss auf die Paarbeziehung außer Acht. Erst Johnson und Greenberg gelang es, den Zugang zu einem einzigartigen Ansatz zu eröffnen, der den Blick auf den Menschen als emotionales Individuum nahtlos verknüpft mit dem Blick auf unser Verhalten in den für uns bedeutsamsten Beziehungen. Oder konkreter: Die Emotionsfokussierte Paartherapie eröffnet Partner*innen den Zugang zu ihren wesentlichen Gefühlen und Bedürfnissen und zeigt ihnen Wege auf, diese Gefühle und Bedürfnisse in einer verbindenden und einander unterstützenden Weise mitzuteilen.

Und EFT wirkt! Die Erfahrung zeigt, dass Paare in der Regel nicht nur gerne mit dieser Methode arbeiten, sondern auch einschneidende Veränderungen erleben, selbst bei tief zerrütteten, leidvollen Beziehungen. Studien zufolge berichten 86 bis 90 Prozent der Paare nach Abschluss einer EFT-Therapie von einer erheblichen Besserung, 70 bis 75 Prozent von einer dauerhaften Lösung ihrer Probleme.[5, 6] Außerdem hat sich gezeigt, dass diese Veränderungen Bestand haben, selbst dann, wenn besondere Belastungsfaktoren vorliegen, z. B. eine schwerwiegende Erkrankung eines Kindes[7] oder Vertrauensbrüche wie beispielsweise eine Affäre.[8] Die Wirksamkeit des Ansatzes und der begleitenden Weiterbildungsangebote wurde mittlerweile anhand ganz unterschiedlicher Teilnehmergruppen überprüft, darunter auch Paare, bei denen eine Seite an einer Depression,[9] sexuellen Problemen,[10] einer Herzerkrankung[11] oder Krebs[12] litt.

Sue Johnson erweiterte und vervollständigte das ursprüngliche Modell später um zusätzliche Erkenntnisse zum Thema Bindung in nahen Beziehungen. Im Lauf des Buchs stellen wir Ihnen Johnsons Bindungstheorie dann näher vor. Dank dieses Therapieansatzes ist es heute möglich, dass Emotionen nicht länger unter den Teppich gekehrt werden müssen, sondern früher oder später einen Raum bekommen, in dem das emotionale Erleben beider Partner*innen respektvoll gewürdigt, verstanden und bearbeitet werden kann. Über das gemeinsame Erleben lernen die Beteiligten, die Nähe und Sicherheit, nach der sie sich so sehr sehnen, in ihrer Beziehung Wirklichkeit werden zu lassen. Sie lernen, ihre emotionalen Bedürfnisse nach Sicherheit und Verbindung wahrzunehmen und einander liebevoll und frei von Schuldzuweisungen um Unterstützung zu bitten. EFT-Begründerin Sue Johnson bezeichnet Emotionen als „die Musik des Bindungstanzes“.[13] Wenn Emotionen verstanden und gewürdigt werden, verändert sich der Tanz. Aus einem chaotischen Wettstreit auf der „Tanzfläche“ können elegante, aufeinander abgestimmte Schritte voller Innigkeit werden.

1.2 Wie kann Ihnen dieses Buch helfen?

Neben umfangreichen Studien mit glücklichen und unglücklichen Paaren bilden unsere eigene klinische Erfahrung und unser Wissen aus der langjährigen therapeutischen Arbeit mit Hunderten von Paaren mit Beziehungsproblemen die Grundlage dieses Buches. Unser Anliegen ist es, Ihnen einen Weg aufzuzeigen, wie Sie Ihre Beziehung in drei Schritten zu einer glücklichen Beziehung werden lassen können: Im ersten Schritt helfen wir Ihnen und Ihrem / Ihrer Partner*in zu entdecken, wie Sie wechselseitig reagieren, wenn wichtige Beziehungsbedürfnisse nicht befriedigt werden. Anschließend begleiten wir Sie zu einem tieferen Verständnis Ihrer eigenen Gefühle und der Gefühle Ihres Partners / Ihrer Partnerin, und im dritten Schritt versuchen wir, Sie darin zu unterstützen, sich als Paar so über Ihre Gefühle, Bedürfnisse, Hoffnungen und Sehnsüchte auszutauschen, dass Ihre Beziehung zusätzlich gestärkt wird.

Das Buch ist so aufgebaut, dass es Ihnen einen Rahmen sowohl für *persönliche Reflexionen* als auch für *hilfreiche Paargespräche* bietet. Die Reflexionsübungen und Gespräche bieten Hilfestellung dabei, alte Wunden heilen zu lassen, Vertrauen zu stärken und eine Beziehung zu entwickeln, die unter Umständen nicht mehr viel

Ähnlichkeit hat mit der Beziehung, die Ihnen das Leben in der Vergangenheit so schwer gemacht hat.

Um das breite Spektrum der unterschiedlichen Lebenserfahrungen unserer Leser*innen besser abzudecken und sie noch persönlicher zu erreichen, gehen wir in der vorliegenden, überarbeiteten Auflage verstärkt auf die Bedeutung kultureller Aspekte und Diskriminierungserfahrungen für die Partnerschaft ein. Wir haben uns bemüht, dem Gedanken der Inklusion auch in Sprache und Grammatik so konsequent wie möglich Rechnung zu tragen. Wir sind uns bewusst, dass wir als heterosexuelle weiße Cisgender-Frauen keine Expertinnen für rassistisch bedingte Traumata und deren Auswirkungen sind. Wir haben auch nie am eigenen Leib erleben müssen, was es bedeutet, Diskriminierung ausgesetzt zu sein, oder wie es sich anfühlt, nicht der dominanten Kultur einer Gesellschaft anzugehören. Es ist uns jedoch ein Anliegen, den erheblichen Auswirkungen solcher Erfahrungen Raum zu geben und sie ins Bewusstsein zu rücken, um insbesondere Partner*innen, die aus verschiedenen Lebenswelten kommen, einen tieferen Austausch zu ermöglichen. Aber auch wenn Menschen vergleichbare Lebenserfahrungen gemacht haben, kann es sein, dass sie sich ganz unterschiedlich damit arrangiert haben. Als bindungsorientierte Therapeutinnen wissen wir, dass der Austausch über das eigene Erleben enorm beziehungsstärkend wirken kann. Zu Themen, die den Rahmen dieses Buches überschreiten bzw. bei denen wir nicht auf eigene fachliche Expertise zurückgreifen können, geben wir an den betreffenden Stellen weiterführende Informationen.

1.3 Wie können Sie das Buch nutzen? Was können Sie selbst für sich und Ihre Beziehung tun?

Das in diesem Buch für Sie zusammengestellte Material ist nach einem einfachen, wiederkehrenden Muster angeordnet: Lektüre, Reflexionsübungen, Gespräch.

Alle Arbeitsblätter finden Sie zum Ausdrucken für sich und Ihren / Ihre Partner*in auch online unter ↗ http://www.junfermann.de. Gehen Sie dafür auf die Artikelseite dieses Buches und scrollen Sie nach unten bis zum Bereich „Mediathek".

Unser Tipp: Nehmen Sie sich immer nur „kleine Häppchen" vor und gehen Sie erst weiter, wenn Sie sie verstanden und verinnerlicht haben. Des Weiteren empfehlen wir Ihnen, jeden Punkt zunächst für sich selbst durchzugehen und zu überdenken (auch Notizen können hilfreich sein), bevor Sie sich mit Ihrem / Ihrer Partner*in darüber austauschen. Alternativ können Sie sich die Kapitel auch gegenseitig laut vorlesen, jede*r für sich über das Gehörte nachdenken und dann einander offen und interessiert die dazugehörigen Fragen stellen – auch wenn es um Themen geht, über die Sie in der Vergangenheit bereits gesprochen haben. Die Zeit, in der Sie über das Gelesene und Gehörte nachdenken, hilft Ihnen, nichts zu überstürzen. Sie öffnet einen inneren Raum, in dem Ihre Ideen Form annehmen, Sie sich über Ihre Gefühle klarer werden und neue Gefühle auftauchen können, bevor Sie miteinander ins Gespräch gehen. Achten Sie auch auf unsere Merksätze zum Thema Liebe, die wir in den Text eingeflochten haben. Sie erkennen sie am Herz-Symbol (♡).

Es ist gut möglich, dass der Austausch über Gefühle, Enttäuschungen, Bedürfnisse, Hoffnungen, Sehnsüchte und andere wichtige Aspekte Ihrer Beziehung mannigfaltige Emotionen an die Oberfläche spült. Gehen Sie umsichtig mit diesen Emotionen um. Wenn Sie sich entschieden haben, dieses Buch gemeinsam durchzuarbeiten, bedeutet dies, dass ein Teil von Ihnen beiden bereits damit beschäftigt ist, sich als Paar auf neue, bisher unbekannte Weise zu begegnen und zu verbinden. Ausgehend von dieser Annahme geben wir Ihnen mit den Reflexionsübungen Anregungen an die Hand, mit deren Hilfe Sie Ihre persönlichen Gedanken miteinander teilen können.

1.4 Gespräche der L-I-E-B-E

Eine liebevolle Beziehung setzt voraus, einfühlsam und liebevoll miteinander zu kommunizieren. Es kann sein, dass das für Sie im Moment noch kaum vorstellbar ist. Deshalb stellen wir Ihnen im Folgenden einen Leitfaden für Ihre Gespräche vor: die Gespräche der LIEBE. Dieser Leitfaden dient dazu, Ihren Gesprächen Sicherheit zu verleihen, und hilft Ihnen, den roten Faden der Liebe nicht zu verlieren. Notieren Sie sich am besten die folgenden einfachen Begriffe auf einer Karte und legen sie diese während der bevorstehenden Gespräche neben sich.

♡

Wenn wir uns miteinander austauschen, denken wir immer daran:

- ***L****auschen* – mit
- ***I****nteresse und Offenheit* – dabei
- ***E****inander wertschätzend* zuhören – mit der
- ***B****ereitschaft*, Gefühle zu teilen – in
- ***E****infachen* Worten

Schauen wir uns den Leitfaden für die Gespräche der Liebe noch etwas genauer an:

Lauschen: Nicht ohne Grund stellt das Lauschen, das aufmerksame Einander-Zuhören, den Ausgangspunkt von Gesprächen der LIEBE dar. Wie oft versuchen wir, selbst das Wort zu führen, die Problemlösung zu übernehmen, für oder gegen etwas zu plädieren oder Kontrolle auszuüben. So wichtig es ist, die eigenen Gefühle und Ansichten in Worte zu fassen, besteht doch der erste Schritt effektiver Kommunikation in der Bereitschaft, dem / der anderen zuzuhören (ganz gleich, ob es sich um den oder die Partner*in handelt, das Kind, den Kollegen / die Kollegin oder eine fremde Person). Zuhören heißt nicht nur Worte zu hören, sondern auch, die Gefühle wahrzunehmen, die den Worten, dem Gesichtsausdruck und der Körpersprache des Gegenübers zu entnehmen sind. Hören Sie deshalb einander nicht nur mit offenen Ohren und offenem Herzen zu, sondern schauen Sie sich auch aufmerksam an. Manche von Ihnen stöhnen möglicherweise jetzt schon innerlich auf, da Sie schon so oft von Ihrem / Ihrer Partner*in den Vorwurf gehört haben, Sie seien unfähig, die Gefühle anderer wahrzunehmen. Sollte Ihnen das vertraut vorkommen, sagen wir Ihnen: „Geben Sie nicht auf. Es ist gar nicht so schwer. Wir zeigen Ihnen einfache Schritte, mithilfe derer Sie entdecken können, dass Sie wahrscheinlich viel größere Fähigkeiten besitzen, die eigenen und die Gefühle anderer zu verstehen, als Sie glauben. Geben Sie nicht auf, lesen Sie weiter." Und: So verlockend es auch sein mag, das Gegenüber zu unterbrechen – widerstehen Sie der Versuchung. Einander zuzuhören, ohne sich zu unterbrechen, zeugt von Respekt und der Bereitschaft, sich auf die Perspektive des Gegenübers einzulassen.

Interesse und Offenheit: Einander unvoreingenommen zu begegnen heißt: „Ich höre dir zu, als hätten wir uns gerade erst kennengelernt und als hätte ich noch gar keine Zeit gehabt, irgendwelche negativen Annahmen dir gegenüber zu entwickeln." Es bedeutet, die Bewertungen und Vorannahmen, die sich im Zuge von Beziehungsschwierigkeiten entwickeln, so weit wie möglich an die Seite zu schieben. Und es bedeutet, sich demütig einzugestehen, vielleicht noch etwas lernen zu können, wenn wir mit offenen Ohren zuhören. Und einander unvoreingenommen zuzuhören bedeutet, das Gehörte auf sich wirken zu lassen und zuzulassen, dass es uns berührt.

Einander wertschätzend zuhören: Was halten Sie von dem Vorschlag, auf das, was Ihr*e Partner*in Ihnen mitteilt, nicht umgehend zu reagieren, sondern erst einmal einen Gang herunterzuschalten und sich die Zeit zu geben, wirklich zu registrieren und anzuerkennen, was Sie gerade gehört haben? Drücken Sie den Pausenknopf (oder – noch besser – die Löschtaste), wenn Ihnen Rechtfertigungen auf der Zunge liegen oder Sie Gefahr laufen, in altbekannte, reflexhafte Reaktionsmuster zu verfallen. Versuchen Sie anzuerkennen, dass das, was Sie gerade von Ihrem / Ihrer Partner*in gehört haben, aus seiner / ihrer Sicht legitim ist. Die Sichtweise des Gegenübers wertzuschätzen zeugt von Respekt und bedeutet nicht notwendigerweise, dass Sie sie teilen. Es hilft Ihrem / Ihrer Partner*in, sich gehört und umsorgt zu fühlen.

Wenn Sie die Sichtweise und das Erleben Ihres Partners / Ihrer Partnerin partout nicht nachvollziehen können, dann seien Sie ehrlich, ohne zu brüskieren. Spontanreaktionen wie „Das ist doch lächerlich!“ oder „Das weise ich entschieden zurück!“ sprechen der Wahrnehmung Ihres Gegenübers ihre Berechtigung ab. Versuchen Sie es stattdessen mit Sätzen wie „Ich würde wirklich gerne verstehen, was du gerade gesagt hast, aber im Moment ist das ziemlich verwirrend für mich“. Und wenn Sie das Gehörte zwar verstehen, dem aber definitiv nicht zustimmen können, können Sie auch das in einer gleichermaßen ehrlichen wie wertschätzenden Weise mitteilen, z. B. mit Worten wie: „Ich finde es schwierig, dir in diesem Punkt zuzustimmen. Ich sehe das vollkommen anders, sehe aber auch, dass du mir helfen willst, dich zu verstehen.“ Und sollte das, was Ihr*e Partner*in sagt, Sie innerlich unangenehm berühren, lässt sich das beispielsweise folgendermaßen formulieren: „Wenn du mir sagst, was in dir vorgeht, fühle ich mich ganz schlecht und schäme mich. Ich danke dir trotzdem, dass du mit mir über das, was dich beschäftigt, offen sprichst.“

***Bereitschaft**, Gefühle zu teilen:* In Beziehungen, die beide als befriedigend erleben, ist es selbstverständlich, miteinander über Gefühle, Hoffnungen, Träume und Enttäuschungen zu sprechen. Momente, in denen wir unserem Gegenüber einen Blick auf unser Inneres erlauben und in ihm / ihr einen Menschen treffen, der offen zuhört und die Berechtigung unserer Sichtweise nicht infrage stellt, haben eine hohe emotionale Bedeutung und vertiefen die Bindung zwischen uns. Dem / der anderen etwas anzuvertrauen hat einen hohen Stellenwert für die Beziehung und signalisiert: „Ich vertraue dir so sehr, dass ich dir etwas ganz Persönliches über mich mitteile: Du bist mir so wichtig, dass ich dir die Tür zu meinem Inneren öffnen möchte.“ Manchmal kann die Vorstellung, sich in dieser Weise zu öffnen, geradezu Angst machen. Tatsächlich ist es in Beziehungen, die von Gewalt oder Respektlosigkeit geprägt sind, eher ratsam, sich zurückzuhalten. Es kann deshalb je nach Situation hilfreich sein, sich zunächst zu vergewissern, ob der / die andere offen und gesprächsbereit ist, etwa folgendermaßen: „Ich würde dir gerne erzählen, was mir zu unserem letzten Streit durch den Kopf ging. Bist du bereit, mir zuzuhören?“ Oder: „Ich möchte schon länger mit dir reden, weil ich mir Gedanken wegen … mache. Passt es dir gerade?“ Damit schaffen Sie gute Voraussetzung dafür, dass eine Offenlegung auf fruchtbaren Boden fällt.

Einfache Worte: Wählen Sie *einfache* Worte. Konzentrieren Sie sich auf das Wesentliche von dem, was Sie fühlen und vermitteln möchten. Vermeiden Sie es, Ihr Gegenüber durch zu viele abstrakte Gedanken oder Analysen seines Verhaltens zu verwirren. *Lassen Sie sich Zeit, sprechen Sie langsam.* Das erleichtert es Ihnen, sich klar auszudrücken, und dem / der Zuhörenden, die Ihnen wichtigen Gedanken zu erfassen. Mit sanfter Stimme, in einfachen Worten und langsam zu sprechen,[14] gibt dem / der anderen die Chance zuzuhören, ohne in Gegenwehr zu gehen. Wenn Sie merken, dass Ihnen das schwerfällt, sind Sie vielleicht noch zu aufgewühlt. In diesem Fall raten wir Ihnen: Legen Sie eine Pause ein! Machen Sie ein paar tiefe Atemzüge und stellen sich dabei vor, wie bei jedem Ausatmen der Stress ein wenig mehr aus Ihrem Körper entweicht. Sagen Sie sich immer wieder: „Mach langsam, hetz dich nicht, hol tief Luft. Sprich über deine eigenen Gefühle und nicht über die Fehler deines Partners / deiner Partnerin."

Genauso wenig, wie Sie als Zuhörende*r immer mit dem, was Sie hören, einverstanden sein müssen, kann der / die Sprechende davon ausgehen, dass Sie jederzeit bereit und in der Lage sind zuzuhören. Vor allem, wenn Sie gerade mit mehreren Dingen gleichzeitig beschäftigt sind (z. B. weinendes Kind, klingelndes Diensthandy u. a.), ist es hilfreich, für tiefgehende Gespräche einen für Sie beide passenden Zeitpunkt zu vereinbaren. Diese Empfehlung deckt sich übrigens mit einem interessanten Forschungsergebnis australischer Wissenschaftler aus Brisbane: Sie befragten vor einigen Jahren mehr als hundert zufriedene Paare nach ihrem „Erfolgsrezept", Kränkungen und Verletzungen in ihrer Beziehung zu beheben. Mehr als 60 Prozent der Befragten bezeichneten spontan die Wahl des richtigen Zeitpunkts für klärende Gespräche als wichtig für den Heilungsprozess. Dazu gehörte für die einen die Bereitschaft, Gespräche gegebenenfalls auf einen späteren Termin zu verschieben („Unsere Beziehung ist zu wichtig, als dass wir das jetzt überstürzen möchten"), für andere war es die Bereitschaft, einem anstehenden Gespräch absolute Priorität einzuräumen („Lass uns unseren Streit beilegen, bevor die Sonne untergeht").[15]

Überlegen Sie deshalb gemeinsam, wann der beste Zeitpunkt für Sie beide ist, sich mit den Reflexionsübungen in diesem Buch auseinanderzusetzen. Vielleicht entscheiden Sie sich für einen festen Termin jede Woche, an dem Sie sich mit den Anregungen und Reflexionen beschäftigen, mit denen wir Sie durch dieses Buch führen. Mit dieser Art von Verabredung signalisieren Sie einander, dass Ihnen die Beziehung wichtig ist und Sie gewillt sind, daran zu arbeiten.

Wenn Sie etwas offenlegen, was Sie zutiefst persönlich berührt, dann sollten Sie das auf eine Weise tun, die das Selbstwertgefühl Ihres Gegenübers und die Bedeutung, die Ihr*e Partner*in für Sie hat, nicht komplett untergräbt. Vermeiden Sie daher scharfe Töne und sprechen Sie, wann immer möglich, mit sanfter Stimme. Machen Sie sich bewusst, dass Kraftausdrücke, Beschimpfungen und Beleidigungen in der Regel nur neue Hürden aufbauen statt alte niederzureißen. Unser Ziel ist es, Sie aus den ausgetretenen Pfaden heraus zu einer Entdeckungsreise zu neuen und besseren Wegen des Miteinanders einzuladen und Sie auf dieser Reise zu unterstützen.

REFLEXION 1.1: Sind Sie bereit für ein Gespräch der LIEBE?

Lassen Sie uns das erste Gespräch der LIEBE mit etwas Positivem beginnen. Erinnern Sie sich, wann Sie zuletzt einen guten Moment mit Ihrem/Ihrer Partner*in hatten, sich ihm/ihr nahe fühlten, entspannt waren, Freude an einer gemeinsamen Aktivität hatten oder Ihnen etwas aufgefallen ist, was Sie an Ihrem/Ihrer Partner*in besonders schätzen. Beschreiben Sie die Situation oder das, was Sie schätzen, und die angenehmen Gefühle, die es in Ihnen weckt. Wechseln Sie sich bei dieser Übung ab.

Beschreibung des guten Moments:	Beschreibung des guten Moments:
______	______
______	______
______	______
Damit verbundene angenehme Gefühle:	Damit verbundene angenehme Gefühle:
______	______
______	______
______	______

Austausch: Wie fühlt es sich für Sie beide an, Ihre guten Momente und Gefühle miteinander zu teilen? Welches Gefühl bringen Sie einander jetzt, in genau diesem Moment, entgegen (z. B. mehr Nähe, Wärme, Verlegenheit, Vorsicht, Freude, Ruhe, Entspannung)?

______

______

______

______

Wenn Sie merken, dass Sie feststecken oder den roten Faden verlieren, beenden Sie das Gespräch einfach: Gratulieren Sie sich dazu, es zumindest versucht zu haben, und erkennen Sie an, dass diese besondere Art des Austauschs Zeit braucht, um sich einzuspielen. Denken Sie an das Sprichwort: „Rom wurde auch nicht an einem Tag erbaut." Wundern Sie sich nicht, wenn es Zeit und Mühe kostet, ins Gespräch zu kommen, insbesondere, wenn es um brenzligere Themen geht. Machen Sie einander Mut, indem Sie vereinbaren, sich zeitnah wieder zusammenzusetzen und den nächsten Versuch zu starten. Bringen Sie Ihre Erfahrungen mit in die nächste Sitzung bei Ihrem / Ihrer EFT-Therapeuten / Therapeutin. Sie kann Ihnen helfen, das Ganze einzuordnen. Viele kleine Schritte führen zum Ziel. Im Lauf dieses Buchs werden Sie mehr darüber erfahren, wie Sie Ihre Gefühle und Ängste auf eine Art und Weise offenlegen können, die Ihre Verbindung stärkt.

1.5 Was dieses Buch nicht leisten kann

Sollte es in Ihrer Beziehung zu körperlicher und / oder sexueller Gewalt kommen, empfehlen wir Ihnen dringend, therapeutische Hilfe in Anspruch zu nehmen, sofern Sie das noch nicht getan haben. Dort ist der passende, sichere Ort, um die zerstörerischen Auswirkungen gewalttätigen Verhaltens zu bearbeiten. Gleiches gilt für exzessive verbale Gewalt, Feindseligkeit, Spott und Verachtung. Auch Substanzabhängigkeit, Spielsucht oder gesundheitliche Einschränkungen wie eine schwere Depression, traumatischer Stress oder eine Psychose sollten in einem sicheren therapeutischen Rahmen angegangen werden. Die Therapie wird Ihnen helfen, sich hinreichend zu stabilisieren und Ihre Gesundheit so weit wiederherzustellen, dass Sie an Ihrer Beziehung arbeiten können. So, wie sich die genannten Faktoren negativ auf die Paarbeziehung auswirken können, kann das Verharren in einer dauerhaft gestörten Beziehung zu einer Verschärfung der Probleme führen. Aber wir sprechen hier nicht von einem unabänderlichen Schicksal. Es gibt Hilfe und die Situation lässt sich verändern. Wenden Sie sich an Ihren Arzt / Ihre Ärztin, um einen geeigneten Therapeuten bzw. eine geeignete Therapeutin in Ihrer Nähe zu finden, oder informieren Sie sich auf Websites, die entsprechende psychologische bzw. beraterische Unterstützung anbieten.

Wichtig: Sollten Ihre Bemühungen, die in diesem Buch beschriebenen Übungen durchzuführen, eher zu neuen Problemen führen (wie Eskalation von Konflikten, Einander-Anschreien, endlose Diskussionen ohne zufriedenstellenden Ausgang oder Gespräche, nach denen Sie sich noch weiter voneinander entfernt fühlen), raten wir Ihnen ebenfalls dringend, therapeutische Hilfe in Anspruch zu nehmen. Deutschsprachige Therapeuten finden Sie unter ↗ http://www.eftcd.de bzw. ↗ https://eft-paartherapie.ch; für eine internationale Suche gehen Sie auf ↗ http://www.iceeft.com

Mit diesem Buch halten Sie ein Arbeitsbuch in Händen, welches Ihnen und Ihrem Partner / Ihrer Partnerin Schritt für Schritt Möglichkeiten aufzeigt, Ihre Beziehung in den Blick zu nehmen und über Ihre Befürchtungen und Ängste, Ihre Hoffnungen und Sehnsüchte zu sprechen. Es wendet sich sowohl an Paare, die ihre Beziehung weiter festigen wollen, als auch an Paare, die sich bereits in EFT-Therapie befinden und ihre Beziehung stärken oder auf eine neue Basis stellen wollen. Die Struktur des Buches folgt dem von Sue Johnson entwickelten Konzept, wie es sich in ihren aktuellen Büchern, beispielsweise *Halt mich fest: Sieben Gespräche über lebenslange Liebe,* findet.[16] Als Begleitmaterial zu Ihrem Therapieprozess stellt es eine Brücke vom therapeutischen Prozess in den Alltag dar. Sie können darin Ihren Entwicklungsprozess als Paar dokumentieren und später immer wieder darauf zurückgreifen.

1.6 Wenn Sie dieses Buch in Ihrer Arbeit als Therapeut*in nutzen

Viele mit uns befreundete Therapeut*innen haben uns im Laufe der Jahre gefragt, wie sie dieses Arbeitsbuch bestmöglich in den therapeutischen Prozess mit ihren Klient*innen integrieren können. Den Rückmeldungen zahlreicher Leser*innen zufolge geben das gemeinsame Lesen der einzelnen Kapitel, das Durchgehen der Übungen und der Austausch über die Antworten Klient*innen eine hilfreiche Struktur an die Hand, um auch zwischen den Sitzungen weiter an ihrer Beziehung arbeiten zu können. In Anlehnung an den therapeutischen Prozess bauen die Kapitel und Überlegungen aufeinander auf und führen schrittweise zu einer Vertiefung. Um den größtmöglichen Nutzen aus diesem Arbeitsbuch zu ziehen, empfehlen wir Paaren, es langsam, in kleinen, gut verdaulichen Portionen anzugehen und nicht den in der Therapie noch anstehenden Aufgaben und Phasen vorzugreifen.

Jede Konstellation aus Paar und Therapeut*in hat ihren eigenen Rhythmus: Bei unseren Empfehlungen vertrauen wir deshalb in hohem Maß der Fähigkeit des Therapeuten / der Therapeutin, sich im Laufe des therapeutischen Prozesses auf das jeweilige Paar einzustimmen. In den ersten beiden Kapiteln geben wir den Leser*innen eine erste Vorstellung von der Grundüberzeugung der EFT, der zufolge Sicherheit in Paarbeziehungen nicht ohne die Entwicklung einer starken emotionalen Verbindung möglich ist. Kapitel 2 verdeutlicht anhand konkreter und praktischer Beispiele, was es bedeutet, einander sicherer Hafen und sichere Basis zu sein. Daran anschließend werden die Leser*innen ermuntert, sich gute Momente bewusst zu machen und dadurch Stärken ihrer Beziehung zu entdecken. Kapitel 3 legt den Schwerpunkt auf frühe Bindungserfahrungen in der Familie sowie kulturelle Einflüsse und lädt die Beteiligten ein, Zusammenhänge zwischen ihrer jeweiligen persönlichen Geschichte und ihren aktuellen Beziehungsmustern herzustellen. Paare erleben diesen Austausch häufig als hilfreich und unterstützend. Mit dem Hören der Geschichte des Gegenübers wächst das Verständnis für sich selbst und den / die Partner*in, Einfühlungsvermögen kann sich entwickeln. Die ersten drei Kapitel eignen sich gut als Ergänzung zu den ersten Therapiesitzungen, in denen das Kennenlernen des Paares sowie beider Partner*innen in Paar- und Einzelsitzungen im Vordergrund steht, da sie eine positive Einstimmung bieten und den Beteiligten helfen, das Gesamtbild, das sie jeweils voneinander und von ihrer Beziehung haben, zu erweitern.

Kapitel 4 deckt sich mit Phase 1 der EFT: Die Partner*innen gewinnen eine Vorstellung von den Mustern und reaktiven Interaktionszyklen, in denen sich ihre Beziehungsproblematik spiegelt. Das Kapitel erläutert die drei grundlegenden Zyklusmuster, anhand derer das Paar seinen vorherrschenden „Teufelskreis" identifizieren kann. Die dazugehörigen Übungen helfen den Partner*innen, ihr jeweiliges Verhalten in diesem Muster zu erkennen, Auslöser zu identifizieren und zu sehen, wie sie sich gegenseitig in ihre Teufelskreise „ziehen". So können sie ihre in den Anfangssitzungen gewonnenen Erkenntnisse weiter vertiefen. Kapitel 5 und 6 öffnen den Beteiligten den Blick auf ihre Gefühlswelt; ein Blick, der sie die aufgewühlten Emotionen, wie sie sich in den Teufelskreisen zeigen, verstehen lässt. Schritt für Schritt, angelehnt an den üblichen therapeutischen Prozess in Phase 1, geht der Blick dabei in Kapitel 5 von den reaktiven zu den tiefer liegenden Kernemotionen, die dann in Kapitel 6 verstärkt im Mittelpunkt stehen. An dieser Stelle kann das Arbeitsbuch hilfreich sein, indem es die zu Ihnen kommenden Paare darin unterstützt, ihre eigene emotionale Sprache zu verstehen und zu erweitern und Worte für ihr Erleben zu finden. Das EFT-Modell sieht die heftigen und aufwühlenden Emotionen, denen sich Paare in ihren Teufelskreisen ausgesetzt fühlen, als Ausdruck nicht erfüllter Bindungsbedürfnisse. Kapitel 7 greift entsprechend dem Vorgehen in der Therapie den Bindungsaspekt auf, demzufolge die Teufelskreise, in denen Paare sich bewegen, als bestmöglicher Versuch zu verstehen sind, eine Befriedigung ihrer Bindungsbedürfnisse zu erreichen. Die Partner*innen werden ermutigt, sich in die positiven Absichten hineinzufühlen, die hinter dem oft so verletzenden Verhalten innerhalb des Zyklus stecken, und sich über diese Absichten auszutauschen. Kapitel 8 beschäftigt sich darüber hinaus mit sozial bedeutsamen, potenziell aber heiklen Emotionen wie Scham, Schuld, Kränkung und Eifersucht.

Die Kapitel 9 bis 11 korrespondieren mit Phase 2 der EFT. Der Fragebogen zu Beginn dient der Einschätzung, ob das Paar schon bereit ist für Phase 2. Den uns vorliegenden Rückmeldungen zufolge bewerten sowohl Therapeut*innen als auch

Klient*innen diesen Fragenbogen als sehr nützlich. Während Sie als Therapeut*in in Phase 2 zunächst den Rückzügler / die Rückzüglerin wieder auf die Beziehungsbühne holen und anschließend den / die Verfolger*in (im Folgenden auch „protestierende*r Partner*in" genannt) darin begleiten, sich verwundbarer zu zeigen, haben die Partner*innen in Kapitel 9 die Möglichkeit, den in den Sitzungen stattfindenden Prozess zu vertiefen und sich ihren tiefer sitzenden Bindungsängsten und -bedürfnissen zu stellen. Außerdem wird dem Paar eine Struktur aufgezeigt, die es ihm ermöglicht, das Gespräch auch zwischen den Sitzungen nicht abreißen zu lassen. Wie im therapeutischen Prozess in Phase 2 sollte auch dieses Kapitel langsam und mit einer klaren Trennung der beiden Veränderungsprozesse voneinander bearbeitet werden. Kapitel 10 widmet sich der Heilung von Bindungsverletzungen. Dank des EFT-Modells wissen wir, dass es schwierig ist, Phase 2 erfolgreich abzuschließen, solange frühere Bindungsverletzungen, die sich innerhalb der Beziehung ereignet haben, nicht geheilt sind – genauso wenig wie eine Heilung von Bindungsverletzungen ohne jegliche Phase-2-Arbeit kaum möglich ist. Die Herausforderung für Sie als Therapeut*in besteht an dieser Stelle darin, die Pendelbewegung Ihrer Klient*innen zeitlich und inhaltlich zwischen Kapitel 9 und Kapitel 10 angemessen zu unterstützen. Mit anderen Worten: Es ist gut möglich, dass Paare nach dem therapeutisch begleiteten Durcharbeiten einer Bindungsverletzung und der Reflexion des Ereignisses in Kapitel 10 nochmals zu Teilen von Kapitel 9 zurückkehren. In Kapitel 11 finden Sie eine Reihe inspirierender Beispiele gelungener Veränderungen, anhand derer wir aufzeigen, wie Sie mithilfe der Landkarte der Veränderung Paare mit unterschiedlichsten Anliegen sicher an ihr Ziel geleiten können.

Den Abschluss bilden Kapitel 12 und 13, inhaltlich angelehnt an Phase 3 der EFT. Der Schwerpunkt in Kapitel 12 liegt auf der Konsolidierung der entstandenen neuen, sicheren Beziehungskreisläufe, der Rückbesinnung auf die ursprünglichen inhaltlichen Fragen und dem gemeinsamen Lösen noch bestehender Probleme. Rückblicke und Erzählungen von Paaren, denen es gelungen ist, ihre sexuelle Beziehung wiederzubeleben, laden darüber hinaus dazu ein, dieses potenziell heikle Thema sowohl innerhalb als auch außerhalb der Therapie anzusprechen. Und da die Therapie an diesem Punkt langsam ihrem Ende zugeht, ist es an der Zeit, gemeinsam einen Blick auf die zurückgelegte Wegstrecke zu werfen und dem Paar seine eigene Geschichte der Veränderung bewusst zu machen. Wir wissen, dass Veränderungen in einer Paarbeziehung Stress auslösen. Aus diesem Grund liegt in weiten Teilen von Kapitel 13 der Fokus darauf, den Blick nach vorn zu richten, wobei Bedürfnisse in verschiedenen Lebensphasen antizipiert und Hinweise auf weiterführende Informationen gegeben werden.

Einen abschließenden Hinweis würden wir gerne noch geben: Wenn das Buch begleitend zu einer Paartherapie eingesetzt wird, empfiehlt es sich, die einzelnen

Schritte zunächst in der Therapie vorzunehmen und erst dann das Arbeitsbuch hinzuzuziehen. In den Sitzungen machen Paare neue Entdeckungen, manches wird lebendig, an die Oberfläche gespült. Die Gedanken und Übungen dieses Buches helfen ihnen, das Erlebte besser zu verstehen und einzuordnen. Der EFT-Prozess zeichnet sich durch eine immer wiederkehrende Abfolge von Erleben und dem anschließenden Verarbeiten des Erlebten aus; eine Abfolge, die Sie auch in diesem Buch wiederfinden. Im Rahmen der Therapiesitzungen können die Früchte der Arbeit zwischen den Sitzungen aufgegriffen werden und das Engagement des Paares für eine bessere Beziehung verknüpft werden mit dem, was es in den Übungen und Gesprächen über sich gelernt hat. Häufig erwächst hieraus Material für die nächste Sitzung. Achten Sie dabei darauf, den wesentlichen Aspekt der EFT – den Menschen in seinem Spüren und Erleben zu erreichen – nicht aus dem Blick zu verlieren. Sorgen Sie daher als Therapeut*in dafür, die Sitzungen nicht zu einer intellektuellen Betrachtung der Übungsergebnisse des Paares werden zu lassen. Nutzen Sie das Arbeitsbuch eher als Sprungbrett und fragen Sie Ihre Klient*innen, was sie in der eigenständigen Arbeit zwischen den Sitzungen bewegt, überrascht und getriggert hat.

1.7 Was wir mit diesem Buch erreichen möchten

Eine der wesentlichen Intentionen dieses Buches ist es, Ihnen Möglichkeiten aufzuzeigen, wie Sie die Musik Ihres eigenen Beziehungstanzes verändern können. Sollten Sie sich in Ihrem Beziehungstanz bisher allein, wütend, traurig oder voller Angst gefühlt haben, möchten wir Ihnen einen Weg aufzeigen, eine neue Perspektive einzunehmen. Treten Sie dazu ein paar Schritte zurück, schalten Sie das Tempo herunter und seien Sie offen für das, was geschieht. Wenn Sie beide bereit sind, Neues zu wagen, können sich aus dieser veränderten Perspektive eine neue Melodie und ein neuer Tanz entwickeln.

2. Bindung – die beste Überlebensstrategie

Sollten Sie von einem Ratgeber erwarten, als Erstes auf Themen wie „sich verlieben", „Liebe machen" oder „Kommunikation in der Paarbeziehung" zu stoßen, müssen wir Sie leider enttäuschen. Dennoch beginnen wir direkt mit einem zentralen Thema, das uns alle als Menschen verbindet und von John Bowlby, Kinderpsychiater an der Tavistock-Klinik in London, vor 80 Jahren mit folgenden Worten umrissen wurde:

> „Wer von uns würde sich nicht fürchten, wenn er allein an einem fremden Ort und im Dunkeln eine plötzliche Bewegung wahrnehmen oder ein seltsames Geräusch hören würde. Hätten wir dagegen auch nur einen tapferen Gefährten bei uns, wären wir wahrscheinlich viel unerschrockener und würden schnell wieder Mut fassen. Das Alleinsein jedoch macht uns alle zu ‚Feiglingen'."[17]

Damit fasste Bowlby in Worte, was viele Fachleute aus Praxis und Forschung zum damaligen Zeitpunkt sich nur zögerlich zu sagen trauten: dass nämlich das *Bedürfnis des Menschen nach anderen Menschen* das ist, was ihn ausmacht. Wir sind von Natur aus auf Gemeinschaft, Vertrauen und gegenseitige Unterstützung angelegt, um die Wechselfälle des Lebens zu meistern sowie Freud und Leid miteinander zu teilen. Diese Feststellung gilt für alle Menschen – ganz gleich, welchem Geschlecht, welcher Gesellschaftsschicht oder welcher Kultur sie angehören und woher sie stammen. Für manche von Ihnen mögen sich diese Sätze, die unser elementares Bedürfnis nach Nähe anerkennen, erleichternd anhören. Für andere dagegen ist die Vorstellung, es als normal und gesund zu bezeichnen, von anderen abhängig zu sein, eher befremdlich. Wieder anderen macht die Vorstellung, abhängig zu sein bzw. dass andere von ihnen abhängig sein könnten, unter Umständen regelrecht Angst. Und vielleicht sind auch Sie selbst es gewohnt, vollkommen unabhängig zu agieren.

Haben Sie deshalb bitte ein wenig Geduld mit uns. Bevor wir uns so wichtigen Beziehungsthemen wie Kommunikation, Emotionen, Interaktionen, Sex usw. zuwenden, wollen wir uns zunächst mit den Grundlagen befassen: Als Menschen sind wir existenziell auf andere angewiesen. Und zwar nicht auf irgendwelche Menschen, sondern auf Menschen, die bedeutsam für uns sind. Nachdem Generationen von Psychotherapeut*innen die Ansicht vertraten, es sei *infantil,* als Erwachsene auf die Unterstützung anderer Menschen angewiesen zu sein, verstand Bowlby nicht nur die ungeheure Bedeutung besonderer und nicht austauschbarer Bindungen zwischen Säuglingen und Kleinkindern und ihren Bezugspersonen, *son-*

dern auch, dass dies genauso für die Beziehung zwischen Erwachsenen und ihren Beziehungspartner*innen, nahen Verwandten und guten Freunden gilt. Tatsächlich gibt uns schon allein das Wissen, dass zumindest einige für uns wichtige Menschen in Gedanken bei uns sind, Sicherheit – unabhängig davon, wie alt wir sind. Bowlby zufolge begleitet uns das Bindungsbedürfnis „von der Wiege bis zur Bahre".[18] Mit diesem damals erfrischend neuen Gedanken gelang es ihm, das Denken in Medizin, Pädagogik und Psychologie zu revolutionieren.

Wie sieht das heute aus? Für die meisten Menschen ist es ganz selbstverständlich, sich zu schmerzhaften oder beängstigenden Untersuchungen und medizinischen Eingriffen von einem vertrauten Menschen begleiten zu lassen: Muss ein Kind im Krankenhaus behandelt werden, dürfen die Eltern selbstverständlich bei ihm übernachten. Frauen haben die Möglichkeit, sich im Kreißsaal bei der Geburt ihres Kindes vom werdenden Vater oder von anderen nahestehenden Menschen halten und unterstützen zu lassen. In Kindergärten und Tageseinrichtungen für Kinder wird die Trennung von den Eltern in der Regel sorgsam begleitet, und klinische Psychologen und Psychiaterinnen haben bei der Förderung des Wohlergehens ihrer Patient*innen auch deren zwischenmenschliche Beziehungen im Blick. Die Beispiele verdeutlichen die enorme Bedeutung, die nahen Beziehungen heute glücklicherweise als wichtigem Faktor für unser biopsychosoziales Wohlbefinden zukommt – was heute eine Selbstverständlichkeit ist, war es für frühere Generationen noch lange nicht.

2.1 Ein kurzer Abriss der Bindungstheorie

Nach dem Zweiten Weltkrieg erhielt John Bowlby von der Weltgesundheitsorganisation den Auftrag, sich dazu zu äußern, welche Auswirkungen längere Trennungen von Mutter und Kind bzw. der dauerhafte Verlust der Mutter auf Kleinkinder haben. Hierzu untersuchte er Kinder, die ihre Eltern verloren hatten, Kinder, die aufgrund von Krankenhausbehandlungen über Wochen oder Monate kaum oder gar keinen Kontakt zu ihren Eltern hatten, sowie Kinder, die über längere Zeit von ihrer Mutter getrennt waren, weil diese selbst krank war oder längerfristig im Krankenhaus behandelt wurde. Den Ergebnissen Bowlbys verdanken wir ein vertieftes Verständnis der Bedeutung der emotionalen Beziehung zwischen Kindern und ihren Bezugspersonen. Diese besondere Beziehung bezeichnete er als *Bindung.* Personen, die dafür sorgen, dass ein Kind ausreichend Nahrung erhält und auch seine sonstigen körperlichen Bedürfnisse befriedigt werden, sind grundsätzlich austauschbar. Die emotionale Bindung zwischen Kind und primärer Bezugsperson hingegen ist von entscheidender Bedeutung für die Entwicklung und das Überleben eines Kindes.

Seine Überlegungen tauschte Bowlby mit Wissenschaftlern unterschiedlicher Fachgebiete aus, die sich mit dem Gruppenverhalten von Tieren, der Informationsverarbeitung im menschlichen Gehirn sowie der normalen kindlichen Entwicklung beschäftigten. Aus diesem Austausch heraus entwickelte er die Annahme, dass das kindliche Bedürfnis nach Nähe zur Bezugsperson gewissermaßen als „feste Schaltung" im menschlichen Gehirn angelegt ist und unser Überleben sichert. Wird diese Bindung durch eine längere oder dauerhafte Trennung unterbrochen, ist die Folge häufig Protest oder Verzweiflung. Das menschliche Bestreben, in Notsituationen andere um Hilfe zu bitten, ist folglich ein wichtiger Überlebensmechanismus, der uns unser Leben lang begleitet.[19]

Bowlbys Theorie wurde in der Folgezeit von einer Reihe von Wissenschaftler*innen weiterentwickelt, die viele der von ihm herausgestellten Aspekte zum Thema Eltern-Kind-Beziehung näher untersucht haben. Ihren Forschungsarbeiten verdanken wir die Erkenntnis, dass Säuglinge auf Bezugspersonen angewiesen sind, die ihre Bedürfnisse auf *feinfühlige* und ihnen *zugewandte* Weise wahrnehmen und befriedigen. Nur dann sind sie in der Lage, ein tragfähiges Sicherheitsgefühl zu entwickeln und darauf zu vertrauen, dass auch zukünftig Menschen da sein werden, die ihre Bedürfnisse befriedigen.[20] Wichtige Komponenten von Feinfühligkeit sind u. a. 1. wie rasch eine Bezugsperson auf die Bedürfnisse des Säuglings reagiert, ob 2. der angebotene Trost tatsächlich geeignet ist, Beruhigung zu bewirken, und 3. der Körperkontakt liebevoll und beruhigend ist.

2.2 Sicherer Hafen und sichere Basis

Der Bindungstheorie zufolge erfüllen Bezugspersonen (Mütter, Väter, Großeltern bzw. diejenigen, die gewöhnlich für ein Kind sorgen) für Kleinkinder zwei äußerst wichtige Funktionen: Zunächst dienen sie dem Kind als *sicherer Hafen,* den das Kind ansteuert, wenn es Angst hat, krank oder müde ist oder sich langweilt. Dieser sichere Hafen ist der Ort, an dem es die nötige Aufmerksamkeit, Liebe und Fürsorge erhält. Die zweite Funktion von Bezugspersonen ist die einer *sicheren Basis,* von der aus Kinder, die sich sicher fühlen, die Welt erkunden. Sicherheit nährt Neugierde und Entdeckergeist. Eine sichere Basis lädt Kinder dazu ein, das eigene Umfeld zu erkunden, und stärkt das Vertrauen, das erforderlich ist, um neue Dinge zu wagen. Bowlby zufolge hat das in gut funktionierenden Beziehungen beobachtbare Bindungsverhalten (z. B. sich bei Angst an die Bezugsperson zu wenden, bei Trennung zu protestieren, sich in sicheren Momenten aufzumachen, Neues zu entdecken) die Funktion, die *Distanz* zwischen Mutter und Kind so zu regulieren, dass diese sich flexibel gestaltet und für beide Seiten gut anfühlt. Eine sichere Bindung fördert dementsprechend sowohl Nähe als auch Autonomie und ermöglicht ein fließendes Gleichgewicht zwischen diesen beiden Polen.

Achten Sie bei Ihrem nächsten Park- oder Spielplatzbesuch einmal auf das Bindungsverhalten, das sich Ihnen dort zeigt: Kleine Kinder rennen, klettern, lachen, spielen und wenden ihren Blick nur gelegentlich in Richtung der Bezugspersonen, die ihnen von der nahe gelegenen Sitzbank aus zuschauen. Taucht aber plötzlich ein großer, bellender Hund auf dem Spielgelände auf, laufen viele Kleinkinder unverzüglich zu ihrer Begleitperson und stellen in der Regel fest, dass diese bereits aufgestanden und auf dem Weg zu ihnen ist. Beide treffen aufeinander, eine beruhigende und tröstende Umarmung gibt dem Kind Sicherheit und lässt es spüren, dass es beschützt wird und die Gefahr gar nicht so groß wie befürchtet oder bereits vorbei ist. Irgendwann löst sich das Kind aus der Umarmung, läuft zurück und spielt weiter, während der bzw. die Erwachsene zur Bank zurückkehrt. Die wiederholte Erfahrung, sich in kritischen Momenten auf die *Erreichbarkeit* und *Zuwendung* einer Bezugsperson verlassen zu können, stellt eine wichtige Voraussetzung für die Entwicklung einer sicheren Bindung dar. Diese Bindung trägt erheblich zur Sicherheit und Überlebensfähigkeit nicht nur von Kindern bei. Menschen aller Altersstufen fühlen sich sicherer, wenn sie wissen, dass es wenigstens ein paar zuverlässige Menschen gibt, *an die* sie sich mit der Bitte um Unterstützung, Hilfe oder Ermutigung wenden können, *von denen aus* sie sich hinauswagen können in die Welt.[21]

2.3 Liebesbeziehungen als Bindungsbeziehungen

Ein neuerer wissenschaftlicher Ansatz sieht auch Liebesbeziehungen als eine Form von Bindungsbeziehungen: In gut funktionierenden Beziehungen sind Liebende füreinander der sichere Hafen, den sie bei Bedarf ansteuern können, und die sichere Basis, von der aus beide ihr Potenzial entdecken und sich weiterentwickeln können.[22] Wenn wir in einer emotional schwierigen Situation Trost und Unterstützung bei einem für uns besonderen Menschen suchen, handelt es sich dabei um eine natürliche Überlebensstrategie. Wir haben ein tief in uns verankertes Bedürfnis, den Kontakt zu *nicht beliebig austauschbaren* Menschen zu suchen und zu halten – ein Bedürfnis, das eine wesentliche Antriebsfeder für unser Verhalten darstellt.

Wenn Menschen sich ohne jeden Zweifel darauf verlassen können, in ihren Partner*innen „tapfere Gefährten“ zu haben, wie Bowlby es so treffend formulierte, und wenn sie nicht nur in der Theorie wissen, dass diese Menschen jederzeit für sie da sind, sondern es über lange Zeit immer wieder konkret erleben, dann kann sich zwischen diesen Menschen eine dauerhafte *sichere Bindung* entwickeln. Mit anderen Worten: Wenn wir uns in unserer Paarbeziehung sicher fühlen, verfügen wir über eine mächtige psychische Ressource; eine Ressource, die nachweislich das Potenzial hat, die Qualität von Beziehungen zu verbessern und zu einem Mehr an positiven Gefühlen, stärkerer emotionaler Ausdrucksfähigkeit, konstruktiveren Arten des Umgangs mit negativen Gefühlen, größerem Interesse aneinander, einer höheren Toleranz für Mehrdeutigkeit und konstruktiverer Stressbewältigung zu führen.[23, 24] Wissenschaftlichen Untersuchungen zufolge hat eine starke, unterstützende Beziehung sogar positive Effekte auf unsere körperliche Gesundheit, beispielsweise in Form eines reduzierten Risikos von Herz-Kreislauf-Erkrankungen,[25] der Verbesserung des Immunstatus[26] und des besseren Umgangs mit Schmerzen[27].

Beobachtungen zeigen, dass Menschen, denen als Säuglingen und Kleinkindern zugestanden wird, von ihren Bezugspersonen abhängig zu sein, mehr Selbstvertrauen und Eigenständigkeit entwickeln. Das gilt auch für Paarbeziehungen. Die Abhängigkeit vom / von der Partner*in, die sich in einer sicheren Beziehung entwickelt, stärkt letztlich Autonomie und Selbstvertrauen und bewirkt eine *wechselseitige Abhängigkeit* zwischen den Beteiligten. Der sichere Hafen und die sichere Basis einer Paarbeziehung lassen beide mit einem stärkeren Gefühl von innerer Stärke und Selbstvertrauen in die Welt hinausgehen und sie besser gewappnet den Herausforderungen des Lebens gegenübertreten; eine Sicherheit, die sich auch auf ihre Kinder, Kolleg*innen und ihre gesamte Umgebung überträgt.

REFLEXION 2.1: Betrachten Sie Ihre Beziehung unter dem Aspekt der Bindungssicherheit

Sicherer Hafen

Partner*innen können einander in vielerlei Weise Unterstützung und Geborgenheit geben, zum Beispiel indem sie:

- zuhören, wenn der / die Partner*in sich Sorgen macht;
- füreinander sorgen, wenn eine*r krank ist;
- praktische Unterstützung geben, wenn der / die andere müde ist;
- sich für die Gefühle des Partners / der Partnerin interessieren;
- nicht die Geduld verlieren, wenn der / die andere verwirrt ist;
- sich über die Erlebnisse des Tages austauschen;
- Anteilnahme zeigen und / oder sich um das Wohlbefinden des Partners / der Partnerin kümmern, wenn er bzw. sie traurig oder verletzt ist.

Auf welche Weise unterstützt, tröstet und ermutigt mich mein*e Partner*in? (Nehmen Sie sich ausreichend Zeit und versuchen Sie, mindestens eine positive Antwort auf diese Frage zu finden.)

Sollte Ihnen nichts Positives einfallen, schreiben Sie es Ihrer inneren Blockade zu, anstatt die Fehler Ihres Partners / Ihrer Partnerin dafür verantwortlich zu machen. Manchmal hat die Vergangenheit tiefe Spuren hinterlassen und aktuelle Verärgerung kann es erschweren, die Bemühungen unseres Gegenübers wahrzunehmen, während es versucht, auf uns einzugehen.

Was könnte ich tun, um meinem / meiner Partner*in in schwierigen Zeiten einen sicheren Hafen zu bieten? Überlegen Sie, was konkret Sie tun / tun könnten (auch wenn es Ihnen unbedeutend erscheinen mag).

Sichere Basis

Partner*innen ermutigen einander, sich weiterzuentwickeln, indem sie beispielsweise:

- einander bei der Arbeit und anderen Aktivitäten unterstützen;
- Fragen stellen, die ihr Interesse an der Meinung des bzw. der anderen zeigen;
- ein offenes Ohr für die Hoffnungen und Träume des Partners / der Partnerin haben;
- sich für die Pläne, sozialen Aktivitäten und Hobbys des Partners / der Partnerin interessieren;
- die Stärken und das Entwicklungspotenzial des Partners / der Partnerin anerkennen;
- einander in ihrem Selbstvertrauen stärken („Du schaffst das!").

An welcher Stelle hat mich mein*e Partner*in ermutigt, mich zu entfalten und weiterzuentwickeln? (Versuchen Sie, mindestens eine positive Antwort auf diese Frage zu finden.)

Wie könnte ich meine*n Partner*in darin unterstützen, seine bzw. ihre Träume wahr werden zu lassen und sich weiterzuentwickeln?

____

____

____

2.4 Was Partner*innen unbedingt voneinander brauchen

Menschen, die eine Liebesbeziehung eingehen, erhoffen und ersehnen sich in der Regel ein Gegenüber, das sie so annimmt, wie sie sind, sie versteht und dem sie sich nahe fühlen können. Sie möchten geliebt werden, sich wertgeschätzt fühlen und für die andere Person wichtig sein. Diese Bedürfnisse sind ganz normal, und wenn es gelingt, sie auf eine gesunde und für beide Seiten zuträgliche Weise zu befriedigen, wirkt sich dieses Gelingen positiv auf die körperliche und seelische Gesundheit sowie die Lebensqualität beider Partner*innen aus.

> Auch wenn das Muster, in das sich manche Menschen verstricken, wenn es um ihre Wünsche und Bindungsbedürfnisse geht, ungesund sein mag, ändert das nichts daran, dass das Grundbedürfnis nach Sicherheit und Liebe im Kern ein gesundes Bedürfnis ist.

Wenn wir von Bindung sprechen, geht es ganz wesentlich um Sicherheit und Überleben. Wenn Sie in der Beziehung zu dem Menschen, der Ihnen am wichtigsten ist, vergeblich darauf warten, dass Ihre Bindungsbedürfnisse befriedigt werden, ist es normal, darauf mit einer Mischung aus Angst, Verunsicherung und Beunruhigung zu reagieren. Trifft dieser Mix aus Gefühlen auf ein verständnisvolles, mitfühlendes Gegenüber, das in der Lage ist, Sie zu beruhigen und Ihnen vor allem mit *emotionaler Zugewandtheit* zu begegnen, können Sie neuen Mut schöpfen und wieder Sicherheit gewinnen. Emotionale Präsenz ist das A und O zum „Beheben" von Angst und Unsicherheit. In ihrem Buch *Halt mich fest*[28] fasst Sue Johnson die Quintessenz emotionaler Präsenz unter dem Akronym A.R.E. zusammen (Accessibility, Responsiveness, Engagement), zu Deutsch: Ansprechbarkeit, Responsivität und emotionales Engagement.

***A**nsprechbarkeit* heißt, die Aufmerksamkeit, Präsenz und Unterstützung meines Gegenübers bekommen zu können, wenn ich sie brauche. Hier ein paar Fragen dazu; überlegen Sie, wie Ihre Antworten darauf lauten würden: Bist du körperlich und emotional für mich erreichbar? Habe ich die Möglichkeit, deine Aufmerksamkeit zu bekommen? Wirst du da sein, wenn ich dir signalisiere, dass ich dich brauche? Wirst du offen und empfänglich sein für meine Gefühle? Kann ich mich darauf verlassen, dass ich bei dir immer an erster Stelle stehe?

***R**esponsivität* heißt, dass ich darauf vertrauen kann, dass du auf meine Signale und Bedürfnisse reagierst. Hier ebenfalls ein paar Fragen dazu; überlegen Sie, wie Ihre Antworten darauf lauten würden: Wirst du dich auf meine Gefühlswelt einlassen? Wirst du Mitgefühl mit mir empfinden? Wirst du feinfühlig und anteilnehmend reagieren? Wirst du mich trösten, wenn ich es brauche?

***E**motionales Engagement* bedeutet, dass du mir dauerhaft nahe bist und mir einen besonderen Platz in deinem Leben einräumst. Hier ein paar Fragen dazu; überlegen Sie, wie Ihre Antworten darauf lauten würden: Bist du bereit, mir dein Vertrauen zu schenken? Bist du bereit, mich dir nahekommen zu lassen und deine Schwächen, Zweifel und Sorgen mit mir zu teilen? Finde ich ein offenes Ohr bei dir für meine Gefühle und bist du bereit, dich von ihnen berühren lassen? Bist du an mir interessiert, wüsstest du gerne mehr von mir, fühlst du dich von mir angezogen? Bist du bereit, dich in meine (und deine) Bindungsbedürfnisse und -signale einzufühlen? Bist du bereit, deine Zuneigung in Worten, Gesten, Blicken und/oder Berührungen zum Ausdruck zu bringen? Wirst du offen sein für mich, wenn ich meine Zuneigung auf diese Art und Weise zeige?

REFLEXION 2.2: Wie steht es um Ihre emotionale Präsenz?

Im Folgenden ist jeder Textblock zweimal aufgeführt, also jeweils einmal für Sie beide.

Nennen Sie ein Beispiel aus jüngerer Zeit für eine Situation, in der Sie für Ihren/Ihre Partner*in erreichbar waren.

____

____

____

Wie haben Sie in dieser Situation auf Ihren / Ihre Partner*in reagiert?

Wie stark war Ihr Engagement in dieser Situation? Erläutern Sie kurz.

Wie würde ein zufälliger Beobachter die Qualität Ihres emotionalen Engagements als Paar beschreiben?

Nennen Sie ein Beispiel aus jüngerer Zeit für eine Situation, in der Ihr*e Partner*in für Sie erreichbar war.

Wie hat Ihr*e Partner*in in dieser Situation auf Sie reagiert?

Wie stark war das emotionale Engagement Ihres Partners / Ihrer Partner*in in dieser Situation?

Wie würde ein zufälliger Beobachter die Qualität Ihres emotionalen Engagements als Paar beschreiben?

2.5 Die emotionale Bindung entwickeln

Aus dem zuvor Gesagten wird ersichtlich, dass emotionale Sicherheit zwischen Liebespartner*innen etwas ist, das ganz bewusst entwickelt werden muss. Sie ist weder selbstverständlich noch ein zufälliges Ereignis. Wenn Sie sich in Momenten der Not an Ihren / Ihre Partner*in wenden, um Trost, Unterstützung und Fürsorge zu erhalten, und feststellen, dass er bzw. sie *weder* erreichbar *noch* responsiv ist, ist es nur zu verständlich, wenn Sie sich möglicherweise einsam, beunruhigt oder verletzt fühlen – oder unter Umständen auch wütend sind. Werden situativ aufkommende Zweifel immer wieder ignoriert, beiseitegewischt oder auf andere Weise nicht ernst genommen, können sie bei jeder neuen Erfahrung wachsen und letztlich zu tiefen Ängsten und Verunsicherung führen.

Typische Ängste sind beispielsweise die Angst, abgelehnt, verlassen oder als Versager*in betrachtet zu werden, die Angst, nicht akzeptiert oder wertgeschätzt zu werden, sowie die Angst, kontrolliert zu werden. All diese Ängste haben – aus der Perspektive des / der Betroffenen betrachtet – ihre Berechtigung, und wenn wir sie vor dem Hintergrund aktueller oder früherer Beziehungserfahrungen betrachten, wird es leichter, sie zu verstehen (mehr dazu in Kap. 3).

Häufig vorkommende Ängste sind beispielsweise:

„Ich bin mir nicht sicher, ob mein*e Partner*in für mich da ist."
„Ich fühle mich in dieser Beziehung nicht gesehen."
„Ich kann machen, was ich will; mein*e Partner*in ist anscheinend nie zufrieden."
„Meine Meinung zählt so gut wie gar nicht."
„Ich fühle mich nicht erwünscht."
„Ich glaube nicht, dass mein*e Partner*in mich attraktiv findet."
„Ich kann meinen Gefühlen kein Gehör verschaffen."
„Ich pralle an ihm bzw. ihr ab."
„Meine Bedürfnisse haben in dieser Beziehung wenig Raum."

Das Gefühl, Ängste nicht offen ansprechen und auf eine einfühlsame Reaktion vertrauen zu können, kann dazu führen, sich in der eigenen Beziehung unsicher zu fühlen. Das gilt gleichermaßen, wenn Sie das Gefühl haben, sich in Situationen, in denen es besonders darauf ankommt (z. B. bei einer schweren Erkrankung, der Geburt Ihres Kindes oder dem Tod eines Elternteils), nicht auf Ihren / Ihre Partner*in verlassen zu können. Aus solchen Erfahrungen kann bei Ihnen die Überzeugung wachsen, sich nicht an Ihren / Ihre Partner*in wenden zu können, wenn Sie ihn bzw. sie brauchen. Das gilt natürlich auch umgekehrt: Wenn Sie über längere Zeit nicht auf die Bedürfnisse Ihres Partners / Ihrer Partnerin eingehen oder nicht hilfreich auf diese reagieren, wird sich das verständlicherweise negativ auf Ihre Beziehung auswirken. Eine unsichere Beziehung wiederum schadet sowohl Ihnen und Ihrem/Ihrer Partner*in als auch der Beziehung selbst.

REFLEXION 2.3: Unsicherheit erzeugt Angst und Stress

Vielleicht haben Sie oder Ihr*e Partner*in einige der oben aufgeführten Aussagen tatsächlich schon einmal geäußert. Lesen Sie sich die Sätze noch einmal laut und *langsam* vor und achten Sie darauf, welche davon eine Reaktion in Ihnen auslösen. Machen Sie sich Notizen: Was geht in Ihnen vor, wenn Sie die Worte laut aussprechen und ihnen nachspüren? Spüren Sie die Anspannung, die sie in Ihnen auslösen? Wie lässt sich diese Anspannung beschreiben (welche Gefühle und Körperwahrnehmungen sind damit verbunden)?

___

___

___

Was lösen die Beispielsätze in Ihnen aus? Tauschen Sie sich darüber aus und vergessen Sie nicht: Lauschen Sie mit Interesse und Offenheit, hören Sie einander wertschätzend zu. Sprechen Sie mit sanfter Stimme, langsam und wählen Sie einfache, verständliche Worte.

Aus unserer Sicht ist es nur zu verständlich und nachvollziehbar, angespannt zu reagieren, wenn sich die Beziehung unsicher anfühlt. Unsicherheit kann zu ganz verschiedenen negativen Emotionen führen, sei es, dass Sie sich verletzt, wütend, ängstlich oder traurig fühlen oder dass Sie sich schämen. Vielleicht sind Ihnen diese Gefühle aus vielen Interaktionen vertraut. In Kapitel 4 werden wir genauer herausarbeiten, welchen Mustern diese Interaktionen folgen. Möglicherweise verstehen Sie Ihr Verhalten lediglich als *Protest* dagegen, dass Ihr Grundbedürfnis nach Sicherheit in der Beziehung gefährdet ist. Die Art und Weise, wie Sie Ihren Protest äußern, könnte darüber hinaus bei Ihrem/Ihrer Partner*in negative Emotionen getriggert haben. Vielleicht hat auch er bzw. sie erst kürzlich Angst, Verletzung, Wut, Trauer oder Scham erlebt. Wir laden Sie ein, es so zu sehen, dass die Intensität des Protests die Bedeutung, die diese Beziehung hat, für Sie spiegeln könnte.

Für Professor John Gottman von der University of Washington, der über Jahrzehnte hinweg die Dynamik von Paarbeziehungen erforschte, liegt die wesentliche Ursache anhaltender Beziehungskrisen darin begründet, dass sich Paare in Krisen von ihren negativen Gefühlen überwältigt fühlen und sich in immer enger werdenden

Interaktionsschleifen verfangen.[29] Sollten Ihnen Ängste und Unsicherheiten wie die oben genannten vertraut sein, verzagen sie nicht, denn: Belastende Beziehungserfahrungen dieser Art sind häufig Ausdruck von Unsicherheit in der Beziehung – die wiederum *behebbar* ist.

Unser Ziel ist es, Sie mithilfe dieses Buches durch einen Prozess zu begleiten, der Sie Schritt für Schritt in die Lage versetzt, eine neue Umgangsweise mit negativen Emotionen und Teufelskreisen zu finden; eine Umgangsweise, die es Ihnen ermöglicht, eine sichere Bindungsbeziehung zu Ihrem / Ihrer Partner*in aufzubauen. Diese Aufgabe können Sie als Paar auf eigene Faust in Angriff nehmen oder auch verbunden mit einer emotionsfokussierten Paartherapie. Mit dem folgenden Kapitel möchten wir Ihnen helfen, zunächst ein tieferes Verständnis Ihrer Bindungsbedürfnisse und der Ihres Partners / Ihrer Partnerin zu entwickeln.

3. Du und ich: Warum es kein Zufall ist, wie wir sind und wie wir uns in nahen Beziehungen verhalten

Der Mensch, der Sie heute sind, ist das Ergebnis einer einzigartigen Kombination verschiedenster Faktoren, unter deren Einfluss sich Ihre Entwicklung gestaltet hat – Ihre genetischen Anlagen, das gesellschaftspolitische Klima und die Kultur, in der Sie aufgewachsen sind, Ihre Erziehung, Ihre Schul- und Berufsausbildung und natürlich Ihre Erfahrungen im Leben allgemein und in nahen Beziehungen im Besonderen. Diese Faktoren beeinflussen sich gegenseitig und machen Sie zu dem Menschen, der Sie heute sind. Gleiches gilt für Ihren/Ihre Partner*in. In dem Moment, in dem Sie ein Paar wurden, trafen diese Einflüsse aufeinander und verknüpften sich bis zu einem gewissen Grad, woraus sich Ihre Identität als Paar entwickelte. Manchmal gestaltet sich dieser Prozess des Aufeinandertreffens und Sich-Verknüpfens völlig reibungslos, aber manchmal ist er auch verwirrend, schmerzhaft und kompliziert. In diesem Kapitel stehen Ihre früheren Bindungserfahrungen im Mittelpunkt, denn wir können davon ausgehen, dass diese Erfahrungen neben Ihren allgemeinen Lebenserfahrungen prägend dafür waren, wie Sie sich und Menschen in Ihrer Nähe sehen und welche Bedürfnisse Sie an Liebesbeziehungen herantragen. Wir sind uns dessen bewusst, dass die Vorstellung, sich mit diesem Thema zu befassen, für einige von Ihnen interessant und reizvoll sein kann, sich andere aber bei dieser Vorstellung vielleicht eher unwohl oder gar bedroht fühlen. Wir werden deshalb langsam, Schritt für Schritt vorgehen und laden Sie ein, sich zunächst ein wenig Zeit zu nehmen, um darüber nachzudenken, wie Sie sich normalerweise in nahen Beziehungen fühlen.

3.1 Überzeugungen und Erwartungen, die wir an Bindungsbeziehungen herantragen

Auch wenn wir uns dessen nicht immer bewusst sind, prägen unsere Lebenserfahrungen das Bild, das wir von uns als Person haben, den Wert, den wir uns zuerkennen, und die Antwort auf die Frage, ob wir uns als *liebens-wert* erleben. Wenn Ihnen Ihre Bezugspersonen und frühere Liebespartner*innen herzlich und zugewandt begegnet sind, ist die Wahrscheinlichkeit groß, dass Sie sich als einen Menschen sehen und definieren, der es wert ist, geliebt und umsorgt zu werden und Aufmerksamkeit zu bekommen. Zu erleben, dass Menschen, die für uns wichtig sind, uns mit Einfühlungsvermögen und Wertschätzung begegnen, ermöglicht es uns, unsere Gedanken, Gefühle und Bedürfnisse als wichtigen Teil unserer Persönlichkeit zu begreifen. Das wiederum erhöht die Wahrscheinlichkeit, dass wir in der Lage sind, diesem Teil in uns Aufmerksamkeit zu schenken und ihn mit Nahestehenden zu teilen. Haben wir dagegen diese Form der Wertschätzung nicht erfahren, fällt es uns deutlich schwerer, die eigenen Ansichten, Gefühle und Bedürfnisse als legitim anzusehen. Daher werden wir uns schwertun, sie anderen in angemessener Weise mitzuteilen.

Bei der Frage, was wir von anderen Menschen denken, geht es im Kern darum, ob wir darauf vertrauen, unsere Wünsche, Ängste und Bedürfnisse mit unserem / unserer Partner*in teilen zu können, und darauf, dass er / sie für uns da ist. Was das bedeutet, haben unsere Klient*innen selbst im Lauf der Jahre sehr treffend in Worte gefasst, zum Beispiel: „ein weicher Platz zum Landen“, „jemand, an den ich mich anlehnen kann“, „zu wissen, dass er / sie mir den Rücken stärkt“, „ein geschützter Platz zum Ausruhen“. Wenn wir darauf vertrauen, dass andere für uns da sind, geht damit die Vorstellung einher, dass wir in Zeiten der Not unsere Hand nach ihnen austrecken und eine zugewandte Reaktion – Bestätigung, Mitgefühl oder praktische Unterstützung – erwarten können. Wichtig: Wir sprechen hier von gesunden, realistischen Erwartungen (beispielsweise um Hilfe zu bitten, wenn wir krank sind, oder um beruhigenden Zuspruch, wenn wir Angst haben). Wir sprechen *nicht* von einer überzogenen Anspruchshaltung mit unverhältnismäßig hohen Erwartungen, die ein*e Partner*in an die / den andere*n stellt (beispielsweise die Erwartung, vom Partner / von der Partnerin bewundert zu werden, während andere Familienmitglieder und Freund*innen nicht zählen). Wenn wir hingegen davon überzeugt sind, dass andere Menschen nicht verlässlich und für uns erreichbar sind, erscheint es natürlich sinnvoll, Gefühle und Bedürfnisse für sich zu behalten. Alles, was über den Anspruch hinausginge, sich selbst zu genügen, kann dann unnütz oder gar riskant erscheinen.

REFLEXION 3.1: Überzeugungen und Erwartungen, die ich an Bindungsbeziehungen herantrage

Wie tief ist Ihre Überzeugung, dass andere für Sie da sind, wenn Sie sie brauchen? Wie fühlen Sie sich bei der Vorstellung, sich in die Nähe anderer Menschen zu begeben und die Nähe anderer zuzulassen? Mit diesen Fragen beschäftigt sich die folgende Reflexion.

Schätzen Sie sich bei den folgenden Aussagen jeweils auf einer Skala von 1 (= überhaupt nicht) bis 10 (= sehr) ein und markieren Sie die entsprechende Stelle mit einem Kreuzchen.

Ich bin mir sicher, dass mein*e Partner*in oder andere mir nahestehende Menschen mich so akzeptieren, wie ich bin.

1 (überhaupt nicht) 10 (sehr)

Ich vertraue darauf, dass mein*e Partner*in oder andere mir nahestehende Menschen im Notfall für mich da sind.

1 (überhaupt nicht) 10 (sehr)

Ich halte mich für einen Menschen, der es wert ist, bei Bedarf umsorgt und unterstützt zu werden.

1 (überhaupt nicht) 10 (sehr)

Ich kann die Nähe meines Partners / meiner Partnerin oder anderer mir nahestehender Menschen zulassen.

1 (überhaupt nicht) 10 (sehr)

Es fällt mir leicht, andere um Hilfe zu bitten oder sie anzusprechen, wenn ich ihre Nähe brauche.

1 (überhaupt nicht) 10 (sehr)

Es fällt mir leicht, für meine*n Partner*in oder andere mir wichtige Menschen da zu sein und sie zu unterstützen.

1 (überhaupt nicht) 10 (sehr)

Auf welcher Seite der Skala haben Sie die meisten Kreuzchen gesetzt? Alle Fragen in dieser Reflexion drehen sich um zwei grundlegende menschliche Anliegen, die die Grundlage für das Gelingen von „Annäherung und Begegnung“ bilden:

1. die eigene Überzeugung, liebenswert zu sein und die Aufmerksamkeit und Fürsorge anderer zu verdienen, und
2. darauf vertrauen zu können, dass andere für Sie da sind, wenn Sie sie brauchen.[30, 31]

Wenn Sie im Allgemeinen eher positive und Ihnen guttuende Erfahrungen mit anderen Menschen gemacht haben, haben Sie wahrscheinlich auch eher das Gefühl, selbst liebenswert zu sein und liebevolle Reaktionen erwarten zu können. Entsprechend leicht wird es Ihnen fallen, Menschen, die Ihnen nahestehen, um das zu bitten, was Sie brauchen. Vermutlich finden Sie freundliche Worte, wenn Sie Wünsche äußern, und signalisieren eindeutig, was Sie brauchen. Umgekehrt reagieren Sie außerdem mit offenem Herzen auf entsprechende Wünsche und Bedürfnisse Ihres Partners / Ihrer Partner*in.

Hier einige Beispiele für mögliche Bitten und Wünsche:

- „Kannst du mich morgen zur Darmspiegelung begleiten? Ich bin ganz unruhig, wenn ich daran denke.“
- „Mir ist ganz mulmig, wenn ich an die Präsentation denke, die ich auf der Arbeit halten soll. Könntest du dir vorstellen, dass wir uns zusammensetzen und sie einmal zusammen durchgehen?“
- „Heute ist mir etwas passiert, das mich sehr verunsichert. Ich würde gerne mit dir darüber sprechen.“
- „In den letzten Wochen war so viel los, da habe ich dich vermisst. Lass uns zusehen, dass wir kommendes Wochenende Zeit miteinander verbringen, damit wir uns wieder finden.“
- „Ich brauche ein bisschen Zeit, um ‚runterzukommen‘, danach bin ich gerne für dich da.“

3.2 Grundlegende Beziehungsfragen – wovon hängt es ab, wie wir sie beantworten?

Wird aus einer losen Freundschaft eine feste Partnerschaft, stehen zwei grundlegende Fragen im Raum, nämlich: „Bin ich liebenswert und verdiene ich es, dass der / die andere sich um mich kümmert?“ und „Kann ich mich darauf verlassen, dass mein*e Partner*in für mich da ist, wenn ich ihn / sie brauche?“. Sowohl Zweifel am eigenen Wert als auch Unsicherheit hinsichtlich der Verlässlichkeit und Erreichbarkeit des Partners / der Partnerin können sehr verunsichernd und verletzend sein. Eine

Grundannahme zu diesem Thema lautet, dass die Fähigkeit, diese Fragen mit „Ja, ich bin es wert, dass sich jemand um mich kümmert!" und „Ja, ich kann mich auf meine*n Partner*in verlassen!" zu beantworten, von mindestens drei Faktoren abhängt, die sämtlich in Zusammenhang mit unseren Bindungserfahrungen stehen.

Hierzu gehört:
- die Qualität der Paarbeziehung unserer Eltern;
- die Qualität der Fürsorge, die wir von früheren Bezugspersonen erhalten haben, und natürlich
- die Qualität unserer eigenen Paarbeziehungen.[31]

Wir möchten allerdings darauf hinweisen, dass diese drei Faktoren selbst starken *Wechselwirkungen und intergenerationalen Einflüssen* unterliegen, wozu unter anderem psychische und / oder Suchterkrankungen in der Familie, Armut sowie traumatisierende gesellschaftliche Ausgrenzungs- und Unterdrückungserfahrungen im sozialen Umfeld zählen. Zahlreiche Untersuchungen aus Nordamerika und anderen Teilen der Welt weisen auf die massiven Auswirkungen hin, die Rassismuserfahrungen schwarzer, indigener und anderer People of Colour (BIPOC) sowie Diskriminierungserfahrungen von Menschen der LGBTTQIAP+-Community auf die Entwicklung von Bindungssicherheit haben. Es ist davon auszugehen, dass all diese Erfahrungen einen unauslöschlichen Eindruck hinterlassen und unsere Wahrnehmung der eigenen Person sowie uns nahestehender Menschen beeinflussen und formen.

Wenn wir das Glück hatten, in einer insgesamt stabilen, Sicherheit gebenden Umgebung aufzuwachsen und stets verlässlich umsorgt worden zu sein, mit Eltern bzw. Bezugspersonen, die gut miteinander harmonierten, und wenn wir in unserer aktuellen Partnerschaft einen zuverlässigen und unterstützenden Menschen an unserer Seite haben, haben wir sehr gute Chancen, uns selbst mit einem gesunden Selbstwertgefühl zu betrachten und uns mit einer positiven Einstellung auf nahe Beziehungen einzulassen. All dies sind typische klassische Szenarien, die sich in den Berichten von Menschen wiederfinden, die eine sichere Bindung entwickelt haben.

Sind wir dagegen in einem Umfeld aufgewachsen, in dem es keine beständige, verlässliche Unterstützung und Fürsorge gab bzw. die uns in irgendeiner Form nicht guttat (beispielsweise aufgrund familiärer und sozialer Konflikte, einer Atmosphäre der Angst, Ablehnung, Missbrauch oder Vernachlässigung), oder haben wir in früheren Partnerschaften die Erfahrung gemacht, im Stich gelassen oder verletzt worden zu sein, wird es uns schwerfallen, ein stabiles Selbstwertgefühl zu entwickeln und uns in nahen Beziehungen sicher zu fühlen. Und wenn wir erlebt haben, dass sich unsere Eltern / Bezugspersonen ständig stritten und nicht in der Lage waren, Konflikte nachhaltig zu lösen, ist die Wahrscheinlichkeit groß, dass sich auch das in den Erwartungen niederschlägt, die wir an Beziehungen herantragen. Diese Szenarien finden sich sehr häufig in den Geschichten, die wir von Menschen hören, die sich auch als Erwachsene in nahen Beziehungen unsicher fühlen.

REFLEXION 3.2: Meine eigene Bindungsgeschichte

Nehmen Sie sich ein wenig Zeit für die folgenden Überlegungen zu Ihrer eigenen Bindungsgeschichte.[32]

Kindheit

Gab es Menschen, bei denen Sie ‚auf den Schoß klettern' konnten, wenn Sie als Kind traurig oder unruhig waren, und die Ihnen Halt und Trost gaben? Wenn ja, wer war das, bei wem haben Sie als Kind Trost gesucht?

____

____

Wie hat dieser Mensch / wie haben diese Menschen im Allgemeinen auf Sie reagiert?

____

____

Wie zuverlässig waren diese Menschen für Sie da?

____

____

Was haben Sie aus diesen Erfahrungen gelernt, wenn es darum geht, um Trost und Sicherheit zu bitten?

____

____

Wenn Sie die erste Frage mit „Nein" beantwortet haben: Wie haben Sie sich in solchen Momenten selbst getröstet?

____

____

Wie haben Sie gelernt, in Notfällen nicht Trost bei anderen zu suchen?

Die Beziehung Ihrer Eltern bzw. Bezugspersonen

Nennen Sie drei Eigenschaften, die die Beziehung Ihrer Eltern bzw. Bezugspersonen beschreiben:

Was haben Sie aus der Beobachtung der Beziehung Ihrer Eltern bzw. Bezugspersonen, aus dem Aufwachsen mit einem alleinerziehenden Elternteil oder mit mehreren für Sie zuständigen Personen über Bindungsbeziehungen gelernt?

Erwachsenenalter

Gab es Zeiten, in denen Sie sich Ihrem / Ihrer Partner*in anvertrauen konnten und dort Trost fanden? Geben Sie ein Beispiel.

Wie zeigen Sie Ihrem / Ihrer Partner*in normalerweise, dass Sie sich nach Aufmerksamkeit und Zuwendung sehnen?

Haben Sie jemals Trost und Entspannung in Alkohol, Drogen, Sex oder materiellen Dingen gesucht? Erläutern Sie die Situation und wie Sie mit ihr umgegangen sind.

Haben Sie in früheren Liebesbeziehungen traumatische Erfahrungen gemacht, die es Ihnen schwer machen, sich Ihrem / Ihrer Partner*in Ihrer aktuellen Beziehung zuzuwenden?

Wenn Sie als Kind positive Bindungserfahrungen gemacht haben, ist es ganz natürlich, dass Sie in Ihren Liebesbeziehungen daran anknüpfen möchten. Sind Sie dagegen mit problematischen Bindungserfahrungen aufgewachsen, ist es ebenso natürlich, wenn Sie ein Gefühl der Leere verspüren und sich nach dem sehnen, was Ihnen entgangen ist. Wir begreifen Paarbeziehungen als *zweite Chance,* noch einmal von vorne anzufangen und den sicheren Hafen zu erleben, den eine gute Beziehung eigentlich bieten soll. Das ist durchaus möglich, selbst dann, *wenn die Beteiligten nie zuvor eine sichere Beziehung erlebt haben.* Und auch wenn Sie Ihre Beziehung aktuell nicht als sicheren Hafen empfinden, ist Veränderung möglich. Diese Erfahrung machen wir als Therapeutinnen immer wieder.

Uns ist bewusst, dass diese persönlichen Überlegungen unangenehme Gefühle wecken können. Gleichzeitig können sie Ihnen aber helfen, sich wichtige Erfahrungen in Ihrem Leben bewusst zu machen, die Ihre heutigen Überzeugungen und Erwartungen prägen, die Sie an Beziehungen herantragen und die Ihre Vorstellungen prägen, die Sie von gegenseitiger Unterstützung haben. Das Gleiche gilt natürlich auch für Ihren / Ihre Partner*in. Wenn es Ihnen beiden gelingt, sich über Ihre Antworten auf die obigen Fragen unvoreingenommen und mit offenem Herzen auszutauschen, eröffnen Sie sich die Möglichkeit, neues Verständnis füreinander zu entwickeln und zu erleben, was es bedeutet, einander zu vertrauen und zu unterstützen.

Es kann auch hilfreich sein, sich klarzumachen, dass *ein Teil* Ihrer eigenen Reaktionen und der Reaktionen Ihres Partners / Ihrer Partner*in in Konfliktsituationen unter Umständen auf Erfahrungen, Verletzungen und Enttäuschungen aus einer Zeit herrührt, die vor Ihrer Beziehung lag. In angespannten Situationen nimmt man reaktive Wut, Ablehnung, Zurückweisung und emotionales „Dichtmachen" schnell sehr persönlich. Außerdem kann es sich lohnen zu schauen, was hinter den offenkundigen Reaktionen liegt, und sich die Schatten alter Traumata und Verletzungen bewusst zu machen, die Sie oder Ihr*e Partner*in erlitten haben und auf die Sie noch so reagieren, wie Sie es damals gelernt haben. Im gemeinsamen Gespräch Ihre Vorgeschichte mit Ihren heutigen Reaktionen zu verknüpfen ermöglicht es Ihnen, das Geschehen in einen größeren Zusammenhang zu stellen und es weniger persönlich zu nehmen.

3.3 Abschied vom Ideal – es muss nicht alles perfekt sein

Die menschliche Psyche ist bemerkenswert widerstandsfähig, wenn es darum geht, mit unterschiedlichen Situationen und ungünstigen Bindungsbedingungen zurechtzukommen. Wissenschaftlichen Untersuchungen zufolge existieren im Wesentlichen zwei Handlungsstrategien, mit denen wir auf eine bindungsarme Umgebung reagieren: Unser angeborener Überlebenstrieb bringt die einen Menschen dazu, ihre *Bindungsantennen auf Empfang zu stellen und wachsam* auf Zeichen zu achten, die ihnen zeigen, ob ihr Gegenüber erreichbar ist oder sie zurückweisen könnte, während andere *ihre Bindungsantennen einfahren* und alles tun, um ihr *Bedürfnis* nach Nähe und Unterstützung *so weit wie möglich* zu *unterdrücken.*[33]

> Ganz egal, ob Sie zu den Menschen gehören, die ihre Antennen für die Erreichbarkeit anderer Menschen eher auf Empfang stellen, oder zu denjenigen, die ihre Bedürfnisse nach Unterstützung eher unterdrücken – beide Strategien spiegeln Ihr Bemühen, bestmöglich mit Bindungsstress umzugehen.

Viele Menschen, deren Bindungsantennen ständig auf Empfang und in ständiger Alarmbereitschaft sind, werden schnell unsicher oder fürchten sich davor, von anderen fallen gelassen zu werden oder nicht die Nähe zu erfahren, nach der sie sich in nahen Beziehungen sehnen. Viele von ihnen berichten von Zweifeln an ihrer Fähigkeit, zum / zur Partner*in durchzudringen, und neigen dazu, zu jammern und ihr Gegenüber überwachen und kontrollieren zu wollen.[34]

Im Gegensatz dazu wissen wir von Menschen, deren Bindungsantennen gar nicht erst auf Empfang sind, dass sie sich bei zu großer Nähe eher unwohl fühlen. Sie ziehen es vor, sich als unabhängige Individuen zu sehen, und vermeiden zu große Abhängigkeit von anderen. Hinter beiden sogenannten Bindungsstrategien werden Verhaltensweisen sichtbar, die im Kontext schwieriger früher Bindungserfahrungen, fehlendem Grundvertrauen bzw. belastender Beziehungserfahrungen in der Vergangenheit Sinn ergeben. Allerdings ist nicht alles, was in der Kindheit oder in früheren Liebesbeziehungen hilfreich und möglicherweise überlebensnotwendig war, auch hilfreich für die aktuelle Beziehung.

REFLEXION 3.3: Wie mich meine Vergangenheit beeinflusst

Wie haben Ihre Bindungserfahrungen aus Kindheit und Erwachsenenalter Ihr Vertrauen darauf beeinflusst, von anderen erwarten zu können, dass sie auf Ihre Bedürfnisse eingehen?

Wie haben sich soziale Einflüsse und Normen auf Ihre Überzeugung ausgewirkt, von anderen erwarten zu können, dass sie auf Ihre Bedürfnisse eingehen (beispielsweise in Zusammenhang mit Ihrer Kultur, Ihrer ethnischen Herkunft, Ihrem Geburtsort, Ihrer Religion, sozialen Klassenzugehörigkeit, persönlichen Fähigkeiten etc.)?

Vervollständigen Sie die Aussage(n), die auf Sie zutrifft / zutreffen:

Wenn meine Bindungsantennen auf Empfang sind, beobachte ich folgende Verhaltensweisen an mir:

Wenn meine Bindungsantennen ausgeschaltet sind, beobachte ich folgende Verhaltensweisen an mir:

3.4 Kulturelle Einflüsse auf unser Sein und unser Beziehungsverhalten in nahen Beziehungen

Bevor wir uns eingehender mit Ihren Mustern und Emotionen beschäftigen, möchten wir Ihre Aufmerksamkeit auf den großen Einfluss lenken, den Kultur, ethnische Herkunft, Geschlecht und sexuelle Orientierung auf unsere Beziehungen haben. Weltweit gibt es zahlreiche Paare unterschiedlicher kultureller Herkunft, denen es gelungen ist, glückliche Liebesbeziehungen aufzubauen, in die sie ihre kulturellen Unterschiede integriert haben. Manchmal aber werden die Unterschiede zur Quelle von Missverständnissen, polarisieren und verunsichern. Wir finden solche Unterschiede sowohl bei Paaren unterschiedlicher ethnischer Herkunft als auch bei Paaren, die zwar den gleichen kulturellen Hintergrund haben, sich aber hinsichtlich ihres „Status" und ihrer gesellschaftlichen Stellung unterscheiden. Und auch wenn beide Partner*innen einen Migrationshintergrund haben, macht es einen Unterschied, wenn beispielsweise eine Seite zur Einwanderergeneration gehört, die Familie des Partners / der Partnerin dagegen bereits seit mehreren Generationen im Land lebt und dementsprechend stärker assimiliert ist. Andere Paare haben unterschiedliche religiöse Hintergründe oder sind in sehr unterschiedlichen wirtschaftlichen Verhältnissen aufgewachsen. All diese Unterschiede haben das Potenzial, eine Kluft zwischen den Partner*innen entstehen zu lassen; eine Kluft, die in entscheidenden Bereichen des Familienlebens – Kommunikation, Erziehungsstil, religiöse Bräuche, Lebensstil, Drogenkonsum, moralische Ansprüche, Umgangsformen, Art des Ausdrucks von Respekt anderen Menschen gegenüber, Umgang mit Geld und vieles andere – Spannungen und Konflikte verursachen kann.

Andere Paare bringen aus ihrem bisherigen Leben ein unterschiedliches Verständnis der Geschlechterrollen mit, was bedeuten kann, dass eine Seite eher konservativ ist, mit festen Zuschreibungen der Aufgaben in Haus und Familie, während der / die andere liberalere Vorstellungen vertritt und die Aufteilung von Hausarbeit, Kinderbetreuung und Geldverdienen flexibler handhaben möchte. Die Falle, die es zu vermeiden gilt, ist, den kulturellen Hintergrund zu übersehen, der in Haltungen, Kommentaren und Verhaltensweisen zum Ausdruck kommt, und diese als Beziehungsbotschaften zu verstehen, z. B. „Ich glaube, du liebst mich nicht! Ich bin dir egal" oder „Du bringst mir keine Wertschätzung und keinen Respekt entgegen!". Ähnlich schwierig kann es werden, wenn unterschiedliche Ansichten oder Verhaltensweisen als Fehler oder typische Eigenschaften des / der anderen etikettiert werden. Die gute Nachricht ist aber, dass Ihnen die Gespräche der LIEBE ein Werkzeug an die Hand geben, mit dem Sie sich über Ihre Unterschiede und das, was sie für Sie bedeuten, austauschen und damit Sicherheit wachsen lassen können. Wenn Sie sich füreinander öffnen und über Ihre Grundbedürfnisse sprechen, können Sie gemeinsam das Ruder übernehmen und Ihre unterschiedlichen Vorstellungen so miteinander verknüpfen, dass daraus Ihr ganz eigenes, neues Beziehungsmuster wird.

3.5 Unterschiedliche kulturelle Werte und ihre Auswirkungen

Neben unterschiedlichen Lebenserfahrungen und Weltanschauungen bringen Paare unterschiedlicher Ethnizität nicht selten auch unterschiedliche Vorstellungen von Kommunikation, Nähe und der Art und Weise, Emotionen und Liebe auszudrücken, mit. Das erleben wir beispielsweise, wenn ein traditionell asiatisch geprägter Mensch eine feste Beziehung mit einem / einer Partner*in westeuropäischer Abstammung und Prägung eingeht. In einer aktuellen, in Australien und Hongkong durchgeführten Untersuchung wurden Paare dieser Konstellation gefragt, was ihrer Meinung nach für ein langfristiges erfolgreiches Zusammenleben in der Partnerschaft erforderlich ist. Während eine westlich geprägte Frau sagte: „Meiner Meinung nach ist es wichtig, Dinge in Worte zu fassen. Beide Seiten müssen einander sagen, dass sie sich lieben und bewundern, und ihre gegenseitige Bestätigung in Worten ausdrücken“, erklärte eine Chinesin: „Ein chinesisches Sprichwort lautet: ‚Liebe sollte man im Herzen und nicht auf der Zunge tragen.‘ Wenn dir ein Mann jeden Tag sagt, dass er dich liebt, hört sich das an wie leeres Gerede, denn wenn er seine Liebe beweisen würde, bräuchte er es nicht zu sagen.“[35]

Können Sie sich vorstellen, wie schnell Zweifel und Misstrauen wachsen, wenn es einem Paar nicht gelingt, sich über solch grundsätzlich unterschiedliche Haltungen zu verständigen? Eine europäisch geprägte Frau würde im Falle entsprechender kulturell bedingter Unterschiede den / die Partner*in möglicherweise direkt ansprechen und ihn / sie mit Fragen wie „Was magst du an mir?“ oder „Wieso machst du mir nie ein Kompliment, wenn wir gemeinsam ausgehen?“ konfrontieren. Damit gäbe sie ihrem persönlichen Bedürfnis nach mehr Bestätigung und Zuneigung Ausdruck. Ein chinesischstämmiges Gegenüber könnte eine solche Betonung persönlicher Erwartungen unter Umständen überfordern. Aus China stammende Menschen sind es aufgrund ihrer Sozialisation gewohnt, Differenzen dieser Art nicht anzusprechen, sondern zu versuchen, die eigenen Erwartungen an das Verhalten des Partners / der Partnerin anzupassen, um die Harmonie zu wahren.

Die angesprochenen unterschiedlichen Sichtweisen und Erwartungen lassen sich auf einer Geraden zwischen Individualismus und Kollektivismus darstellen. Grob gesagt definieren sich Angehörige individualistischer Kulturen über ihre individuellen Eigenschaften, aus deren Einschätzung wiederum sich ihr Selbstwertgefühl speist. Ein solches System fördert die Unabhängigkeit junger Menschen und ermuntert sie, ihre individuellen Gefühle und Vorlieben zum Ausdruck zu bringen. Angehörige kollektivistischer Kulturen dagegen definieren sich über ihre Beziehung zu anderen; sie ziehen ihren Selbstwert aus der Fähigkeit, sich ihrer Gruppe harmonisch anzupassen. Individualität zugunsten der Harmonie der Gruppe zurückzustellen gilt ihnen als Zeichen der Reife.[36] Für Menschen aus Asien, dem Mittleren Osten, Afrika und lateinamerikanischen Ländern hat der Kollektivismus einen hohen Stellenwert, für Europäer*innen und Menschen aus ehemaligen europäischen Kolonien ist es der Individualismus.[37] Beide oben angeführten Muster haben daher im Kontext der jeweiligen kulturellen Erwartungen ihre Berechtigung. Es kann jedoch erforderlich sein, dass die Beteiligten sich mit ihrer Unterschiedlichkeit auseinandersetzen, um ihre jeweilige kulturelle Prägung besser zu verstehen und daraus resultierende negative Machtdynamiken zu vermeiden. Interkulturelle Paare, denen es gelingt, erfolgreich mit ihren unterschiedlichen kulturellen Hintergründen umzugehen, sprechen in der Regel offen über die für sie wichtigen Besonderheiten ihrer jeweiligen Kultur. Viele von ihnen entwickeln im Lauf der Zeit so etwas wie eine „dritte Realität“[38], die das Beste beider Kulturen verbindet, ohne eine der anderen vorzuziehen.

3.6 Religiös und ethnisch begründete Diskriminierung

Ein weiterer wichtiger und lohnenswerter Aspekt zum besseren Verständnis der eigenen Beziehungskultur sind die Lebenserfahrungen marginalisierter Gruppen – seien es sogenannte People of Colour oder Angehörige religiös verfolgter Minderheiten. Es kann eine große Herausforderung für ein Paar sein, wenn ein*e Partner*in einer Gesellschaftsgruppe angehört, die unter religiös oder ethnisch begründeter Diskriminierung leidet, während der / die andere Teil der privilegierten, vorherrschenden Gesellschaftsgruppe ist. Menschen, die über längere Zeit Rassismus bzw. religiöser Verfolgung ausgeliefert waren, leiden verständlicherweise unter einer erhöhten Stress- und Traumabelastung und tragen häufig intergenerationale Traumata in sich, derer sie sich unter Umständen gar nicht bewusst sind.

Hierzu ein Beispiel: Eine Frau berichtete uns diesbezüglich von Erfahrungen, die sie machte, wenn sie gemeinsam mit ihrer Familie den Gottesdienst im jüdischen Gemeindezentrum besuchte. Während der Zeremonie verspürte sie eine irritierende Mischung aus Gefühlen, zu denen neben einem tiefen Gefühl der Zugehörigkeit auch eine unerklärliche Unruhe gehörte, die sich in Gereiztheit gegenüber ihren Kindern niederschlug. Wenn das geschah, stellte sich ihr Partner schützend vor die Kinder, während sie sich schuldig und von ihm im Stich gelassen fühlte. Als sich das Paar gemeinsam mit dem Problem befasste, offenbarte sie, das Kind zweier Holocaust-Überlebender zu sein. Sie selbst, aufgewachsen in einer vornehmlich angelsächsischen Umgebung, war als Kind einige Male zum Ziel antisemitischer Angriffe geworden. Normalerweise fühlte sie sich im Alltag sicher. Kaum betrat sie aber die Synagoge oder das jüdische Gemeindezentrum, fühlte sie sich „ungeschützt, eine leichte Beute für jedermann“ und war von einer Angst überflutet, die ihr die Luft nahm. Sobald sie das Gebäude verließ, trat Erleichterung an die Stelle der Angst, und sie fühlte sich erleichtert. Ihre Geschichte ist ein Beispiel dafür, wie sowohl ein akutes Bedrohungsgefühl als auch chronische unterschwellige Angst unbemerkt in unsere Beziehung zu anderen Menschen einsickern können. Das gilt insbesondere dann, wenn Angst sich in hoher emotionaler Reaktivität oder Überreizung zeigt oder manchmal auch umgekehrt in einer eingeschränkten emotionalen Reaktionsfähigkeit. Im voranstehenden Fall gelang es der Frau durch Selbstreflexion, Wege zu finden, in Krisenmomenten ihrem Partner gegenüber ihre Angst zum Ausdruck zu bringen und offen zu sein für Trost und Beruhigung.

Nun zu einem anderen Paar, dessen Geschichte wir Ihnen vorstellen möchten: Jamar, gebürtiger Afroamerikaner, und Holly, seine Partnerin, deren Eltern in dritter und vierter Generation von polnischen bzw. französischen Einwanderern abstammten. Ihr Beispiel zeigt eindrucksvoll, wie sehr Rassendiskriminierung, kulturelle Unterschiede und die Zugehörigkeit zu unterschiedlichen sozialen Schichten eine Partnerschaft belasten und prägen können. Jamar wuchs in prekären Verhältnissen auf. Er war schon als Jugendlicher fest entschlossen, später einmal gut für seine Frau und Familie zu sorgen. Holly dagegen war in einem wohlhabenden Elternhaus groß geworden, wo ihr zwar viele Freiheiten gewährt wurden, sie sich aber von ihren Eltern wenig unterstützt fühlte. Sie hatte schon immer von einer warmherzigen, eng zusammenhaltenden Familie geträumt. Jamal, ihr Partner, sah seine Hauptaufgabe jedoch darin, die Familie zu ernähren, sodass sie sich erneut oft alleingelassen fühlte. Sie erlebte Jamal als emotional abwesend und warf ihm vor, zu viel zu arbeiten. Für Jamar war diese Kritik gleichbedeutend mit einem Angriff auf den Kern seiner Identität als guter Ehemann und verlässlicher Partner. Bei jeder Auseinandersetzung fühlte er sich innerlich klein gemacht. Holly ahnte nicht, dass ihre scharfen Worte in Jamar ein tiefes, aus der Kindheit stammendes Unterlegenheitsgefühl anrührten – das Unterlegenheitsgefühl des kleinen Jungen, der in ärmlichen Verhältnissen aufwuchs und als „zu schwarz“ gehänselt wurde. Da Jamar sich nicht vorstellen konnte, dass Holly als Weiße ihn jemals wirklich verstehen würde, vermied er es, ihr gegenüber seine schmerzhaften Gefühle zu äußern. Stattdessen schottete er sich ab und kompensierte seinen Frust durch Arbeit. Manchmal reagierte er auch aggressiv und fragte, wie jemand wie sie, die alles habe, was man sich nur wünschen könne, so bedürftig sein könne. Jamar fühlte sich den sozialen Kreisen, in denen sie verkehrten, nie wirklich zugehörig, auch nicht in Hollys Familie, die ihn anfangs nur zögerlich akzeptierte.

Als junger Mensch hatte Jamar das Selbstbild verinnerlicht, unterlegen zu sein. Wenn Holly jetzt die Einsamkeit, die sie spürte, in Kritik und Vorwürfe ihm gegenüber verwandelte, verstand er es als Missbilligung und zog sich wütend zurück. Auf diese Weise wurde sein negatives Selbstbild weiter verstärkt. Sein Selbstverständnis als Afroamerikaner und sein durch ständige Diskriminierung geprägtes Weltbild ließen kaum Raum für die Vorstellung, bei seiner Frau auf Verständnis und Entgegenkommen setzen zu können. Außerdem entstammte er einer eher kollektiven Kultur, weshalb seine Devise lautete, mit aller Kraft einfach „weiterzumachen", anstatt Holly mitzuteilen, wie sehr ihn ihre Worte verletzten. Hollys unablässiges Bemühen um Befriedigung ihrer Bedürfnisse dagegen entsprach der individualistischen Kultur und privilegierten Situation, in der sie aufgewachsen war, führte aber letztlich vor allem dazu, dass Jamars Misstrauen verstärkt wurde. Es wäre hilfreich gewesen, wenn sie sich geöffnet und Jamar mitgeteilt hätte, wie sehr sie ihn manchmal vermisste, wenn er so hart arbeitete. Glücklicherweise gelang es den beiden, ihre Beziehung mit therapeutischer Unterstützung (siehe Kap. 11) und mithilfe von Gesprächen der LIEBE zu retten. In diesen Gesprächen lernten sie zu verstehen, wie sich ihre unterschiedliche kulturelle und soziale Schichtzugehörigkeit, ihre unterschiedlichen Kommunikationsmuster und Diskriminierungserfahrungen auf ihre Partnerschaft auswirkten.[39]

Lassen Sie uns nun den Bogen zu Ihnen selbst schlagen und überlegen, welchen Einfluss Ihr religiöser Hintergrund, Ihre Kultur und ethnische Einflüsse auf Ihr Leben und Ihre Paarbeziehung haben. Bevor Sie beginnen, ist uns wichtig zu erwähnen, dass wir dieses umfangreiche Thema hier nur anreißen und anhand einiger Fallbeispiele veranschaulichen können. Wir hoffen aber, dass der Kern unserer Botschaft angekommen ist: Auch wenn Ihr kulturelles Erbe hier nicht explizit erwähnt wurde, sind es doch Sie und Ihre Lebenserfahrungen, die zählen. Vielleicht können unsere Fallbeispiele ja das eine oder andere Gespräch anstoßen anstelle von Unterstellungen einzelnen Gruppen gegenüber. Unser Ziel ist es, den Stellenwert von Kultur und Diskriminierung zu verdeutlichen, Ihre Neugier auf Ihren eigenen Hintergrund und den Ihres Partners / Ihrer Partnerin zu wecken und Raum zu schaffen für fruchtbare Gespräche.

REFLEXION 3.4: Unsere kulturellen Einflüsse

Welchen Einfluss hatten Kultur, ethnische Herkunft und Zugehörigkeit, Religion, Geschlechterrollen, gesellschaftliche Stellung / Macht und andere äußere Faktoren auf meine Persönlichkeit? Welche positiven oder negativen Überzeugungen bezüglich meiner Person habe ich verinnerlicht? Wer hat mich darin unterstützt, meine Identität in den genannten Bereichen zu entdecken?

Welche Rolle haben Verletzungen durch Rassendiskriminierung, kulturell, sozial oder religiös begründete Unterdrückung möglicherweise in meinem Leben gespielt? Wie gehe ich damit um?

Welche Erwartungen bringe ich in unsere Beziehung ein, die auf meinen Hintergrund zurückzuführen sind?

Welche Differenzen gibt es zwischen uns, die besser verständlich sein könnten, wenn wir sie vor dem Hintergrund ethnischer und kultureller Faktoren, unserer gesellschaftlichen Stellung / Machtposition oder religiöser Faktoren und deren Auswirkungen bzw. Stresspotenzial betrachten?

Wie sind wir bisher mit diesen unterschiedlichen Erfahrungen umgegangen? Welche positiven und negativen Aspekte hat unser Umgang mit unseren unterschiedlichen Vorgeschichten?

Welche durch unsere Herkunft beeinflussten Themen sind immer noch heikel und bergen das Risiko, uns in negative Kreisläufe hineinzuziehen?

Gespräche dieser Art sind oft heikel, und Missverständnisse aufgrund Ihrer unterschiedlichen Vorgeschichte können verletzen und schmerzen. Nutzen Sie den Rahmen der Gespräche der LIEBE, um sich auszutauschen. Es kann Ihnen helfen, achtsam miteinander umzugehen und möglicherweise sogar Neues zu entdecken.

3.7 Besondere Erfahrungen von Menschen aus der LGBTTQIAP+-Community

(Menschen, die sich als lesbisch, schwul, transgender, Two-Spirit, unklaren Geschlechts, intersexuell, asexuell, pansexuell o. Ä. bezeichnen)

Wie frei Menschen ihre geschlechtliche Zugehörigkeit und Sexualität er- und ausleben konnten, war schon immer abhängig von der Zeit, in der sie lebten, und der Kultur, der sie angehörten. Umso wichtiger ist es festzuhalten: Was immer Sie, die Sie dieses Buch lesen, rational und emotional mit Ihrer geschlechtlichen Identität, Ihrer Sexualität und Ihrer sexuellen Orientierung verbinden, hat seine Berechtigung und sollte auch in Ihrer Beziehung seinen Platz finden. Vielleicht deckt sich Ihre Geschlechtsidentität mit dem Geschlecht, das Ihnen nach Ihrer Geburt zugesprochen wurde, vielleicht auch nicht. Möglicherweise deckt sich Ihre sexuelle Orientierung mit den Erwartungen Ihrer Herkunftsfamilie, relevanter Bezugspersonen bzw. Ihres lokalen Umfelds, möglicherweise aber auch nicht. Es würde den Rahmen dieses Buchs sprengen, das breite Erfahrungsspektrum von Angehörigen der LGBTTQIAP+-Community vollumfänglich abzudecken. Nichtsdestotrotz möchten wir an dieser Stelle die Thematik als solche und Ihr Erleben im Besonderen aufgreifen und beidem entsprechenden Respekt zollen – unabhängig davon, an welchem Punkt Ihrer Reise Sie sich gerade befinden. Als Mensch, der den komplexen Erwartungen seiner Zeit oder seines Umfeldes nicht entspricht, weil Ihr Geschlechterrollenverständnis, Ihre sexuelle Orientierung, Ihr Verhalten oder Ihre Träume von der Norm abweichen, Sie andere soziale und emotionale Präferenzen haben oder Ihr Lebensstil nicht der Norm entspricht, sind Ihnen erhebliche negative und schmerzhafte Erfahrungen vermutlich nicht fremd.[40] Wir möchten hier einen Raum bieten, an dem Sie sich mit der ganzen Fülle Ihres Menschseins willkommen fühlen, und freuen uns, wenn wir Sie mit den Übungen und Vorschlägen, die Sie in diesem Buch finden, in Ihrem Selbstverständnis und Ihrer Beziehung unterstützen können.

Die Forschung zu gleichgeschlechtlichen Beziehungen belegt, was die Menschheit tief im Inneren eigentlich längst weiß: Bindungsprozesse gestalten sich bei allen – auch gleichgeschlechtlichen – Liebesbeziehungen ähnlich.[41, 42] Nichtsdestotrotz stellen wir fest, dass es in einer Welt, die Abweichungen marginalisiert und bestraft, viele Menschen gibt, die im Laufe ihrer Entwicklung als Jugendliche und Erwachsene Schmerz und Leid erleben und dauerhaft unter Diskriminierung leiden.[43, 44] Es ist gut möglich, dass der Prozess Ihres Coming-outs für Sie, Ihre Familie und Ihre Freunde von negativen Erfahrungen, Ablehnung und traumatischen Erlebnissen überschattet war und möglicherweise ein negatives Selbstbild in Ihnen erzeugt hat. Ganz zu schweigen von der zusätzlichen Belastung für LGBTTQIAP+-Paare angesichts der alltäglichen Herausforderung, in einer cisgender-heterosexuellen Welt ihren Weg zu gehen.

Hinzu kommt, dass die Erfahrungen, die zwei LGBTTQIAP+-Partner*innen als Heranwachsende gemacht haben, sehr unterschiedlich sein können. So kann es sein, dass das Coming-out bei einer / einem der Beteiligten vergleichsweise unproblematisch verlief, während es für die / den andere*n mit negativen, beängstigenden und traumatischen Erfahrungen verbunden war. Manche Gesellschaftsgruppen akzeptieren Diversität mehr als andere, sodass die Frage, wie weit der / die Partner*in sich „outet“, nachvollziehbarerweise zu Spannungen führen kann. Im nächsten Kapitel stellen wir Ihnen Angela und Denise vor, ein Paar, das genau mit diesem Thema zu kämpfen hatte. Den Prozess der Entwicklung und Veränderung ihrer Paarbeziehung können Sie in Kapitel 11 nachlesen. Das zuvor Gesagte gilt ähnlich auch für Paare, bei denen ein*e Partner*in feststellt, sich nicht mit dem ihm / ihr zugesprochenen Geschlecht identifizieren zu können (fachsprachlich als Geschlechtsdysphorie bezeichnet) oder sich bereits im Transformationsprozess befindet, was für die Beteiligten mit großer Wahrscheinlichkeit mit einem komplexen emotionalen Gemisch aus Angst, Scham, Trauer und Unsicherheit über Wut und Verzweiflung bis hin zu

Begeisterung verbunden ist – das sind in Anbetracht der Umstände absolut berechtigte und normale Gefühle.

Es ist uns deshalb ein Anliegen, Menschen, die sich der LGBTTQIAP+-Community zuordnen, in diesem Buch den nötigen Raum und die nötige Sicherheit zu geben, die es ihnen erlauben, sich tiefer gehend mit den besonderen und einzigartigen Erfahrungen auseinanderzusetzen, die ihr Selbstbild geprägt und die sie auf der Reise zu ihrem authentischen Selbst als unterstützend bzw. behindernd erlebt haben. Dabei ist uns bewusst, dass sich manche Leser*innen unter Umständen noch in einem frühen Stadium ihres Selbstfindungsprozesses befinden.

Weiterführende Informationen

LSVD: Lesben- und Schwulenverband Deutschland e. V. Vertretung der Interessen und Belange von Lesben, Schwulen, Bisexuellen, trans- und intergeschlechtlichen Menschen (LSBTI). (↗ https://www.lsvd.de/de/home)

Queere Bildung e. V.: Fachverband für Bildungsarbeit zu sexueller, romantischer und geschlechtlicher Vielfalt in Deutschland. (↗ https://queere-bildung.de/)

LGBT-Literaturtipps: Romane, Sachbücher, Biografien, Comics, Kinder- und Jugendbücher. (↗ https://www.stuttgarter-zeitung.de/inhalt.lgbt-buecher-mhsd.187135b4-e8e8-4ff6-be6e-397b0539bfaa.html)

treff.LGBT+: Internetseite für junge Menschen bis 27 Jahre. (↗ https://www.treff.lgbt/mediathek)

REFLEXION 3.5: Einflüsse auf Outing und Entwicklung des Lebens als LGBTTQIAP+-Person

Wenn ich mir noch einmal vor Augen führe, wie sich meine Geschlechtsidentität(-en) und meine sexuelle Orientierung entwickelt haben: Welche Erfahrungen sind mir als wichtig in Erinnerung geblieben?

___

___

___

Wer hat mich auf dieser Reise unterstützt? Wer nicht, wer legte mir Steine in den Weg, ließ den Weg schmerzhaft werden? Welche positiven und welche negativen Sätze über mich habe ich aus diesen Begegnungen mitgenommen und verinnerlicht?

Gab es mir nahestehende Menschen, die mir Sicherheit und Zugehörigkeit vermittelt haben? Wer hat mir sonst noch geholfen, meine Identität zu entwickeln?

Gibt es Differenzen zwischen uns, wie offen und „out" wir uns in der Familie, im Freundes- und Kolleg*innenkreis zeigen? Wie gehen wir als Paar mit diesen Unterschieden um?

Wie wirkt sich die andauernde Belastung durch soziale Ausgrenzung und Diskriminierung auf unsere Beziehung aus? Fahre ich bei diesem Thema meine Antennen eher aus oder eher ein? Wie gehe ich mit dieser Belastung um?

Wie könnten wir uns als Paar gegenseitig besser helfen und unterstützen?

Nehmen Sie sich genügend Zeit, sich mit Ihrem/Ihrer Partner*in über die Übungen in diesem Kapitel auszutauschen. Halten Sie sich Zeiten frei, in denen dieser Austausch Priorität genießt – ohne Hektik und ohne Multitasking. Wechseln Sie sich ab und teilen Sie das, was Sie sagen möchten, in kleine Häppchen auf. Hören Sie einander aufmerksam zu, auch wenn Ihnen manches schon bekannt ist. Lassen Sie sich von dem Gehörten berühren, aber denken Sie daran: Es ist nicht Ihre Aufgabe, Verletzungen zu heilen oder Lösungen zu finden. Tauschen Sie sich am Ende Ihrer Gespräche der LIEBE darüber aus, wie es sich angefühlt hat, die Geschichte Ihres Partners/Ihrer Partnerin zu hören und daran teilzuhaben. Beobachten Sie und sagen Sie sich gegenseitig, was Ihnen hilft, um sich gehört und einander näher zu fühlen. Wenn Sie bei Ihren Überlegungen und dem, was Sie offenlegen, besonders heikle Themen berühren, helfen Sie sich gegenseitig, einen Gang zurückzuschalten, durchzuatmen und sich für ein paar Minuten zu zentrieren, bevor Sie wieder in den Alltag zurückkehren. Es ist gut möglich, dass mehr Gespräche als nur ein einziges erforderlich sind, um ein neues und tieferes Verständnis füreinander zu entwickeln. Gehen Sie sorgsam miteinander um und würdigen Sie damit die Reise zurück zu Ihren Kindheitserfahrungen, früheren Beziehungen und dem Einfluss von Kultur und Diskriminierung auf Ihr Leben und Ihre Persönlichkeit.

Wenn Sie feststellen, dass Sie zu den Menschen gehören, die Zurückweisung fürchten oder Nähe eher meiden, oder wenn Sie bisher eher turbulente Beziehungserfahrungen gemacht haben, bedeutet das nicht, dass Sie auf immer und ewig zu unglücklichen und misslingenden Beziehungen verdammt sind. Es bedeutet auch nicht, dass Sie unter irgendeiner Störung leiden. Wenn Sie beide verstehen, welche Gefühle bei Ihnen in nahen Beziehungen vorherrschen, kann das für Sie beide hilfreich sein, da es Ihnen die Möglichkeit bietet, mehr Verständnis füreinander zu entwickeln und zu erkennen, wie Sie sich gegenseitig beeinflussen. Verstehen kann außerdem ein Türöffner sein für Heilung und Veränderung: Beziehungen können sich zum Guten entwickeln und mit dieser Entwicklung kann sich das Bild verändern, das Sie von sich und Ihrem/Ihrer Partner*in haben. So können unsichere Partner*innen sich plötzlich als liebenswert erleben und entdecken, dass ihr Gegenüber durchaus zuverlässig und einfühlsam sein kann. Eher vermeidende Partner*innen entdecken unter Umständen, dass ihr Gegenüber ihr Bedürfnis nach Rückzug und Individualität akzeptieren kann. Ganz wichtig: Sie können als Paar zusammen daran arbeiten, Ihre verletzlichen Punkte besser zu verstehen und zu respektieren und die Beziehung zu einem immer sichereren Ort werden zu lassen. Im folgenden Kapitel gehen wir der Frage nach, wie sich negative Beziehungskreisläufe entwickeln, in denen Paare sich verfangen und hängen bleiben können. Ausgangspunkt dieser Interaktionen ist meist ein Gefühl von Unsicherheit in der Beziehung. Sich negative Muster bewusst zu machen eröffnet die Chance, diese Muster zu ändern und mehr Sicherheit zu entwickeln.

4. Was ist mit uns geschehen? Drei typische Teufelskreise

Der Beginn einer Beziehung ist bei den meisten Paaren geprägt von gegenseitiger Anziehung, Verständnis für- und Nähe zueinander. Wenn Sie heute als Paar auf diese Zeit zurückblicken und überlegen, was Sie aneinander attraktiv fanden und wie Ihre Beziehung begann, ist es möglicherweise kaum zu begreifen, wie es so weit kommen konnte, dass Sie heute in diesem Buch Hilfe suchen. Alle Paare erleben ein breites Spektrum von Emotionen miteinander – schöne und weniger schöne genauso wie gute und schlechte Zeiten. Manchen Paaren gelingt es, kritische Momente und Missverständnisse vergleichsweise einfach zu klären, sie an sich abperlen zu lassen und schnell wieder „auf die Beine zu kommen". Andere Paare dagegen „verheddern" sich in Missverständnissen, die sich zu heftigen Auseinandersetzungen auswachsen; Auseinandersetzungen, die das Potenzial in sich tragen, das bisherige Fundament von gegenseitiger Nähe, Sicherheit und Respekt zu erschüttern. Besonders kritisch wird es, wenn diese negativen Interaktionen zu einem wiederkehrenden Muster werden und die Positionen sich verhärten. Jahr für Jahr Missverständnisse und Auseinandersetzungen im immer gleichen Muster zu erleben und keine Lösung zu finden kann die Beziehungssicherheit unterhöhlen und die Betroffenen verwirrt, enttäuscht und entmutigt zurücklassen. Und wieder andere hatten vielleicht nie diese Art von Nähe und folglich nicht das Problem, sie zu verlieren, wünschen sich aber eine stärkere gegenseitige Verbundenheit als bisher. Was auch immer Sie an den Punkt gebracht hat, an dem Sie jetzt stehen, dieses Kapitel wird Ihnen helfen, Ihre Beziehung in einem neuen Licht zu betrachten. Wir beschreiben darin häufig vorkommende Beziehungsdynamiken[45, 46], wie wir sie in unseren Praxen erleben, und laden Sie ein, über die Muster Ihrer eigenen Beziehung nachzudenken.

Fällt Ihnen in Konflikten oder spannungsgeladenen Auseinandersetzungen mit Ihrem / Ihrer Partner*in auf, dass diese immer ähnlich verlaufen? Wenn ja, dann geht es Ihnen wie vielen Paaren, die erkennen, dass ihre Auseinandersetzungen oder schwierigen Gespräche einem vertrauten, sich wiederholenden Muster folgen – ganz gleich, ob es um Haushalt, finanzielle Fragen oder anstehende Entscheidungen geht. Auch wenn Sie möglicherweise nicht wissen, was diese Muster in Gang setzt, spüren Sie doch, dass diese Gespräche emotional geladen sind. Gespräche, bei denen der Ablauf und die emotionale Kettenreaktion, die sich aus ihnen entwickelt, wichtiger zu sein scheinen als das Thema, um das es geht. Wir möchten Ihnen helfen, ein Gespür dafür zu entwickeln, wie diese verzwickten Gespräche entstehen und woher die Spannung kommt, die sie bei Ihnen auslösen. Es kann gut sein, dass Sie mit der Art und Weise, wie Sie beide aufeinander reagieren, Ihr Bestes geben, um mit schwierigen Situationen umzugehen, sich stattdessen aber im Endeffekt weiter voneinander entfernen. Sie wissen, wie unbefriedigend es ist, wenn Gespräche eine Wendung ins Negative nehmen, eine Abwärtsspirale entsteht und Sie mit dem Gefühl zurückbleiben, dass noch etwas ungelöst ist und zwischen Ihnen steht. Wenn Sie beginnen, Ihre Aufmerksamkeit auf die immer wieder gleichen Schritte zu richten, die Sie in ganz unterschiedlichen Situationen vollführen, erkennen Sie möglicherweise ein Muster.

Wenn es zwischen Ihnen und Ihrem / Ihrer Partner*in zähe Konflikte oder Interaktionen gibt, die Sie verändern möchten, dann besteht der erste Schritt auf dem Weg zur Veränderung darin, das Muster zu erkennen, das Ihre Beziehung immer wieder in eine Abwärtsspirale bringt. Fachleute sprechen an dieser Stelle von drei unterschiedlichen Mustern oder „Tänzen", die für problematische Beziehungen typisch sind.[47] Wir bezeichnen diese Muster als: „Protest gegen Gleichgültigkeit" (Protest-Polka), „Gefangen im gegenseitigen Angriff" (Suche den Bösewicht) und „Selbstschutz im Rückzug-Rückzugs-Zyklus" (Erstarren und Fliehen). Vermutlich ist Ihnen schon aufgefallen, dass diese negativen Interaktionen durch ganz unterschiedliche Auslöser (auch Trigger genannt) in Gang gesetzt werden können – seien es kleine Auslöser wie ein*e schlecht gelaunte*r oder in Gedanken versunkene*r Partner*in oder so gravierende wie grundsätzliche Zweifel an der Beziehung. Am häufigsten zu beobachten ist das Muster „Protest gegen Gleichgültigkeit", das wir im Folgenden am Beispiel von Patricia und William vorstellen. Dieses Muster ist sehr typisch für Paare, bei denen beide verzweifelt darum bemüht sind, sowohl die eigenen Bedürfnisse erfüllt zu bekommen als auch in Beziehung zu bleiben. Überlegen Sie beim Lesen der Erläuterungen zu diesen drei unterschiedlichen Mustern, welches davon am ehesten auf Ihre Beziehung zutrifft. Achten Sie darauf, mit welcher der Personen Sie sich am meisten identifizieren. *Hinweis: Die Beschreibungen der drei Paare, die wir Ihnen insgesamt vorstellen, sind das Ergebnis unserer klinischen Erfahrung. Sie spiegeln häufige Konflikt- und Interaktionsmuster, die wir bei Rat suchenden Paaren erleben. Alle in diesem Buch vorgestellten Personen vereinen Aspekte mehrerer Personen in sich. Namen und personenbezogene Angaben wurden aus Datenschutzgründen geändert.*

4.1 Protest gegen Gleichgültigkeit (Protest-Polka): Patricia und William

Mit Patricia und William begegnet uns ein erst kürzlich nach Kanada eingewandertes, britisches, heterosexuelles Cisgender-Paar in den Mittdreißigern. Patricia ist Modedesignerin, William arbeitet als Geschichtslehrer an einer Highschool. Sie haben gerade ihr erstes gemeinsames Haus gekauft und stehen nun vor einer Aufgabe, von der sie eigentlich erwartet hatten, dass sie Spaß machen und ihre Bindung stärken würde: die gemeinsame Einrichtung des Hauses! Kürzlich waren sie auf der Suche nach einem Wohnzimmersofa. Spätestens im dritten Möbelgeschäft war jedoch offensichtlich, dass ihre Vorstellungen weit auseinanderklafften. Sie konnten sich noch nicht einmal auf eine Farbe einigen. Während William zu einem überladen wirkenden Sofa mit gemustertem Bezug tendierte, fand Patricia Gefallen an einem braunen Ledersofa mit klaren Linien. Ein Kompromiss war nicht in Sicht, was beide als zermürbend und enttäuschend erlebten. Patricia versuchte beharrlich, William für ihre Idee von einem Möbelstück im aktuellen Trend zu gewinnen, wodurch sich dieser jedoch übergangen fühlte. Er beharrte auf seinem Standpunkt und verteidigte seine Vorlieben mit logischen, praktischen Argumenten. Patricia wies ihn barsch auf ihre Expertise in Sachen Design hin und forderte ihn auf, ihr und ihrem Geschmack zu vertrauen. William hörte die zunehmende Frustration in Patricias Stimme und gab schließlich nach, um einen Streit zu vermeiden.

Oberflächlich gesehen waren sie damit bezüglich des Sofas zu einer Einigung gekommen. In Wirklichkeit ging es aber beiden nicht gut damit. Patricia hatte ein ungutes, angespanntes Gefühl im Bauch. William war niedergeschlagen und hatte jeglichen Elan verloren. Als Patricia merkte, in welcher Stimmung William war, nahm das unangenehme Gefühl in ihrem Bauch zu. Mehrfach ging sie auf William zu, um sich zu vergewissern, ob die getroffene Entscheidung für ihn „wirklich o.k." sei. Doch obwohl er das jedes Mal in ruhigem Ton bejahte, blieb er auf Abstand.

Wenn Sie sich die Interaktion zwischen Patricia und William genauer ansehen, werden Sie bei ihr und bei ihm bestimmte Schritte erkennen, die in ihrer Wechselwirkung dazu führen, dass eine Distanz zwischen den beiden entsteht. Als Patricia einen offenbar unüberbrückbaren Widerspruch zwischen ihnen registriert, versucht sie William dazu zu bringen, ihr zuzustimmen. Als das nicht gelingt, versucht sie das Problem zu lösen, indem sie fordernder auftritt. Die Angst und Unsicherheit, die diese Meinungsverschiedenheiten bei ihr auslösen, lässt sie unerwähnt. Stattdessen macht sie sich „größer", beharrt auf ihrer Überzeugung und geht in die Konfrontation. Ihre Schritte lassen sich als Versuch sehen, eine gemeinsame Linie zu finden, da ihr die Differenzen zwischen ihr und William Angst machen. Also tut sie alles, um die *Differenz zu überwinden,* indem sie den einzigen Weg wählt, den sie kennt und der darin besteht, auf ihrer Meinung zu beharren.

William verteidigt zunächst seine Position, versteht Patricia aber so, dass sie ihm seinen Sinn für Design abspricht. Die verletzten Gefühle, die diese Abwertung bei ihm auslöst, verschließt er tief in sich, während er nach außen distanziert auftritt und logische Gegenargumente vorbringt. Letztendlich aber machen ihn Patricias Argumente mürbe. Er gibt nach und kapituliert, um eine weitere Eskalation des Konflikts zu vermeiden. Nichtsdestotrotz hinterlässt die Auseinandersetzung unter dem Strich ein bitteres Gefühl bei ihm und er zieht sich innerlich zurück. Williams' Vorgehen in dieser Auseinandersetzung kann als Rückzug gesehen werden, der dazu dient, *sich selbst vor Verletzung und die Beziehung vor Konflikten zu schützen.* Das Problem ist, dass sich diese Lösung „nicht richtig" anfühlt und die Art, wie sie erreicht wurde, die Verbindung zwischen den beiden beeinträchtigt. Patricia versucht, diese Verbindung wiederherzustellen und sich der Zustimmung des Partners zu versichern, worauf er aber nur halbherzig reagiert.

Am Nachmittag desselben Tages fand ein Fußballspiel des gemeinsamen Sohnes statt. Als Trainer der Mannschaft war William immer früh vor Ort, um alles vorzubereiten, und Patricia kam normalerweise später mit dem Sohn nach. Heute sollte das Spiel auf einem anderen Fußballplatz stattfinden und William hatte vergessen, Patricia darüber zu informieren. Als es ihm einfiel, versuchte er, ihr per Handy Bescheid zu geben, erreichte sie aber nicht. In der Zwischenzeit war Patricia auf dem gewohnten Fußballplatz angekommen und irritiert, weil weder William noch der Rest der Mannschaft vor Ort war. Noch dazu hatte sie ihr Handy zu Hause zum Laden liegen gelassen, sodass sie auch niemanden anrufen konnte. Glücklicherweise fuhr gerade ein anderes Elternpaar vorbei und hielt an, um sie über den neuen Austragungsort zu informieren. Dort angekommen, war das Spiel bereits in vollem Gange und Patricia war ziemlich aufgewühlt. Sie versuchte, William anzusprechen, der sie aber gereizt abwies und sich auf seine Aufgabe als Trainer konzentrierte. Patricia war brüskiert, da sie schließlich „nichts falsch gemacht" hatte. Bis zum Schluss des Spiels schien William sie zu ignorieren, und obwohl sie äußerlich ruhig blieb, tobte es doch in ihr.

In den nächsten Stunden, während des Abendessens und beim Gutenachtritual für ihren Sohn, herrschte angespannte Höflichkeit zwischen den beiden. Als ihr Sohn dann schlief, ging Patricia auf William zu. Sie wollte mit ihm über den Tag sprechen und ihm sagen, wie sehr sie sein Verhalten am Nachmittag verletzt hatte. William bestritt, einen „speziellen Ton" angeschlagen zu haben, und warf ihr vor, aus einer Mücke einen Elefanten zu machen. Da es Patricia wichtig war, sich ihm verständlich zu machen, insistierte sie und warf ihm vor, unsensibel zu sein. William erklärte ihr wieder und wieder, dass er sich als Trainer während des Spiels nicht um sie kümmern könne, und verließ schließlich entnervt das Zimmer. Den Rest des Abends verbrachten sie in getrennten Räumen.

Fällt Ihnen bei der Betrachtung der Schritte der beiden das Muster auf, dem sie in beiden Situationen folgen? Wenn Patricia den Eindruck hat, William nicht zu erreichen, übt sie Druck auf ihn aus, um ihn zu einer Reaktion zu bewegen und so ihre Unsicherheit in Grenzen zu halten. William seinerseits hält Meinungsunterschiede zwischen ihm und Patricia ebenfalls schwer aus. Er möchte seine Frau nicht enttäuschen und fühlt sich wie ein Versager, wenn es dann doch so ist. Er rechtfertigt sich, bringt Vernunftargumente vor und redet das Problem klein – alles, um seine unangenehmen Gefühle in Schach zu halten. Um die Ruhe zu wahren, unterdrückt er allerdings seine Gefühle. Je mehr er sich abschottet, desto vehementer versucht Patricia, in Kontakt zu ihm zu kommen. Und je vehementer Patricia versucht, ihn zu erreichen, desto mehr Distanz baut William auf. Ein Kreislauf also, der sich selbst befeuert. Solange beide nicht wieder miteinander verbunden sind, bleiben sie verunsichert. Was folgt, ist eine Endlosschleife (vgl. Abb. 4.1), die ein gutes Beispiel dafür ist, wie Partner*innen sich gegenseitig beeinflussen.

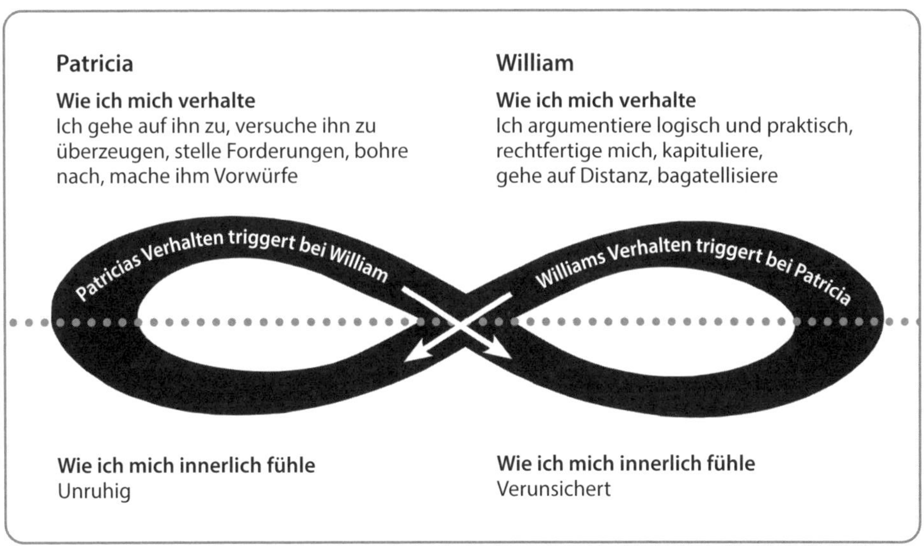

Abbildung 4.1: Patricias und Williams Beziehungstanz: Verhalten und Gefühle
Endlosschleife nach Scott R. Woolley, Ph. D. ©[48]; Beschriftung nach Lucy Pascal, M. S. W[49]

Das Beispiel von Patricia und William veranschaulicht, wie ein negativer Interaktionskreislauf aussehen kann. Eine Blankovorlage der vollständigen Version mit allen Ebenen der Paarinteraktion finden Sie zusammen mit allen anderen Arbeitsmaterialien online unter www.junfermann.de. (Gehen Sie dazu auf die Produktseite dieses Buches und scrollen Sie nach unten in die „Mediathek"). An dieser Stelle konzentrieren wir uns auf die erste, äußere Ebene des Beziehungsmusters zwischen Patricia und William, das heißt, das von außen sichtbare Verhalten.

Im Laufe des Buches werden wir uns nach und nach mit allen Ebenen dieses Interaktionskreislaufs befassen, sodass Sie ein Gefühl für die Dynamik Ihrer eigenen Teufelskreise entwickeln können. Gefühle oder Emotionen, bei denen Sie sich unsicher sind, können Sie wie in unserem Beispiel gerne erst einmal unpräzise lassen. In den folgenden Kapiteln helfen wir Ihnen, Ihr emotionales Erleben genauer zu erkunden und herauszuarbeiten. Im Moment kommt es vor allem darauf an, sich die Pfeile näher anzuschauen und zu erkennen: Die Art und Weise, wie Patricia mit ihren negativen Gefühlen (Gereiztheit, Angst, Verletztheit) in der Beziehung umgeht, löst bei William Stress aus (Verunsicherung, Ängstlichkeit), auf den er in einer Weise reagiert, die Patricias Verunsicherung weiter verstärkt, und so weiter und so fort.

> Negative Interaktionszyklen (Teufelskreise) befeuern sich immer wieder von selbst: Die Art und Weise, wie ich mit meinen negativen Gefühlen umgehe, ist eine *Reaktion* auf eine gefühlte Bedrohung und wird ihrerseits wiederum zum *Trigger* für meine*n Partner*in.

Der oben beschriebene Kreislauf besteht aus einer Folge von Schritten, die die Beteiligten über Jahre hinweg in unterschiedlichen Kontexten so oft durchlaufen haben, dass daraus ein Muster entstanden ist. EFT-Paartherapeut*innen bezeichnen diesen Kreislauf als einen Tanz, den beide Seiten durch ihre jeweilige Art, Partnerschaft zu leben und mit den Herausforderungen umzugehen, gestalten. Er zeigt sich besonders in Momenten, in denen sich eine Seite oder beide bedroht, gestresst, müde oder verletzt fühlen. Wenn wir uns in unserer Partnerschaft unsicher oder bedroht fühlen, werden elementare Notfallreaktionen in uns ausgelöst, die in jedem Menschen angelegt sind. Die jeweilige Stressreaktion bereitet uns auf Kampf, Flucht oder Erstarrung vor. Übertragen auf zwischenmenschliches Verhalten zeigen sich diese Reaktionen in Form von Verfolgung (Kampf) oder Vermeidung (Flucht oder Erstarrung). In Beziehungskrisen wird häufig eine Seite in irgendeiner Form zur Verfolgerin / zum Verfolger in dem Bemühen, in Kontakt zu kommen, die Verbindung aufrechtzuerhalten und eine Antwort vom Gegenüber zu bekommen. Das kann sich in Form von Kritik, Vorwürfen, Beschuldigungen oder Sticheleien äußern oder auch durch Versuche, die Regie und Kontrolle zu übernehmen. Die entgegengesetzte Art der Reaktion besteht darin zu versuchen, die Beziehung durch Rückzug, Abschottung, betont logische Argumentation, Beschwichtigung oder das Vermeiden brisanter Themen vor noch Schlimmerem zu bewahren. Schauen wir uns diese beiden Formen des Umgangs miteinander in Paarbeziehungen noch etwas genauer an.

Auch wenn es auf den ersten Blick gar nicht danach aussieht, steckt doch hinter dem Verfolgen einer Seite durch die andere häufig Protest gegen den Verlust der Bindung – sei es im betreffenden Moment oder generell in der Beziehung. Wenn protestierende Partner*innen sagen könnten, was sie in solchen Momenten antreibt, könnte sich das beispielsweise folgendermaßen anhören:

> „Oh nein, bitte verschließ dich nicht. Wenn du das tust, fühle ich mich so einsam. Bleib bei mir, reagiere auf mich, ich brauche dich gerade jetzt! Ich wünschte, du würdest sehen, wie sehr ich dich brauche."

Solche Sätze wären eine klare Botschaft an das Gegenüber. In der Realität empfinden es allerdings viele Paare als zu riskant, so miteinander zu sprechen. Die Gründe hierfür sind vielfältig einschließlich alter Glaubenssätze der Familie, der Gesellschaft oder der jeweiligen Kultur wie „Trag dein Herz nicht auf der Zunge", „Erwachsene sollten sich selbst genügen" oder „Trauer, Angst, Selbstzweifel oder Unsicherheit zu empfinden ist ein Zeichen von Schwäche". Auch die Erfahrung wiederholt auftretender Interaktions-Teufelskreise kann dazu führen, dass es als riskant oder bedrohlich empfunden wird, sich der bzw. dem anderen gegenüber zu öffnen und sich verletzlich zu zeigen. Stattdessen neigen viele betroffene Paare dazu, sich zu beschweren, den anderen zu beschuldigen oder Forderungen zu stellen und damit unklare Stresssignale zu senden. Aus „Ich brauche es, mit dir verbunden zu sein" wird „Warum hörst du mir nie zu?" oder „Du interessierst dich nur für dich" oder „Ich erwarte eine Entschuldigung von dir!".

Vielleicht kommen Ihnen diese Sätze bekannt vor. Lassen Sie sich dadurch nicht entmutigen. Protest ist eine natürliche Reaktion, wenn der Versuch, sich offener und verletzlicher zu zeigen, zu Unsicherheit geführt hat oder fehlgeschlagen ist. Eingefahrene Verhaltensmuster zwischen Ihnen und Ihrem / Ihrer Partner*in lassen sich durchaus verändern. Es ist möglich, einen Raum zu schaffen, in dem Sie gefahrlos das Risiko eingehen können, Ihre Gefühle und Bedürfnisse klar auszudrücken. Im Folgenden finden Sie eine Liste typischer Verhaltensweisen, die Menschen anwenden, wenn sie sich verzweifelt darum bemühen, die Aufmerksamkeit ihres Gegenübers zu gewinnen bzw. eine Reaktion von ihm zu erhalten.

Protestverhalten

provozieren	angreifen
fragen	den / die andere*n niedermachen
anklagen	den / die andere*n verhören
fordern	laut werden, um sich Gehör zu verschaffen
klammern	dem / der anderen nachlaufen
nörgeln	permanent anrufen oder SMS schicken
beschuldigen	spitzfindig argumentieren
kritisieren	kontrollieren
sich beschweren	beurteilen
in Konfrontation gehen	missbilligen

Der Protest von Partner*innen, die entsprechend dem Muster *Protest gegen Gleichgültigkeit* bevorzugt mit Rückzug oder der Vermeidung schwieriger Interaktionen reagieren, ist eine Form des stillen Protests gegen Konflikte und fehlende Harmonie. Das wirkt auf manche Menschen sehr irritierend. Wir wiederholen deshalb noch einmal: Auch wenn es auf den ersten Blick nicht so wirkt, versuchen viele Partner*innen, die mit Vorwürfen, Rechtfertigungen, Distanzierung oder emotionaler Abschottung reagieren, auf diese Art den Konflikt in der Partnerschaft möglichst klein zu halten und die / den andere*n möglichst nicht zu enttäuschen. Es kann auch sein, dass sie sich dadurch selbst gegen den Stress wappnen, den das Gefühl, das Gegenüber zu enttäuschen, bei ihnen auslöst. Nach außen mögen sie in schwierigen Gesprächen wie gelähmt, distanziert oder unbeeindruckt von allem wirken. Untersuchungen haben allerdings gezeigt, dass ihr Körper in diesen Momenten ein hohes Anspannungslevel zeigt (Herzklopfen, schwitzende Hände), was darauf hinweist, dass sie sich bei Auseinandersetzungen in hohem Maße körperlich unwohl fühlen und eindeutige Stressreaktionen zeigen.[50] Wären *Rückzügler*innen* in solch angespannten Momenten in der Lage, ihr Dilemma in Worte zu fassen, könnte das beispielsweise folgendermaßen klingen:

> „Lass uns nicht streiten. Ich werde ganz unruhig, wenn ich dich unglücklich sehe oder das Gefühl habe, es stimmt etwas nicht zwischen uns. Ich wünschte, du könntest sehen, wie ich mich bemühe, das Problem zu lösen, weil mir etwas daran liegt."

Erkennen Sie sich in dieser Rückzüglerposition wieder? Vielleicht hat Sie das Leben gelehrt, sich mit Gefühlen bedeckt zu halten? Oder dass es am sichersten ist, Gefühle zu unterdrücken, weil sie Dinge verkomplizieren? Möglicherweise haben Sie auch nie erlebt, wie es ist, wenn jemand Ihnen hilft, sich auf Ihre Gefühle einzulassen?

Wenn Sie keine Vorstellung davon haben, wie Sie Zugang zu diesem Teil von sich gewinnen können, dann ist es naturgemäß schwierig, Gefühle auszudrücken. Stattdessen fühlen Sie sich vielleicht blockiert und versuchen, das Problem kleinzureden oder mit dem Verstand zu lösen. Nachstehend haben wir typische Verhaltensweisen aufgelistet, die viele Menschen im Rückzugsmodus zeigen, wenn sie versuchen, eine Situation zu retten. Auf der Website von Douglas Tilley[51] finden Sie ähnliche (englischsprachige) Listen mit Gefühlen, Gedanken und Verhaltensweisen.

Rückzugsverhalten

argumentieren
sich rechtfertigen
sich verschließen
abwiegeln
beschwichtigen
nachgeben
die Wogen glätten
das Problem kleinreden
Ratschläge geben
Lösungsvorschläge machen
versuchen, witzig zu sein
sich abweisend verhalten
ablenken
Schuld zurückweisen
kritisieren
Rückzug, den Raum verlassen
verstummen
vermeiden
nicht reagieren
dichtmachen
schreien, um die Situation zu beenden

Wenn Sie sich im Muster „Protest gegen Gleichgültigkeit" nicht wiederfinden, gibt es noch zwei weitere Muster, die wir Ihnen vorstellen möchten. Auch sie basieren auf Protest- und Rückzugsverhalten, allerdings in anderen Kombinationen.

4.2 Gefangen im gegenseitigen Angriff (Suche den Bösewicht): Angela und Denise

Das Muster „Gefangen im gegenseitigen Angriff" findet sich klassischerweise bei Paaren, in denen beide Partner*innen ihren Protest bzw. ihre Suche nach Verbindung in einer konfrontativen Form ausdrücken, die der / dem jeweils anderen wenig Reaktionsmöglichkeiten lässt. Sie fordern, beschweren sich oder kritisieren einander. Anstatt ihre verletzten Gefühle miteinander zu teilen, reagieren beide direkt harsch aufeinander, wenn sie eine Situation als bedrohlich empfinden. Entsprechend schnell eskalieren Konfliktsituationen bei diesen Paaren – beide geben ihrem Ärger rasch Ausdruck, häufige Auseinandersetzungen sind an der Tagesordnung. Angela und Denise, ein lesbisches Cisfrauenpaar mittleren Alters, nennen ihren Teufelskreis

„Das Schwarze-Petra-Spiel". Haupttrigger ihrer Auseinandersetzungen ist der Umgang mit Denise' Familie – einer großen, wortgewaltigen polnischen Familie, die zwar um die sexuelle Orientierung ihrer Tochter weiß, das Thema aber gerne meidet. Auch wenn sich Denise schon vor über 20 Jahren „geoutet" hat, hat Angela den Eindruck, dass die Partnerin ihre Beziehung der Familie gegenüber herunterspielt, was wiederum bei Angela dazu führt, dass sie sich in der Beziehung nicht wirklich bedeutsam und wertgeschätzt fühlt. Aus einer kleinen schottisch-kanadischen Familie stammend, begleitete sie Denise anfangs noch zu deren Familienfeiern, stand dort jedoch immer im Abseits. Im Nachhinein brach sie dann regelmäßig einen Streit mit Denise vom Zaun, um sich zu vergewissern, dass sie noch in der Lage war, die Aufmerksamkeit von Denise auf sich zu ziehen. Es hatte etwas Tröstliches für sie, zu erleben, für Denise immer noch von Bedeutung zu sein. Seit einigen Jahren allerdings weigert sie sich immer wieder, an Familienfeiern teilzunehmen, da sie sich nicht von der Familie akzeptiert fühlt und Denise sie nicht darin unterstützt, die Familie mit ihrer Beziehung zu konfrontieren. Denise empfindet die Tatsache, dass sich Angela weigert, sie bei Familienfesten zu begleiten, als Affront und fühlt sich von ihrer Partnerin im Stich gelassen. Um dem Gefühl des Verlassenseins zu entkommen, fleht sie Angela an mitzukommen, bedrängt sie und setzt sie sogar unter Druck. „Wenn du nicht mit mir zu unseren Familienfeiern kommst, ist unsere Beziehung beendet!" Solche Sätze lösen bei Angela ein Gefühl der Bedrohung aus, weshalb sie wütend reagiert und Denise vorwirft, nicht zu ihr zu stehen … und schon sind sie wie so oft mitten in ihrem Teufelskreis.

Wenn Ihnen dieses Muster vertraut vorkommt, ist es vielleicht beruhigend für Sie zu hören, dass die Heftigkeit, die in *Gefangen im gegenseitigen Angriff* steckt, viel mit dem Ausmaß der Gefühle zu tun hat, die Sie beide füreinander empfinden. Alles, was Sie brauchen, ist, Wege zu finden, liebevoller aufeinander zuzugehen und aufeinander zu reagieren, um diese heftigen Gefühle in Stärke zu verwandeln.

4.3 Selbstschutz im Rückzug-Rückzugs-Zyklus (Erstarren und Fliehen): Wendy und Winston

Im dritten Muster, der Vermeidung von Konflikten um jeden Preis, begegnen wir zwei Menschen, die dazu tendieren, kritische und bedrohliche Situationen möglichst zu vermeiden, indem sie sich körperlich und / oder emotional voneinander entfernen. Wendy und Winston, ein heterosexuelles Cisgender-Paar, waren in den Sechzigern, als sie zur Paartherapie kamen. Beide haben chinesische Wurzeln, sind aber in Nordamerika geboren und aufgewachsen. Wendy arbeitet als Bibliothekarin in einer wissenschaftlichen Bibliothek, Winston ist Universitätsprofessor. In der ersten Therapiestunde herrschte ein unbehagliches Schweigen. Wenn Wendy das Wort ergriff, sprach sie nur zögerlich über die von ihr empfundenen Probleme in der Partnerschaft und schaute während des Sprechens immer wieder prüfend zu Winston, als ob sie sich vergewissern wolle, wie er reagierte. Sie deutete an, häuslichen Konflikten in der Regel aus dem Weg zu gehen, indem sie ihre Gefühle und Bedürfnisse zurückstellte, wenn diese nicht mit Winstons Gefühlen und Bedürfnissen übereinstimmten. Ihr zufolge „schwamm sie lieber mit dem Strom", anstatt „Wellen zu machen". Ihr war durchaus bewusst, dass dieses Verhalten, sich ihren Gefühlen zu verschließen, häufig depressive Verstimmungen bei ihr auslöste, doch sie war bereit, diesen Preis zu zahlen für das tröstliche Gefühl, Winston nicht zu enttäuschen.

Winston wiederum bezeichnete es als frustrierend, nicht zu wissen, was Wendy wollte. Wenn Wendy ständig versuchte, ihm alles recht zu machen, war er in seinen Augen kein guter Partner, und das schmerzte ihn. Außerdem sorgte er sich um ihre depressiven Verstimmungen. Ihm selbst fiel es leichter, seine Bedenken mit Wendy zu teilen und dabei manchmal auch seine Frustration herausklingen zu lassen, aber diese Gespräche schienen „nirgendwo hinzuführen", um es mit seinen Worten zu sagen. Genau genommen schienen diese Gespräche zu bewirken, dass sich Wendy noch mehr in ihr Schneckenhaus verkroch.

Winston deutete an, dass er seine Gefühle mittlerweile für sich behalten und sich durch viel Sport und soziale Aktivitäten ablenken würde. Ihm ist bewusst, dass seine Umtriebigkeit dazu dient, sowohl dem Gefühl der Leere in ihrer Verbindung aus dem Weg zu gehen als auch dem schmerzlichen Gefühl, dass Wendy nicht das Vertrauen aufbringt, sich ihm zu öffnen. Er ist auch davon überzeugt, dass es Wendy schmerzt, wenn er seine Gefühle mit ihr teilt, und dass sie seine Worte als Vorwurf empfindet. Er berichtet von seinem Bemühen, Wendy zu beschützen, und wie ermüdend es für ihn ist, Wendy aus ihrem Schneckenhaus zu locken. Winston stellt jedoch auch fest: Je aktiver er sich für andere Dinge engagiert, desto verlorener und nicht gesehen fühlt sich Wendy in der Beziehung. Je mehr wiederum Wendy sich verschließt und zurückzieht, desto vernachlässigter und von ihr getrennter fühlt sich Winston und füllt die Leere außerhalb der Beziehung.

Wenn das Muster *Selbstschutz im Rückzug-Rückzugs-Zyklus* etwas in Ihnen zum Klingen bringt, dann ist es vielleicht so, dass Sie und Ihr*e Partner*in Gesprächen über unangenehme Gefühle mit einer gewissen Angst und Vorsicht begegnen. Unsere Empfehlung: Nehmen Sie sich Zeit für die Aufgaben, die dieses Buch für Sie bereithält, und gönnen Sie es sich, in kleinen, überschaubaren Schritten vorzugehen, die Sie gemeinsam bewältigen können. Sie brauchen nichts zu überstürzen.

REFLEXION 4.1: Wie sieht unser Beziehungsmuster aus?

Arbeiten Sie für sich selbst heraus, welches Beziehungsmuster bei Ihnen und Ihrem / Ihrer Partner*in am ehesten in schwierigen Momenten zum Tragen kommt, und / oder tauschen Sie sich darüber aus. Es kann hilfreich sein, dabei von einer Situation aus der jüngsten Zeit auszugehen. Suchen Sie nach wiederkehrenden Mustern, auch wenn diese nicht auf jede Auseinandersetzung zutreffen. Lesen Sie sich die Listen mit den für Protest und Rückzug typischen Verhaltensweisen durch. Kreuzen Sie miteinander abwechselnd alle Verhaltensweisen an, die Sie aus Ihrem eigenen Beziehungstanz kennen. Rufen Sie sich ins Bewusstsein, wie Ihr*e Partner*in Ihr Verhalten in schwierigen Situationen oder Konflikten beschrieben hat. Widerstehen Sie der Versuchung, diese Beschreibung abzuwerten, sich von ihr reizen zu lassen oder sich zu rechtfertigen. Sie können auch versuchen, sich eine Meinungsverschiedenheit in Erinnerung zu rufen und aufzuschreiben, um Ihre jeweiligen Schritte des gemeinsamen Tanzes nachzuvollziehen.

Vervollständigen Sie diesen Satz: Ich fühle mich bedroht, wenn ____________________

____

Um mit dieser Bedrohung umzugehen, reagiere ich, indem ich ____________________

____

Tauschen Sie sich mit Ihrem / Ihrer Partner*in zu einem Zeitpunkt darüber aus, zu dem Sie sich nicht in einem aktuellen Konflikt befinden. Unter ↗ http://www.junfermann.de (Mediathek zum Titel) finden Sie Vorlagen für weitere Arbeitsblätter.

Es ist völlig in Ordnung, wenn Ihre Situation nicht exakt einem der drei zuvor beschriebenen Muster entspricht. Überlegen Sie, ob Ihr Tanz vielleicht noch weitere Schritte beinhaltet. Manche Rückzügler*innen führen beispielsweise einen „Präventivschlag" durch, bevor sie sich hinter ihrer Mauer verschanzen. Protestierende wiederum können ihrem Gegenüber auch die kalte Schulter zeigen, wenn er oder sie versucht, etwas richtigzustellen. Und wieder andere sind zermürbt von der Verfolger*innenposition, die sie über Jahre innehatten, und geben ihre Bemühungen erschöpft auf. Versuchen Sie einfach, die Schritte Ihres Tanzes so offen und ehrlich wie möglich nachzuvollziehen, bis Sie sich auf eine einigermaßen übereinstimmende Vorstellung Ihres Tanzes einigen können.

Achten Sie auch darauf, ob Ihr Interaktionskreislauf sich je nach Thema oder Kontext ändert. So kann es beispielsweise sein, dass die Verteilung, wer die Rolle des oder der Verfolgenden übernimmt, wechselt und im Bereich Sexualität eine andere ist als in Situationen, in denen es um Emotionen oder andere Bereiche geht, z. B. praktische Entscheidungen oder Haushaltsfragen. Bei heterosexuellen Cisgender-Paaren sehen wir meist die klassische Rollenverteilung, bei der Männer eher auf sexuelle Intimität und Frauen auf emotionale Nähe und Unterstützung in anderen Bereichen dringen. *Dem muss aber nicht immer so sein.* Wenn das auch auf Sie zutrifft, dann fühlt es sich vielleicht so an, als gäbe es einen vorherrschenden, dominanten und einen nachgeordneten Tanz. Für Ihre Arbeit mit diesem Buch empfehlen wir, zunächst die vorherrschende Variante ins Auge zu fassen. Fangen Sie hierzu bei Abbildung 4.2 an und tragen Sie die Verhaltensweisen und grundlegenden Gefühle ein, die Ihnen in Ihrem Beziehungstanz bewusst sind. Mit der zweiten Art von Kreislauf, der sich lediglich in speziellen Kontexten zeigt, aber natürlich ebenfalls von Bedeutung ist, beschäftigen wir uns in Kapitel 12 näher.

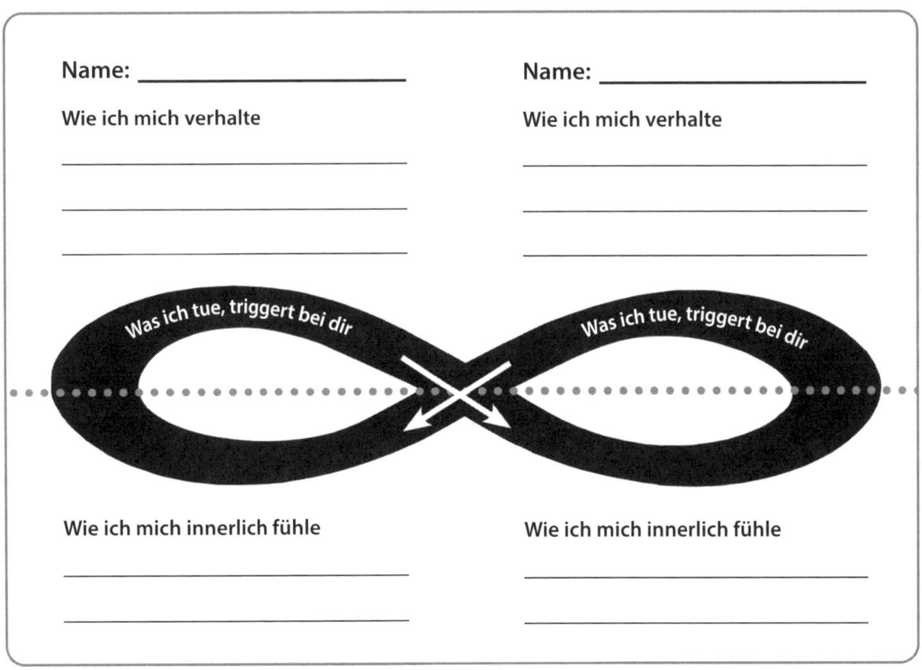

Abbildung 4.2: Unser Beziehungstanz: Verhalten und Gefühle
Endlosschleife nach Scott R. Woolley Ph. D ©; Beschriftung nach Lucy Pascal, M. S. W.

REFLEXION 4.2: Wie sich unser Teufelskreis selbst am Laufen hält

Vervollständigen Sie die folgenden Sätze gemeinsam. Sie sind abgestimmt auf die Übungen aus dem ersten Gespräch in *Halt mich fest*[52].

Beispiel: Je mehr ich dich durch *Kritik und Vorwürfe* bedränge (wie ich mich verhalte, wie ich mit der Situation umgehe), desto mehr weichst du mir aus, indem du dich *zurückziehst und schweigst* (wie du dich verhältst, wie du mit der Situation umgehst).

Name: ______________________________

Je mehr ich dich bedränge, indem ich ______________________________

desto mehr weichst du mir aus, indem du ______________________________.

Name: ______________________________

Je mehr ich dir ausweiche, indem ich ______________________________

desto mehr bedrängst du mich, indem du ______________________________.

Wenn ich (Name) ______________________________ das Gefühl habe, in unserer Beziehung den Boden unter den Füßen (Sicherheit, Verbundenheit) zu verlieren, reagiere ich, indem ich ______________________________

und dann reagierst du, indem du ______________________________.

Wenn ich (Name) ______________________________ das Gefühl habe, in unserer Beziehung den Boden unter den Füßen (Sicherheit, Verbundenheit) zu verlieren, reagiere ich, indem ich ______________________________

und dann reagierst du, indem du ______________________________.

Ganz gleich, welchem Muster Ihr Beziehungskreislauf entspricht, ist Ihnen vielleicht schon die Ironie aufgefallen, die in jedem Beziehungstanz steckt:

> Genau das Verhalten, mit dem eine*r von Ihnen reagiert, wenn er/sie sich verletzt, einsam, unfähig und/oder verunsichert fühlt, triggert die Angst des Gegenübers. Wie das Gegenüber diese Angst zu bewältigen versucht, berührt wiederum empfindliche Stellen im/in der anderen. Auf diese Weise hält sich Ihr Teufelskreis immer wieder am Laufen.

Sehen Sie, wie Ihre Verhaltensweisen sich ergänzen und einander immer wieder neue Nahrung geben? Wenn Sie das erkennen können, dann haben Sie gerade Ihren Beziehungstanz identifiziert und damit einen sehr wichtigen Schritt auf dem Weg zur Veränderung Ihrer Beziehung geschafft. Als spielerische Übung schlägt Sue Johnson vor, Ihrem Beziehungstanz einen Spitznamen zu geben. Miteinander einen Namen für diesen Tanz zu haben und eine Vorstellung davon, wie er aussieht, erleichtert den Einstieg in die gemeinsame Arbeit an Ihrem Ziel, das heißt: Ihren Teufelskreis in dem Moment zu erkennen, in dem er in Fahrt kommt. Hier als Beispiele ein paar Spitznamen, die unsere Klient*innen gewählt haben: „Der Elefant", „AM" (das alte Muster), „Zyklon der Gefühle", „Die Falle" und „Das Vakuum".

Der Spitzname für unseren Teufelskreis lautet:

____

Versuchen Sie zu Beginn Ihrer Reise durch Ihren Teufelskreis zunächst einfach nur, ihn zu erkennen. Als Wegweiser für diese Reise schauen Sie sich die Verhaltensweisen an, die Sie beide anhand der Liste oben zusammengestellt haben. Es ist gut möglich, dass Sie in diesem frühen Stadium noch nicht in der Lage sind, ein neues, positives Tanzmuster zu entwickeln, aber vielleicht gelingt es Ihnen in einem ersten Schritt, den Teufelskreis zumindest zu unterbrechen und auf Distanz zu ihm zu gehen, indem Sie ihn benennen („Jetzt sind wir gerade in die Falle geraten!") und Ihrem Wunsch Ausdruck verleihen, ihm aus dem Weg zu gehen („Lass uns da nicht hingehen!"). Manchen Paaren hilft ein wenig Humor oder spielerisches Herangehen, um den Konflikt zu entschärfen; bei anderen wirkt Humor eher als Brandbeschleuniger. Vielleicht können Sie sich ja gegenseitig fragen, was helfen könnte, die Situation zu entspannen. In dieser Frage steckt die Anerkennung, dass Protest und Rückzug keine geeigneten Strategien sind.

Wir sind uns dessen bewusst, dass die oben aufgelisteten Verhaltensweisen nicht unbedingt ein angenehmes Bild hervorrufen, aber vielleicht hilft es Ihnen ja, sich daran zu erinnern, dass jeder dieser Verhaltensweisen der Wunsch zugrunde liegt, in irgendeiner Form in Kontakt zu bleiben und für die eigene Sicherheit und die der Beziehung zu sorgen.

In Kontakt zu bleiben und für die eigene Sicherheit und die der Beziehung zu sorgen sind legitime und wichtige Ziele. Menschen, die vorrangig mit aktivem Protest reagieren, sind häufig getragen von der Sehnsucht, Zugang zum / zur Partner*in zu gewinnen und eine Reaktion zu erhalten. Menschen, die eher ausweichen oder sich zurückziehen, sind häufig angetrieben vom Wunsch, die Interaktion zu beenden, um Schlimmeres zu verhüten. Protest bzw. Rückzug einer Partnerin oder eines Partners kann auch zum Ziel haben, sich selbst vor Verletzung zu schützen bzw. sich weniger verletzbar zu fühlen. Ganz egal, welche Position Sie einnehmen – wenn Sie sich in Ihrer Beziehung bedroht fühlen, kann das Gefühl, sich nicht an die oder den anderen anlehnen zu können, die Welt zu einem einsamen und unsicheren Ort werden lassen. Zu erkennen, welche Wirkung Sie beide aufeinander haben, wie Ihre Verhaltensweisen ineinandergreifen und diesen Teufelskreis entstehen lassen, ist der erste Schritt zur Zusammenarbeit. Wenn Sie in der Lage sind, Ihren Beziehungstanz in dem Moment, in dem er entsteht, zu erkennen und das, was geschieht, zu benennen, besitzen Sie ein wichtiges Werkzeug dafür, ihn zu unterbrechen. Lassen Sie sich nicht davon entmutigen, wenn es Ihnen nicht jedes Mal gelingt, ihn zu stoppen. Richten Sie Ihre Aufmerksamkeit auf die Tatsache, dass Sie zumindest manchmal *in der Lage sein werden,* den Teufelskreis unter Kontrolle zu bringen, und gönnen Sie sich den Ausblick darauf, dass Sie vieles verändern können, wenn Sie zusammenstehen. Die folgenden Kapitel werden Ihnen helfen, die Emotionen zu verstehen, die Ihre Teufelskreise antreiben, und neue Wege zu finden, Ihre Gefühle und Bedürfnisse klar zum Ausdruck zu bringen.

5. Emotionen – Teil 1: Wie wir ihnen Sinn verleihen können

Sich verlieben, einander näher kennenlernen, eine Paarbeziehung pflegen, eine Familie gründen, im Alter füreinander da sein – all diese Stadien des Paar- und Familienlebens gehen einher mit mannigfaltigen, intensiven Emotionen.[53] Machen wir positive emotionale Erfahrungen wie zum Beispiel, dass wir glücklich sind, uns aufgehoben fühlen, uns für etwas begeistern oder interessieren, geht es uns normalerweise gut. Unangenehme emotionale Erfahrungen wie zum Beispiel Einsamkeit, Verletzung, Wut, Angst oder Eifersucht hingegen bewirken in der Regel, dass wir unter Stress geraten oder uns auf andere Art nicht gut fühlen. Was emotional positive und negative Erfahrungen eint, ist, dass sie bestimmte Reaktionen und Verhaltensweisen in uns auslösen, die sich wiederum auf unser Gegenüber übertragen. Welche Gefühle uns bewegen, wirkt sich direkt auf unser Verhalten aus. Die Gefühle wiederum, die unser Verhalten beim Gegenüber auslöst, beeinflussen dessen Verhalten. In gelingenden Beziehungen fügen sich diese Interaktionsabläufe zu fließenden, positiven Beziehungskreisläufen zusammen, in denen die Beteiligten einander zuhören, aufeinander eingehen und sich einander öffnen. In belasteten Beziehungen dagegen können diese Interaktionen sehr unangenehm werden und vorhersehbare Muster entstehen lassen, wie in Kapitel 4 zum Thema Negativkreisläufe erläutert.

Da emotionale Erfahrungen eine so große Rolle in jeder nahen Beziehung spielen, laden wir Sie ein, sich etwas mehr mit dem Thema zu befassen. Entdecken Sie mit uns das Meer der Emotionen, die sich in Ihrem negativen Kreislauf finden. So, wie Sie abhängig davon, ob Sie eher an der Oberfläche schnorcheln oder in die Tiefe tauchen, auf ganz unterschiedliche Meereswelten stoßen, verhält es sich auch mit den Emotionen: Solange Sie nur schnorcheln und knapp unter die Oberfläche schwieriger Situationen schauen, sehen Sie die Gefühle, die in Ihrem negativen Kreislauf am ehesten sichtbar sind, beispielsweise Frustration, Groll, Hilflosigkeit, Resignation usw. Wenn Sie hingegen in die Tiefe tauchen, werden Sie auf tiefere Gefühle wie Ängste, Verletzlichkeit und Unsicherheit stoßen. In Kapitel 5 werden wir uns zunächst damit beschäftigen, in der Welt der Emotionen zwischen Schnorcheln und Tauchen zu unterscheiden, und helfen Ihnen zu erkennen, was sich abspielt, wenn Sie und Ihr*e Partner*in in Ihren negativen Kreislauf geraten. In Kapitel 6 vertiefen wir das Thema, arbeiten die Unterschiede zwischen wichtigen Kernemotionen heraus und helfen Ihnen, noch tiefer zu tauchen, damit Sie miteinander die Ängste, Verletzlichkeiten und Verunsicherungen kennenlernen können, die in Ihrem negativen Tanz freigesetzt werden. Eine sichere Bindung aufzubauen beinhaltet, sich in die

Tiefe sowohl Ihrer eigenen Emotionen und Bedürfnisse als auch der Emotionen und Bedürfnisse des / der anderen zu begeben. Ihre jeweiligen emotionalen Bedürfnisse zu erforschen, sie miteinander zu teilen und aufeinander zuzugehen wird es Ihnen leichter machen, die Klippen in Ihrer Beziehung besser zu umschiffen. In Kapitel 8 lernen Sie, den tieferen Sinn bestimmter Emotionen zu verstehen, die besonders viel Potenzial haben, ein Beziehungsschiff ins Wanken zu bringen, wie zum Beispiel Verachtung, Scham, Schuldgefühle und Eifersucht. Worauf es ankommt, ist, was Sie aus Ihren Emotionen lernen und wie Sie mit ihnen umgehen. Zum Einstieg ins Thema beschäftigen wir uns zunächst genauer mit der Frage, inwiefern sie wichtige Informationen für uns bereithalten.

5.1 Wie Emotionen uns helfen zu überleben

Emotionen helfen uns zu überleben, indem sie uns *entscheidende Informationen über Veränderungen in unserer Umwelt liefern* und uns unendlich viel schneller als jeder bewusste Gedanke veranlassen zu handeln.[54] Stellen Sie sich beispielsweise einen Menschen in der Natur vor, der in dicht bewaldetem Gelände unterwegs ist und aus den Augenwinkeln ein schlangenartiges Objekt wahrnimmt. Ohne zu überlegen, wird er innehalten und dann reflexhaft zurückweichen. Noch bevor er sich fragen kann, ob es sich wirklich um eine Schlange handelt, bringen ihn seine Füße in Sicherheit vor der möglichen Gefahr, das heißt: Ein spontanes Gefühl der Angst lässt ihn reagieren und sich schützen, bevor er Zeit hat, sich zu fragen: „Ist das ist eine Schlange?" Erst danach werden weitere Prozesse in seinem Gehirn in Gang gesetzt. Er betrachtet das Objekt genauer und kommt zum Schluss, dass es zwar farblich und von den Umrissen her einer Schlange ähnelt, tatsächlich aber nur ein Stock oder ein Ast ist. Puh! Die emotionale Reaktion des Wanderers hat unverzüglich einen Prozess in Gang gesetzt, der seine Überlebenschancen vergrößert hat.

Darüber hinaus liefern Emotionen durch die charakteristische Mimik und den akustischen Ausdruck, die / der sie begleitet, *auch unseren Mitmenschen hilfreiche Informationen.* Untersuchungen zeigen, dass Menschen unterschiedlichster Kulturen in der Lage sind, emotionale Gesichtsausdrücke sowohl auf gestellten als auch natürlichen Fotografien zu erkennen;[55] ein Befund, der Darwins These von der Universalität des emotionalen Gesichtsausdrucks stützt.[56] In nahen Beziehungen tauschen wir unablässig – vorwiegend mimische – Signale aus, die Auskunft über unser emotionales Befinden geben und eine wichtige Rolle für unser Miteinander spielen.[57] Offen und einfühlsam die Emotionen unseres Gegenübers wahrzunehmen und auf sie zu reagieren trägt dazu bei, dass es sich gut aufgehoben fühlt und Konflikte vermieden werden können. Umgekehrt gilt: Wenn wir über die Bedürfnisse eines uns nahestehenden Menschen hinwegsehen, besteht das Risiko, dass dieser sich vernachlässigt fühlt.[58]

Emotionen stellen nicht nur wichtige Informationsquellen für uns und andere dar, sondern *veranlassen uns auch zu handeln.* Stellen Sie sich vor, Sie nehmen eine Veränderung in Ihrer Umwelt wahr, beispielsweise einen lauten Schmerzensschrei Ihres Partners / Ihrer Partnerin. Da unser Körper intuitiv reagiert, wenn er etwas registriert, das mit Gefahr verbunden sein könnte, ist es wahrscheinlich, dass der Schmerzensschrei eine ganze Reihe körperlicher Schreckreaktionen bei Ihnen auslöst (Ihr Herzschlag beschleunigt sich, Sie erblassen, die Pupillen weiten sich), gefolgt von einem Gedanken wie „Ist mein*e Partner*in gestürzt?", und Sie Sekundenbruchteile nach dem Einsetzen Ihrer Wahrnehmung, Ihrer Gefühle und erster Gedanken bereits reagieren, was in diesem Fall heißen könnte, dass Angst Sie dazu antreibt, ihm bzw. ihr zu Hilfe zu eilen.[59]

Nachstehend einige Beispiele grundlegender primärer Emotionen, auch **Kernemotionen** genannt, und dem Verhalten, das sie in uns auslösen:

- **Angst** veranlasst uns, uns selbst und andere zu schützen.
- **Überraschung** veranlasst uns, die Augen aufzureißen, um zu erfassen, was passiert ist.
- **Wut** veranlasst uns, einer mutmaßlichen Gefahr entgegenzutreten.
- **Traurigkeit** veranlasst uns, Trost zu suchen.
- **Scham** veranlasst uns dazu, uns zu verstecken und nicht gesehen werden zu wollen.
- **Freude** und Glücksgefühle, die wir in einer Beziehung erleben, veranlassen uns normalerweise, uns anderen mit positiver Energie (z. B. entspannt, spielerisch, gefühlvoll) zuzuwenden.

> Emotionen und Verhalten sind nicht das Gleiche. Wenn wir uns ärgern, bedeutet das nicht, dass wir zwangsläufig aggressiv reagieren müssen. Emotionen veranlassen uns zwar zu handeln, aber Lebenserfahrung und Klugheit und unsere Fähigkeit zur Regulation ermöglichen es uns, sozial angemessen zu handeln.

Wie wichtig Emotionen sind, fasst der Neurowissenschaftlers Jaak Panksepp wie folgt zusammen: „Emotionen sind die Überlebenswerkzeuge, die wir von unseren Vorfahren geerbt haben."[60] Ihm zufolge zwingen primäre Emotionen den Menschen und andere Lebewesen geradezu zum Überleben, indem sie uns veranlassen zu spielen, Dinge zu erkunden, uns fortzupflanzen, für andere zu sorgen, uns vor Gefahr zu schützen, zu trauern und uns mit anderen zu verbinden.

5.2 Geschlechtsspezifische Unterschiede im emotionalen Empfinden und Ausdrücken von Emotionen

Vielleicht hat auch Ihr*e Partner*in schon einmal frustriert vor sich hingemurmelt „Warum müssen Frauen immer so emotional werden!“ oder „Wieso können manche Männer einfach nicht über ihre Gefühle sprechen!“. In beiden Fällen kann es sehr schwerfallen, sich sicher miteinander verbunden zu fühlen. Möglicherweise kennen Sie auch die Befürchtung, dass Ihr Gegenüber zu wenig oder übermäßig emotional reagieren könnte, wenn Sie über ein wichtiges Anliegen sprechen oder eine Lösung für ein Beziehungsproblem finden möchten. Die Frage nach möglichen geschlechtsspezifischen Unterschieden im Hinblick darauf, wie Emotionen erlebt und ausgedrückt werden, beschäftigt nicht nur Wissenschaftler*innen und Praktiker*innen seit Langem, sondern fasziniert allgemein. Aus der Forschung mit Cisgender-Personen wissen wir, dass Cisgender-Frauen häufig der Ansicht sind, mehr Gefühle zu zeigen als Männer,[61, 62] und stärker auf ihre Fähigkeit setzen, Emotionen zum Ausdruck zu bringen.[63]

Natürlich gibt es entgegen aller Hinweise auf bestimmte geschlechtsspezifische Unterschiede, denen zufolge sich Frauen leichter damit tun, ihren Emotionen Ausdruck zu verleihen, sehr wohl auch Männer, denen das leichtfällt, und umgekehrt Frauen, die sich erkennbar schwer damit tun. Ungeachtet dessen ist davon auszugehen, dass Erfahrungen wie Verlust, Gefahr oder Übergriffe ebenso wie Liebe und Fürsorge letztlich bei allen Menschen unabhängig vom Geschlecht dieselben Kernemotionen auslösen. Die Unterschiede liegen eher in der Art und Weise, wie diese Kernemotionen *ausgedrückt* werden. Unserer Ansicht nach ist ein Großteil der beobachteten Unterschiede im Erleben und Ausdrücken von Emotionen eine direkte Folge der Sozialisation. Eltern, Erzieher*innen und die Gesellschaft als Ganzes erweisen Jungen und Männern einen Bärendienst, wenn sie dazu beitragen, dass Jungen darin bestärkt werden, verletzliche Gefühle abzuspalten und damit auch ihre Fähigkeit, Emotionen und ihrer Liebe in nahen Beziehungen Ausdruck zu verleihen. Im Gegenzug hierzu wurde und wird vielen Mädchen und Frauen vermittelt, dass sie sich für Gefühle wie Ärger, Offenheit und Selbstvertrauen schämen sollten.

Glücklicherweise sind viele Eltern und Erzieher*innen in der westlichen Hemisphäre inzwischen nicht mehr bereit, sich bei der Erziehung von Kindern diesen Geschlechterrollenklischees zu unterwerfen. Es wird eher akzeptiert, dass Jungen und erwachsene Männer zu ihren verletzlichen Emotionen stehen und Gefühle zeigen, während Mädchen und Frauen eher zugestanden wird, Durchsetzungsvermögen, Selbstvertrauen und bei Bedarf auch Verärgerung zu zeigen – eine Entwicklung, die sich mit großer Wahrscheinlichkeit positiv auf die seelische und soziale Gesundheit künftiger Generationen auswirken wird. Besonders in Paarbeziehungen wird die Fähigkeit von Menschen, unabhängig von ihrer (nicht-)geschlechtlichen Zuordnung, sich mit einer breiten Palette an Gefühlen auseinanderzusetzen, sie zu verstehen und in Worte zu fassen, in der Regel von den beteiligten Partner*innen geschätzt und gewürdigt. Und nun wenden wir uns unserem Anliegen zu, Sie darin zu unterstützen, den Sinn Ihrer eigenen Emotionen im Kontext Ihrer Beziehung zu verstehen.

5.3 Emotionen – das Herzstück Ihres Beziehungstanzes

Menschen, die in einer engen Beziehung miteinander leben, erleben Tag für Tag Emotionen und werden in ihrem Verhalten von ihnen geleitet. Alles, was eine Seite tut, kann im Gegenüber eine emotionale Reaktion auslösen (auch „triggern" genannt), was sich am Beispiel von William und Patricia, die wir bereits in Kapitel 4 kennengelernt haben, gut illustrieren lässt: Wenn William ein Stirnrunzeln auf Patricias Gesicht *wahrnimmt,* weckt das bei ihm in bestimmten Situationen ein unangenehmes *Gefühl,* dass etwas nicht stimmt, gefolgt von der *Überlegung*: „Oh je, was habe ich getan, womit habe ich sie verärgert?"; eine Überlegung, die ihn veranlasst, wortlos das Zimmer zu *verlassen.* Zu *sehen,* wie William sich zurückzieht, triggert bei Patricia die nächste emotionale Reaktionskette. Sie *fühlt* sich verletzt, ist frustriert und *denkt*: „Warum verschwindet er jedes Mal, wenn ich etwas Wichtiges mit ihm zu besprechen habe?"; ein Gedanke, der sich gegebenenfalls in lautem *Protest* äußert: „Schon wieder läufst du weg! Immer wenn es unangenehm wird, machst du dich aus dem Staub!" Der ärgerliche *Klang* ihrer Stimme triggert bei William erneut eine Reaktion, und so reihen sich wechselseitig Trigger, Emotionen, Gedanken und Handlungen wie die Glieder einer Kette endlos aneinander.

Überlegen Sie sich nun, welche emotionalen Erfahrungen Sie aus Ihrer Beziehung kennen. Welche Äußerungen Ihres Partners bzw. Ihrer Partner*in (Gesichtsausdruck, Tonfall, Verhaltensweisen) lösen in Ihnen eine emotionale Reaktion aus? Lassen Sie sich Zeit und stellen Sie sich diese Momente vor Ihrem inneren Auge vor. Gestatten Sie sich, in sich hineinzuspüren und sich in Erinnerung zu rufen, was körperlich in den entsprechenden Momenten in Ihnen vorgeht, oder versuchen Sie sich vorzustellen, wie Sie sich in einer der folgenden Situationen fühlen könnten:

REFLEXION 5.1: Emotionen aufspüren[64]

Wenn mein*e Partner*in …	… ist meine spontane Reaktion (je nach gefühlter Sicherheit oder Gefahr):	Eventuell darüber hinaus in mir auftauchende Empfindungen oder körperliche Reaktionen:	Für mich typische emotionale Reaktion:	Für mich typische Gedanken:	Für mich typisches Verhalten:
… früher als erwartet und mit ernstem Gesichtsausdruck von der Arbeit kommt	Oh je …	Meine Augen weiten sich, mein Mund öffnet sich. Meine ganze Aufmerksamkeit richtet sich auf sein / ihr unerwartetes Erscheinen.	Ich bin überrascht und will wissen, was los ist.	Was ist los? Bestimmt ist etwas passiert!	Ich unterbreche, womit ich beschäftigt bin, und gehe zu meinem / meiner Partner*in, um Genaueres zu erfahren.
… mich mit ernstem Blick oder stirnrunzelnd anschaut	Oh je …	Ich fühle einen Knoten im Bauch.	Ich werde unsicher, bin angespannt.	Was habe ich falsch gemacht? Womit habe ich dich verärgert?	Ich suche mir etwas, womit ich mich ablenken kann.
… nach Hause kommt und sagt: „Ich habe gute Nachrichten!“					
… mit Panik in der Stimme nach mir ruft					

Wenn mein*e Partner*in …	… ist meine spontane Reaktion (je nach gefühlter Sicherheit oder Gefahr):	Eventuell darüber hinaus in mir auftauchende Empfindungen oder körperliche Reaktionen:	Für mich typische emotionale Reaktion:	Für mich typische Gedanken:	Für mich typisches Verhalten:
… als Reaktion auf eine unsensible Bemerkung von mir zu weinen beginnt					
… wütend nach mir ruft					
… in scherzhaftem Ton nach mir ruft					
… jemanden kritisiert, der mir wichtig ist					
… weggeht, wenn ich etwas anspreche, was mir wichtig ist					

Vermutlich werden die genannten Beispiele Erinnerungen an ganz unterschiedliche Kernemotionen wie Freude, Überraschung, Interesse, Traurigkeit, Angst, Wut und Verletzung bei Ihnen wecken. Und auch die Intensität der Reaktionen, an die Sie sich erinnern bzw. die Sie sich zu den Beispielen vorstellen können, kann hierbei deutlich von Leser*in zu Leser*in variieren.

Wie wir auf etwas reagieren, unterliegt zahlreichen Faktoren, die sowohl in unserer Persönlichkeit begründet sind als auch in der Atmosphäre, die in unserer Beziehung herrscht. So triggert beispielsweise das Stirnrunzeln des Partners bzw. der Partner*in in einer liebe- und vertrauensvollen Beziehung eher Sorge um die andere Person und Fragen wie „Was ist los, Schatz?", während es in einer konfliktreichen Beziehung eine Alarmreaktion auslösen und Wachsamkeit im Sinne von „Was passiert gleich?" wecken kann. Hinzu kommt, dass in unsere emotionalen Reaktionen nicht nur bisherige Beziehungserfahrungen mit dem / der aktuellen Partner*in einfließen, sondern auch Erfahrungen aus früheren Beziehungen und unserem sozialen Umfeld (siehe auch Kap. 3).

5.4 Was geschieht, wenn wir unsere primären Emotionen ignorieren?

Auch wenn wir heute wissen, dass unsere primären Emotionen uns helfen zu überleben, lohnt es sich, der Frage nachzugehen, was geschieht, wenn wir sie ignorieren oder bagatellisieren. Denn je nach Situation können sie so stark werden, dass sie nicht mehr hilfreich sind. Dann kann Angst in Panik, Ärger in Wut oder Feindseligkeit und Traurigkeit in Depression umschlagen. Konstruktives Handeln ist unter diesen Bedingungen kaum noch möglich. Die Intensität der Emotionen bewirkt dann, dass sie uns *nicht mehr helfen* oder wir uns sogar von ihrer Intensität *überrollt* oder *überwältigt* fühlen.

Vermeintliche „Überreaktionen", die unter Umständen wie „aus heiterem Himmel" wirken und durch eine aktuelle Meinungsverschiedenheit getriggert werden, können verknüpft sein mit Erinnerungen an frühere Erfahrungen, seien es negative Erfahrungen in unserer aktuellen Beziehung – beispielsweise Gefühle, die sich durch nicht aufgelöste Meinungsverschiedenheiten und immer neue negative Interaktionen aufgestaut haben – oder auch weiter zurückliegende, unter Umständen traumatische Ereignisse und / oder Verlassenheitserfahrungen. Ein Mann, der auf Konflikte mit seiner Frau regelmäßig mit Depression reagierte, erkannte beispielsweise, dass er sich in seiner großen Herkunftsfamilie nie wahrgenommen gefühlt hatte. Er hatte gelernt, dass es sinnlos war, mit anderen über seine Bedürfnisse und Kränkungen zu sprechen. Deshalb behielt er sie für sich, fühlte sich dabei aber hilflos, was wiederum Hoffnungslosigkeit und Depressionen in ihm auslöste. Wann immer seine Frau offensiv ihre Meinung vertrat, fühlte er sich von ihrer Stärke (erneut) überrollt und reagierte mit seinem alten Rückzugsmuster, was bedeutete, dass er sich verschloss und sich der vertrauten Abwärtsspirale der Hoffnungslosigkeit überließ. Das Verhaltensmuster, das sich dieser Mann in zurückliegenden Zeiten als durchaus angemessene Reaktion auf frühere Beziehungserfahrungen angeeignet hatte, stand ihm nun im Weg und verstärkte sein Gefühl von Machtlosigkeit immer weiter. Das Paar stellte sich der Aufgabe, seine Lebenserfahrungen näher zu erkunden und zu verstehen, und fand darüber neue, konstruktive Wege des Miteinanders.[65]

Wenn wir unseren primären Emotionen nicht genügend Beachtung schenken, kann es vorkommen, dass sie nicht nur an Stärke zunehmen, sondern auch ihre Qualität verändern und zu Emotionen werden, die die ursprünglichen primären Emotionen überschatten und verdecken – beispielsweise Wut oder kalte Distanz, die an die Stelle verletzter Gefühle treten oder, im gegenteiligen Fall, vorsichtig beschwichtigendes oder passives Auftreten, hinter dem sich die Angst verbirgt, bei zu selbstbewusstem Auftreten möglicherweise Ablehnung zu erfahren. Und auch wenn eigene Gefühle wie Schmerz und Unsicherheit umschlagen in Schadenfreude oder ausgeprägten Neid auf den Erfolg anderer, ist das nicht gerade hilfreich.[66] Wir werden an späterer Stelle noch einmal zurückkommen auf diese Art *reaktiver Emotionen,* die dazu dienen, uns vor der Verwundbarkeit zu schützen, die mit tiefsitzenden Verletzungen, Ängsten und Verunsicherungen verbunden sein kann. Im Rest dieses Kapitels befassen wir uns jedoch erst einmal allgemein mit dem Thema *reaktive Emotionen,* da diese den meisten Menschen vertrauter sind als ihre primären Emotionen. In Kapitel 6 kehren wir dann zum Thema primäre Emotionen zurück, um Ihnen zu helfen, diesen Teil Ihrer Emotionen in Ihrem negativen Tanz besser zu erkennen.

Uns ist bewusst, dass es für manche von Ihnen nicht einfach sein wird, die Fragen zu Ihren Emotionen in diesem und dem folgenden Kapitel zu beantworten. Vielleicht haben Sie aufgrund Ihrer Lebenserfahrungen die Einstellung entwickelt, dass Gefühle unerwünscht sind, nicht beachtet werden sollten und dass man ihnen weder trauen noch sie zeigen sollte. In dem Fall, dass frühere Beziehungserfahrungen in Ihrem sozialen Umfeld, Ihrer Familie oder in Paarbeziehungen sich auf emotionaler Ebene schwierig gestaltet oder Sie vielleicht auch nur nicht ermutigt haben, sich zu öffnen, haben Sie daraus möglicherweise die Lehre gezogen, Gefühle kleinzuhalten oder abzuspalten – Reaktionen, die zum betreffenden Zeitpunkt möglicherweise geholfen haben, bestimmte Erfahrungen zu bewältigen. In besonders problematischen Situationen kann es sich als entscheidend, gar lebensrettend erweisen, Gefühle abzuspalten. Vielleicht haben Sie in früheren Beziehungserfahrungen auch gelernt, dass Sie nur gehört wurden, wenn Sie laut wurden, hartnäckig waren oder im Zweifelsfall in Konfrontation gegangen sind. Heute, in Ihrer aktuellen Beziehung, ist es allerdings möglicherweise nicht mehr hilfreich, Emotionen zu unterdrücken und sich zurückzuziehen bzw. sie hochkochen zu lassen und lautstark zum Ausdruck zu bringen, da Verhaltensmuster dieser Art es dem Menschen, den Sie lieben, unter Umständen schwer machen, sich Ihnen nahe zu fühlen. Wenn Ihnen das, was Sie jetzt gelesen haben, bekannt vorkommt, laden wir Sie ein, etwas Neues auszuprobieren und sich die nächsten Reflexionsübungen anzuschauen. Lassen Sie sich auch für diese Übungen Zeit, teilen Sie sie bei Bedarf in mehrere Häppchen ein und seien Sie neugierig auf das, was Sie bei sich und Ihrem Gegenüber alles entdecken können.

REFLEXION 5.2: Meine Emotionen

Welche Botschaften haben mir mein kulturelles und soziales Umfeld im Hinblick auf die Wahrnehmung und den Ausdruck von Gefühlen vermittelt? Gab es widersprüchliche Botschaften (z. B. Widersprüche zwischen den Botschaften meiner Herkunftsfamilie und der Kultur, in der ich aufgewachsen bin, oder zwischen zusammenlebenden Eltern und Großeltern)?

Gab es erlaubte und unerlaubte Emotionen?

Wie hat meine Herkunftsfamilie reagiert, wenn ich Gefühle gezeigt habe?

Welche Botschaften in Bezug auf meine Emotionen habe ich in früheren Liebesbeziehungen erhalten?

Wie haben frühere Beziehungspartner*innen, die mir wichtig waren, auf meine Emotionen reagiert?

___

___

___

REFLEXION 5.3: Zu viel des Guten – wenn negative Emotionen nicht mehr hilfreich sind

Sind meine Emotionen manchmal so stark, dass ich sie kaum noch steuern kann, oder fühle ich mich manchmal so abgeschnitten von meinen Emotionen, dass ich Mühe habe, sie zu erkennen? Wenn ja, dann sieht das bei mir typischerweise folgendermaßen aus:

___

___

___

Wie versuche ich, damit umzugehen?

___

___

___

Gab es Situationen, in denen ich emotional auf eine Art und Weise reagiert habe, dass es mir heute unangenehm ist (z. B. Neid auf den Erfolg eines geliebten Menschen; Schadenfreude, wenn jemand verletzt oder gedemütigt wurde)? Erinnere ich mich, wenn ich jetzt mit Abstand über diese Situationen nachdenke, an Gefühle der Verunsicherung, die mein damaliges Verhalten erklären?

___

___

___

5.5 Reaktive Emotionen

Empfinden Sie in Auseinandersetzungen oder spannungsreichen Gesprächen manchmal …

- *Frustration* oder Wut (reaktive Emotion), nachdem Sie vorher Trauer (Kernemotion) verspürt haben?
- *Unsicherheit* (reaktive Emotion) infolge von Angst (Kernemotion), möglicherweise zurückgewiesen oder als „ungeeignet" angesehen zu werden?
- *Hilflosigkeit* (reaktive Emotion), wenn Sie nicht wissen, wie Sie einem anderen Menschen deutlich machen sollen, dass Sie sich ärgern (Kernemotion), weil Ihre Grenzen überschritten wurden?

Manchmal sind Gefühle, die wir empfinden, *Reaktionen* auf tiefer liegende primäre Emotionen oder Erfahrungen. Die oben beispielhaft genannten Emotionen (Frustration, Unsicherheit, Hilflosigkeit) werden als reaktive bzw. sekundäre Emotionen bezeichnet, da es sich um Reaktionen auf tiefere Emotionen handelt. Dies kann beispielsweise dann der Fall sein, wenn eine zuerst ausgelöste Kernemotion sich so heftig und bedrohlich anfühlt, dass daraus eine reaktive Emotion erwächst, die dazu dient, uns vor zu großer Verletzbarkeit oder Bloßstellung zu schützen. Normalerweise bemerken wir in Auseinandersetzungen und spannungsreichen Gesprächen sehr schnell unsere reaktiven Emotionen und können sie bereits beim „Schnorcheln an der Oberfläche" ausmachen. Es ist durchaus möglich, dass sie Ihnen Schutz bieten, indem sie Ihnen helfen, darunterliegende unangenehme Emotionen wie Schmerz, Traurigkeit, Angst oder Verunsicherung zu vermeiden. Manchmal kann es ganz schön verzwickt sein, primäre und reaktive Kernemotionen voneinander zu unterscheiden. Aber wenn Sie gut in sich hineinhorchen, *mindestens einen* Gang zurückschalten und bewusst darauf achten, welche Emotion als Erstes auftaucht und welche ihr folgt, können Sie es schaffen. Es kann auch hilfreich sein, sich bewusst zu machen, dass Kernemotionen im Allgemeinen weichere, verletzlichere Emotionen sind und Ihr Gegenüber eher dazu einladen, auf Sie zuzugehen, als reaktive Emotionen. Das gilt sogar für Wut, die, wenn sie sich reaktiv oder in Form von Abwehr äußert, abschreckend wirken kann, als Kernemotion hingegen als geerdet und bestimmt wahrgenommen werden kann. Die folgende Tabelle 5.1 stellt reaktive und Kernemotionen einander gegenüber und veranschaulicht die Unterschiede.

Reaktive Emotionen	Kernemotionen
sind eine Reaktion auf: 1. verletzliche oder unangenehme primäre Gefühle oder 2. reaktive Emotionen Ihres Partners / Ihrer Partner*in	werden tief im Inneren empfunden werden gewöhnlich an zentralen Punkten des Körpers, z. B. im Herz- oder Bauchraum, wahrgenommen
sind wie eine Art Standardreaktion, ein Schutzschild, laufen wie ein Aktionsmodus immer gleich ab, ähnlich einer Schallplatte, die einen Sprung hat	fühlen sich „roh“, frisch, verletzlich, zart, weich, oft ganz ungewohnt an
Beispiele: „Wenn ich mich verletzt fühle, werde ich wütend und beschuldige andere.“	Beispiele: „Ich werde verrückt vor Angst bei der Vorstellung, dass du mich verlassen könntest.“
„Ich schlage hilflos die Hände über dem Kopf zusammen, weil es nichts bringt, mit dir darüber sprechen zu wollen.“	„Es macht mich sehr traurig, dass ich deine Erwartungen nicht erfüllt und dich enttäuscht habe.“
schwimmen in Ihrem Teufelskreis herum und erzeugen Wellen	lassen sich entdecken, wenn Sie einen Gang zurückschalten und sich in sich und Ihren / Ihre Partner*in einfühlen
sind durch „Schnorcheln“ erkennbar; zeigen sich an der Oberfläche Ihrer Auseinandersetzungen und spannungsreichen Gespräche	Ziehen Sie Ihre Taucherausrüstung an und begeben sich in die Tiefe. Fragen Sie sich: Was *konkret* setzt mir so sehr zu? Seien Sie neugierig und fragen Sie sich, worum es *konkret* geht.
triggern eher *noch mehr* reaktive Emotionen wie Wut, Frustration, Hilflosigkeit, Gereiztheit und Rückzug heizen Ihren negativen Tanz weiter an und bringen ihn auf die nächsthöhere Ebene	laden dazu ein, zugewandt zu reagieren: liebevoll, fürsorglich mitfühlend, empathisch, tröstend und beschützend lassen die Abwehr bröckeln, entspannen Ihren gemeinsamen Tanz und lassen ihn geschmeidiger werden

Tabelle 5.1: Reaktive Emotionen und Kernemotionen voneinander unterscheiden

Wir möchten an dieser Stelle noch einmal auf den Einfluss hinweisen, den das Umfeld und die Kultur, in denen wir aufgewachsen sind, darauf haben, wie wir auf das Auftreten von Kernemotionen reagieren. Männer reagieren zum Beispiel eher mit Wut und Abwehr (reaktive Emotion), wenn sie Angst (Kernemotion) verspüren, während Frauen eher in Tränen ausbrechen (reaktive Emotion), wenn Wut (Kernemotion) in ihnen aufsteigt.[67] Hierzu ein Beispiel: Ein Ehemann berichtete uns von mehreren schweren, zum Teil tödlich verlaufenen Verkehrsunfällen, die sich über mehrere Jahre hinweg in seiner Familie ereignet hatten. Kam seine Frau nicht pünktlich von der Arbeit nach Hause, ließen diese Erfahrungen rasch Ängste in ihm aufsteigen. Im Gespräch erzählte er reumütig, dass er seine Frau eines Abends sogar wütend angeschrien habe, als sie verspätet, aber unversehrt nach Hause kam. Sie registrierte an diesem Abend zwar seine Wut, wusste aber nichts von den dahinterliegenden Ängsten, sodass seine Reaktion für sie wie aus heiterem Himmel kam und sie verletzte.

Zu einem späteren Zeitpunkt war das Paar in der Lage, über das Ereignis zu sprechen. Der Ehemann entschuldigte sich für seinen Wutausbruch und offenbarte seiner Frau auch seine Angst, sie durch einen Unfall zu verlieren. Dieses Wissen half seiner Frau, das Geschehen in einem neuen Licht zu sehen. Anstelle von Verletzung empfand sie nun eher Sorge um ihren Mann. Sie vereinbarten, dass sie künftig verstärkt darauf achten würde, ihn rechtzeitig über absehbare Verspätungen zu informieren. So gelang es diesem Paar, von oberflächlichen wütenden und unfruchtbaren Reaktionen weg und zu einem Austausch über tiefer liegende, verletzliche Emotionen zu kommen; ein Prozess, der ihnen half, einander besser zu verstehen und sich gegenseitig wirksamer zu unterstützen.

Das Beispiel zeigt, wie reaktive Emotionen, die uns vermeintlich vor verletzlicheren, tieferen Emotionen schützen, sich in Beziehungen als wenig hilfreich erweisen und sogar zu destruktivem, nicht mehr zielführendem Verhalten führen können. Mit anderen Worten:

> Wenn ich mich schütze, indem ich meine verletzlichen Gefühle nicht zeige, mache ich es dir gleichzeitig unmöglich, mich so zu sehen, wie ich bin, und auf mich einzugehen.

Bei vielen Paaren, die Beratung suchen, beklagt eine Seite sich darüber, dass der/die Partner*in sie ständig kritisiert oder wütend wird. Wenn dann die tiefer liegenden Erfahrungen der betreffenden Person offengelegt werden, kommen unter der Oberfläche häufig Trauer und Einsamkeit zum Vorschein. Sich in einer Beziehung einsam zu fühlen kann sehr schmerzhaft sein, und wenn dieser Schmerz umschlägt in Verzweiflung, die wiederum wütenden Protest triggert („Du verbringst keinen einzigen Sonntag mehr mit mir. Wir gehen überhaupt nicht mehr gemeinsam aus wie früher!"), lässt das die scheinbar distanzierte Seite leider nur noch weiter zurückweichen. Andersherum berichten Partner*innen, die zu Rückzug neigen, dass sie aus Angst davor, ihr Gegenüber zu enttäuschen und als Versager*in dazustehen, Probleme dadurch „lösen", dass sie beschwichtigen und letztlich den Rückzug antreten. Ungünstigerweise verstärkt sich dadurch häufig das Gefühl von Entfremdung aufseiten des Gegenübers, was zu noch mehr Vorwürfen führen kann. So befeuert der Kreislauf sich selbst und wird erst unterbrochen, wenn die Beteiligten beginnen, sich über die Traurigkeit und Angst auszutauschen, die ihrem negativen Tanz zugrunde liegen, und damit neue Möglichkeiten des Erlebens und Aufeinander-Eingehens eröffnen.

> Partner*innen fällt es im Allgemeinen leichter, mit primären Emotionen des/der anderen umzugehen (z. B. Traurigkeit, Angst), weil diese die Verletzlichkeit des/der anderen zeigen. Reaktive Emotionen hingegen (z. B. schnell aufkommende Frustration, Hilflosigkeit und ängstlicher Rückzug) wirken bedrohlicher und befeuern in der Regel den negativen Kreislauf.

Im Folgenden finden Sie eine Auflistung sekundärer, reaktiver Emotionen, die häufig als direkte Folge von Kernemotionen auftreten. Kreuzen Sie die reaktiven Emotionen an, die typisch sind für die Interaktionen in Ihrer Partnerschaft. Machen Sie sich bewusst, dass gerade diese Emotionen sich bei negativen Interaktionen gerne in den Vordergrund drängen. Mit ihrer Hilfe können wir uns in Windeseile hinter unseren rauen, uns verletzlich machenden Kernemotionen verstecken, die wir manchmal noch nicht einmal wahrnehmen. Viele Menschen empfinden reaktive Emotionen als eine Art „Standardreaktion" oder persönlichen „Aktionsmodus", da es diejenigen Emotionen sind, die wir nach außen *zeigen,* wenn wir uns mit „erhobenem Schutzschild" begegnen. Vielleicht kommen Ihnen einige der im Folgenden aufgelisteten reaktiven Emotionen ja vertraut vor? Versuchen Sie, sich ein oder zwei Ereignisse in jüngerer Zeit in Erinnerung zu rufen, in denen Sie und Ihr/Ihre Partner*in in Ihrem Teufelskreis gefangen waren. Kreuzen Sie die Emotionen an, die in Ihren Interaktionen am häufigsten zum Vorschein kommen.

Häufige reaktive Emotionen

Name:	Name:
______________________	______________________
Frustration	Frustration
Reaktive Wut / Abwehr	Reaktive Wut / Abwehr
Ängstlichkeit	Ängstlichkeit
Niedergeschlagenheit	Niedergeschlagenheit
Scham	Scham
Verzweiflung	Verzweiflung
Hilflosigkeit	Hilflosigkeit
Hoffnungslosigkeit	Hoffnungslosigkeit
Überwältigt sein	Überwältigt sein
Gelähmt sein*	Gelähmt sein*
Distanziertheit*	Distanziertheit*
______________________	______________________
______________________	______________________

* *Auch ein augenscheinlicher* Mangel *an Emotionen ist eine Schutzreaktion infolge belastender primärer Emotionen. Ein Arbeitsblatt zum besseren Verständnis Ihres negativen Kreislaufs und eine erweiterte Checkliste (englischsprachig) finden Sie auf Douglas Tilleys Website: ‚When We Are Not Getting Along: My Feelings, Thoughts and Behaviours Checklist'.*[68] (↗ http://douglastilley.com/Forms/Your%20Relationship%20Thoughts%20Feelings%20and%20Behaviors.pdf)

In nahen Beziehungen ist es besonders hilfreich, auf unser emotionales Erleben und sich verändernde Gefühle zu achten. Die Fähigkeit, unsere tiefen, primären Gefühle zu akzeptieren und nachzuvollziehen (mehr dazu im folgenden Kapitel) und ein tieferes Verständnis für unsere Reaktionen auf diese primären Gefühle zu entwickeln, erleichtert uns das Miteinander mit Partner*innen, in der Familie und im Freundeskreis. Das EFT-Konzept hilft, Emotionen, Intellekt und den freien Willen ganzheitlich zusammenzuführen, anstatt uns unseren Emotionen auszuliefern und uns ihnen unterzuordnen. Um mit den Worten von Les Greenberg und Sandra Paivio zu sprechen: „Es ist wichtig, dass wir Kopf und Herz miteinander in Einklang bringen und uns weder von unseren Emotionen beherrschen lassen noch sie verdrängen."[69]

REFLEXION 5.4: Was fühle und zeige ich in unserem negativen Tanz?

Bevor wir uns näher mit einigen der in Ihrem Beziehungskreislauf häufiger vorkommenden Kernemotionen befassen, bitten wir Sie, sich ein wenig Zeit zu nehmen und zu überlegen, welche reaktiven Emotionen vorrangig auftauchen, wenn Sie und Ihr/Ihre Partner*in in Ihren Teufelskreis geraten. Handelt es sich möglicherweise um Reaktionen auf tiefer liegende Kernemotionen? Kann es zum Beispiel sein, dass Sie manchmal wütend und frustriert reagieren, weil Sie sich nicht verstanden fühlen, sich ängstlich zurückziehen aus Sorge, Ihren/Ihre Partner*in zu enttäuschen, oder Ihre Gefühle abschalten, um gerechtfertigten Ärger nicht zeigen zu müssen?

Welche reaktiven Emotionen im Rahmen Ihres negativen Kreislaufs würden Sie als typisch für sich bezeichnen?

____

____

____

Was geschieht in der Interaktion mit Ihrem/Ihrer Partner*in, wenn Sie die genannte(n) reaktive(n) Emotion(en) zeigen? Gibt es bestimmte Dinge, die Sie triggern – zum Beispiel bestimmte Worte, Handlungen, ein bestimmter Gesichtsausdruck oder Tonfall? *Zur Erinnerung: Es lohnt sich, diese Trigger zu identifizieren, da sie Ihnen wertvolle Information darüber geben, wie Sie Ihre Interaktionen erleben. Es geht nicht darum, einander Vorwürfe zu machen.*

Hier ein paar klassische Beispiele. Kreuzen Sie an, was auf Sie zutrifft, und/oder fügen Sie eigene Beispiele hinzu:

- ☐ Wenn ich registriere, dass deine Stimme lauter und eindringlicher wird, reagiere ich verärgert und mit Abwehr.
- ☐ Wenn ich spüre, dass ein Konflikt im Anzug ist, verschließe ich mich/fühle ich mich wie gelähmt.
- ☐ Wenn ich nicht weiß, wie ich auf dich reagieren soll, fühle ich mich hilflos und bin überfordert.
- ☐ Wenn du deine Mauer hochziehst und ich dich nicht erreiche, bin ich enttäuscht.
- ☐ Wenn ich registriere, dass du dichtmachst oder einfach das Zimmer verlässt, zeige ich, dass ich wütend bin.

____

____

____

Was denken oder sagen Sie sich, wenn Sie die reaktiven Emotionen Ihres Gegenübers wahrnehmen (z. B. „Ich bin dir völlig egal" oder „Es macht keinen Sinn, etwas zu sagen; du hörst mir sowieso nicht zu!")?

____

____

____

Was bewirkt es bei Ihrem / Ihrer Partner*in, wenn Sie reaktive Emotionen (bzw. keine Emotionen) zeigen?

____

____

____

Inwiefern könnte das den Teufelskreis zwischen Ihnen beiden befeuern?

____

____

____

Vervollständigen Sie beide den folgenden Satz:

Wenn ich reaktiv reagiere, indem ich ______________________________

reagierst du reaktiv, indem du ______________________________

Wenn ich reaktiv reagiere, indem ich ______________________________

reagierst du reaktiv, indem du ______________________________

Anhand dieser Überlegungen können wir nun Patricias und Williams Kreislauf um eine weitere Ebene erweitern: die Gedanken und reaktiven Emotionen, die ihren Reaktionsweisen im negativen Kreislauf zugrunde liegen (vgl. Abb. 5.1).

Übertragen Sie das Beispiel auf Ihren eigenen Kreislauf, vervollständigen Sie ihn gemeinsam und beantworten Sie die Sätze in Abbildung 5.2. Diese Übung entspricht dem 2. Gespräch in *Halt mich fest*[70].

Patricia

Wie ich mich verhalte
Ich gehe auf ihn zu, versuche ihn zu überzeugen, stelle Forderungen, bohre nach, mache ihm Vorwürfe

Was ich im Stillen denke
Über mich: „Warum gelingt es mir nicht, ihn zu erreichen?"
Über dich: „Immer entzieht er sich mir!"

Emotional reagiere ich mit
reaktiver Wut, Frustration, Verzweiflung, Angst

William

Wie ich mich verhalte
Ich argumentiere logisch und praktisch, rechtfertige mich, kapituliere, gehe auf Distanz, bagatellisiere

Was ich im Stillen denke
Über mich: „Oh je, was habe ich wieder falsch gemacht?"
Über dich: „Immer muss sie ihren Kopf durchsetzen!"

Emotional reagiere ich mit
abwehrender Wut, Angst, Überwältigtsein, Niedergeschlagenheit, Entfremdung

Patricia – Wie ich mich innerlich fühle*
Unruhig

William – Wie ich mich innerlich fühle*
Verunsichert

* *Näheres hierzu in Kapitel 6*

Abbildung 5.1: Patricias und Williams Beziehungstanz: Verhalten, Gedanken und reaktive Emotionen
Endlosschleife nach Scott R. Woolley, Ph. D. ©; Beschriftung nach Lucy Pascal, M. S. W.

Name: ____________________

Wie ich mich verhalte

____

____

____

Was ich im Stillen denke

Über mich:

____

____

Über dich:

____

____

Emotional reagiere ich mit

____

____

Name: ____________________

Wie ich mich verhalte

____

____

____

Was ich im Stillen denke

Über mich:

____

____

Über dich:

____

____

Emotional reagiere ich mit

____

____

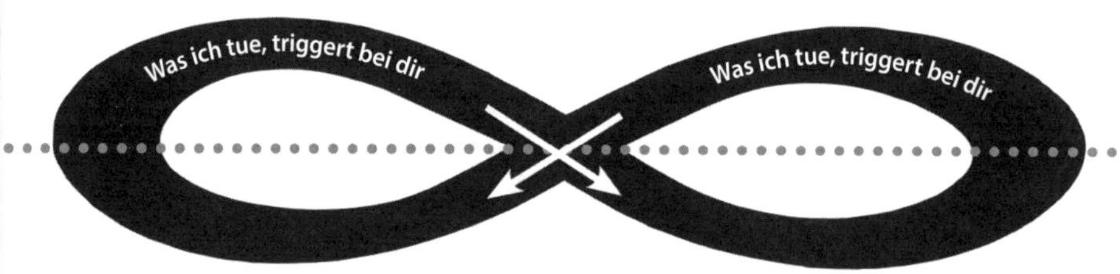

Wie ich mich innerlich fühle

____

____

Wie ich mich innerlich fühle

____

____

Abbildung 5.2: Unser Beziehungstanz: Verhalten, Gedanken und reaktive Emotionen
Endlosschleife nach Scott R. Woolley, Ph. D. ©; Beschriftung nach Lucy Pascal, M. S. W

Machen Sie sich keine Sorgen, falls Sie Ihre Kernemotionen im Moment noch nicht benennen können. Im nächsten Kapitel werden wir uns noch näher mit dem Thema Kernemotionen beschäftigen.

Nachstehend zwei Beispiele zur Unterscheidung primärer Emotionen (Kernemotionen) von sekundären (reaktiven) Emotionen. Versuchen Sie, den jeweils anschließenden Übungstext selbst zu vervollständigen.

Erstes Beispiel: Wenn ich mich innerlich einsam *(Kernemotion)* fühle, reagiere ich emotional in der Regel mit Frustration meinem / meiner Partner*in gegenüber *(reaktive Emotion)*, weil ich dann denke, dass er / sie mir nie genug Zeit widmet und mich nie ausreichend unterstützt *(Gedanke)*. Wenn ich frustriert bin, fange ich an, sie / ihn zu kritisieren *(Verhalten)*, und wenn ich anfange, sie / ihn zu kritisieren *(Verhalten)*, reagiert mein*e Partner*in darauf mit Abwehr *(reaktives negatives Verhalten)*. Ob sie / er vielleicht verletzt ist oder sich missverstanden / ausgeschlossen fühlt?

Name: ______________________________

Wenn ich mich innerlich ______________________ (Kernemotion) fühle,

reagiere ich emotional in der Regel damit, dass ich ____________________

(reaktive Emotionen, Gedanken).

Dann fange ich an __________________________ (reaktives Verhalten).

Darauf wiederum reagierst du, indem du __________________________

(reaktives Verhalten). Vielleicht fühlst du dich dabei ________________.

Ein weiteres Beispiel: Wenn ich befürchte, meine/n Partner*in zu enttäuschen *(Kernemotion)*, sage ich mir normalerweise: „Ich werde es ihm / ihr nie recht machen" *(Gedanke)* und reagiere gereizt *(reaktive Emotion)*, gehe auf Distanz und argumentiere logisch *(reaktives Verhalten)*. Mein/e Partner*in reagiert darauf, indem er / sie lauter spricht und spitze Bemerkungen macht *(reaktives negatives Verhalten)*.

Name: ______________________________

Wenn ich mich innerlich ______________________ (Kernemotion) fühle,

reagiere ich emotional in der Regel damit, dass ich ____________________

(reaktive Emotionen, Gedanken).

Dann fange ich an __________________________ (reaktives Verhalten).

Darauf wiederum reagierst du, indem du __________________________

(reaktives Verhalten). Vielleicht fühlst du dich dabei ________________.

5.6 Nehmen Sie sich Zeit für gemeinsame Gespräche

Tauschen Sie sich, wenn Sie Ihre Überlegungen zu Abbildung 5.2 abgeschlossen haben, mit Ihrem / Ihrer Partner*in über Ihre Gedanken aus und vermitteln Sie Ihrem Gegenüber, dass Sie sich für seine / ihre Gedanken interessieren. Geben Sie einander Raum, von sich zu erzählen, und helfen Sie einander bei Bedarf. Sich mit den eigenen Reaktionen auseinanderzusetzen, den eigenen Anteil am negativen Kreislauf einzugestehen und Verantwortung dafür zu übernehmen erfordert Kraft und Mut. Konzentrieren Sie sich auf die obigen Überlegungen und vermeiden Sie es, vom Thema abzuschweifen und über die Beziehung oder Ihren / Ihre Partner*in zu klagen. Achten Sie darauf, die Voraussetzungen dafür zu schaffen, dass Sie beide ohne Zeitdruck über Ihre Überlegungen sprechen und sich sicher dabei fühlen können. Machen Sie sich bewusst, dass die Übungen in Kapitel 5–7 nicht dazu gedacht sind, all Ihre Beziehungsprobleme in ein oder zwei Gesprächen zu lösen. Haben Sie Geduld, bleiben Sie am Ball und bleiben Sie im Gespräch. In den folgenden Kapiteln finden Sie weitere Anregungen.

Rufen Sie sich immer wieder das Einmaleins der Gespräche der LIEBE in Erinnerung:

- *Lauschen* – mit
- *Interesse und Offenheit* – dabei
- *Einander wertschätzend* zuhören – mit der
- *Bereitschaft*, Gefühle zu teilen – in
- *Einfachen* Worten sprechen

Fragen Sie sich selbst beim Zuhören: „Kann ich etwas tun, um es meinem Gegenüber leichter zu machen, seine Emotionen mit mir zu teilen?" Je nach Situation können Sie diese Frage ihm / ihr auch direkt stellen. Hören Sie gut zu. Es ist in Ordnung, wenn es Ihnen schwerfällt, das emotionale Erleben Ihres Partners bzw. Ihrer Partnerin nachzuvollziehen. Versuchen Sie trotzdem, zuzuhören und zu erfassen, worum es geht. Seien Sie offen für neue Informationen, auch wenn diese unangenehme Gefühle in Ihnen triggern sollten. Vielleicht müssen Sie manchmal etwas sagen wie: „Ich bin mir nicht sicher, ob ich wirklich schon verstehe, was du meinst, aber ich würde es gerne begreifen. Kannst du vielleicht noch etwas mehr dazu sagen?" Es ist auch durchaus möglich, dass Sie über manche Dinge mehr als einmal sprechen müssen, besonders wenn Sie merken, dass das Gespräch eine*n von Ihnen oder Sie beide erschöpft. Dann kann es ratsam sein, sich auf „Fortsetzung folgt" zu einigen, direkt einen Termin zu vereinbaren … und sicherzustellen, dass dieser auch eingehalten wird.

Tipps zur Bewältigung schwieriger Gesprächssituationen

Nehmen Sie sich in Acht vor negativen Zyklen! Seien Sie auf der Hut vor möglicherweise störenden Interaktionen, während Sie Ihre Gedanken miteinander teilen. Machen Sie gegebenenfalls kurze Selbst-Checks:

„Mache ich zu viel Druck oder kritisiere ich mein Gegenüber zu sehr? Hält er/sie sich zurück, weil er/sie Angst vor meinem Urteil hat?"

„Ist mein Widerstand, mich auf diese Übung einzulassen, so stark, dass es meine*n Partner*in frustriert, er bzw. sie sich allein gelassen fühlt und ich damit womöglich selbst dazu beitrage, dass er/sie mich bedrängt?"

Wenn Sie Schwierigkeiten dieser Art bemerken, hier ein paar Anregungen:

1. Unterbrechen Sie das Gespräch und bleiben Sie ruhig sitzen. Laufen Sie nicht weg.
2. Wenn Sie spüren, dass eine*r von Ihnen angespannt ist, holen Sie ein paarmal tief Luft und legen Sie eine kleine Pause ein.
3. Konzentrieren Sie sich auf das, was geschehen ist, während Sie versucht haben, miteinander zu reden. Versuchen Sie zu benennen, was Sie gerade bewegt, z. B. „Gerade im Moment fühle ich mich … /unbehaglich/komme mir dumm vor/habe Angst, von dir ausgelacht zu werden/…" oder „Ich habe das Gefühl, dass wir gerade wieder in unser altes Muster hineinrutschen. Können wir vielleicht einen Gang zurückschalten?".
4. Versuchen Sie, in einfachen Worten zu sagen, was gerade in Ihnen vorgeht (z. B. „Als ich gerade von meiner Angst sprach, hat mich das in dem Moment richtig aus der Fassung gebracht. Der Gedanke an … hat mich furchtbar aufgewühlt.")
5. Bleiben Sie bei der Sache, wenn Ihr/Ihre Partner*in Ihnen gegenüber ein verletzliches Gefühl offenlegt, das heißt: Vermeiden Sie es, das Thema zu wechseln, den Raum zu verlassen oder sich abzulenken, indem Sie zum Beispiel Zeitung lesen. Versichern Sie Ihrem/Ihrer Partner*in, dass Ihnen etwas an seinem bzw. ihrem Gefühl liegt und Sie Anteil nehmen.
6. Sie können etwas, das in Ihrem Gegenüber unangenehme Emotionen getriggert hat, in der Regel nicht mehr rückgängig machen. Es hilft aber enorm, wenn Sie Ihrem Gegenüber so zuhören, dass es sich unterstützt fühlt, und beispielsweise sagen: „Es tut mir leid, dass dich das so aufgewühlt hat (greifen Sie die Worte auf, mit denen der Stress beschrieben wurde). Lass uns einen Gang herunterschalten … Gibt es noch etwas, das du mir jetzt gerne sagen möchtest?"
7. Wenn die Art und Weise, wie Ihr/Ihre Partner*in Ihnen sein/ihr Erleben geschildert hat, bei Ihnen das Gefühl weckt, in Abwehr gehen zu müssen, halten Sie inne und versuchen Sie, ruhig zu bleiben. Spüren Sie Ihren tieferen Gefühlen nach, anstatt den reaktiven Emotionen an der Oberfläche zu folgen, die Sie in Schutzhaltung bringen. Vielleicht gelingt es Ihnen ja sogar, das tiefere Gefühl in

> Worte fassen: „Wenn ich dich sagen höre …, bewirkt das bei mir, dass ich verletzt bin und mich beschuldigt fühle. Beides möchte ich nicht.“

Nehmen Sie sich anschließend ein paar Minuten Zeit, um darüber zu sprechen, wie Sie den gemeinsamen Austausch erlebt haben, und danken Sie einander dafür. Fragen Sie sich am Ende jedes Gesprächs der LIEBE „Wie ging es mir dabei?“ und „Wie ging es dir dabei?“ und antworten Sie einander ehrlich.

6. Emotionen – Teil 2: Was fühlen wir eigentlich?

Nahe Beziehungen sind, wie wir bereits festgestellt haben, durchwoben von Emotionen – kein Gespräch, kein Fest, kein Streit, keine gemeinsame Unternehmung und keine gemeinsame Problemlösung ist ohne sie denkbar und diese Liste ließe sich endlos fortführen. Tagtäglich triggern all diese und viele andere Interaktionen im Kreis der Familie und mit Freund*innen emotionale Reaktionen in uns. *Und auch wir triggern unablässig emotionale Reaktionen in anderen Menschen.* Grund genug, sich eingehender sowohl mit den am häufigsten anzutreffenden positiven Emotionen (Glück, Freude und Liebe) als auch den gängigen negativen Emotionen (Traurigkeit, Wut, Angst und Verachtung) zu befassen. Die Übungen, die Sie in diesem Kapitel finden, geben Ihnen Gelegenheit, sich im Tieftauchen zu üben, näher mit Ihren Kernemotionen auseinanderzusetzen und sich anzuschauen, wie Sie beide Ihren tieferen Gefühlen Ausdruck geben.

6.1 Glück, Freude und Liebe

Wenn wir glücklich sind, schwingt darin häufig das Gefühl „alles ist gut" mit. Glücksgefühle spiegeln sich in unserem Gesicht in Form von Lächeln und Lachen. Tatsächlich gilt Lächeln auf der ganzen Welt als Signal der Einladung zu einer freundlichen Begegnung. Märchen enden in vielen Ländern mit strahlenden Gesichtern und Lachen angesichts der Aussicht, dass Braut und Bräutigam klassischerweise „glücklich bis an ihr Lebensende" zusammenleben. Wenngleich es unrealistisch ist, davon auszugehen, dass Liebende jede Minute ihres Lebens in euphorischen Glücksgefühlen miteinander schweben, ist es doch ermutigend festzustellen, dass es viele Paare gibt, die selbst nach Jahrzehnten der Gemeinsamkeit ihre Beziehung als den besten Teil ihres Lebens und die Entscheidung füreinander als die beste Entscheidung ihres Lebens bezeichnen.

Glückliche Paare

Der Wissenschaftler Professor Gottman beschäftigte sich viele Jahre sowohl mit glücklichen als auch mit unglücklichen Paaren und stellte fest, dass glückliche Beziehungen sich nicht zwangsläufig alle gleichen.[71] Der Weg zu einer erfolgreichen Beziehung gestaltet sich von Paar zu Paar unterschiedlich: Für manche ist es gegenseitige

Wertschätzung, auf die es ankommt, für andere Leidenschaft, und wieder anderen ist es wichtig, Konflikte zu vermeiden. Was sie alle eint, ist, dass sie ihre Beziehung als erfüllend beschreiben. Wertschätzende Partner*innen ermutigen und unterstützen einander. Leidenschaftliche Paare pflegen einen regen Austausch positiver wie auch negativer Emotionen, und konfliktvermeidende Paare versuchen, möglichen Konflikten so weit wie möglich aus dem Weg zu gehen, was unter Umständen bedeuten kann, bestimmte Themen komplett ausschließen zu müssen.

Man nehme ... Zutaten für eine Liebesbeziehung

Trotz unterschiedlicher Beziehungsstile beinhalten glückliche Beziehungen im allgemeinen drei wesentliche Elemente: Vertrautheit, Leidenschaft und Festlegung (Commitment). Diese Elemente bilden die Grundlage der sogenannten Dreieckstheorie der Liebe[72], nach der *Vertrautheit* bedeutet, dass die Partner*innen sich einander öffnen und persönliche Dinge anvertrauen, sich kennen und umeinander sorgen, *Leidenschaft* für Zuneigung, sexuelle Lebendigkeit und Erfüllung steht und *Festlegung* den Anteil darstellt, der den Beteiligten hilft, einander auch in schwierigen Zeiten loyal und verlässlich beizustehen. *Festlegung* stellt unter anderem eine wichtige Motivation dar, Lösungen für Probleme zu suchen und Beziehungsverletzungen zu heilen. Wissenschaftler*innen, die sich mit dem Thema Bindung im Erwachsenenalter beschäftigen, vertreten einen ähnlichen Ansatz. Sie definieren Liebesbeziehungen über das Zusammenspiel von Bindung, Fürsorge und Sexualität.[73]

Andere Wissenschaftler*innen unterscheiden zwei Arten von Liebe: leidenschaftliche Liebe (gekennzeichnet durch starke Emotionen und sexuelle Energie) und kameradschaftliche Liebe (gekennzeichnet durch Respekt, Bewunderung und Vertrauen). Viele Menschen würden, wenn sie wählen könnten, in ihrer Partnerschaft idealerweise den sinnlichen Genuss leidenschaftlicher Liebe mit der Sicherheit liebevoller Kameradschaftlichkeit verbinden.[74]

Unabhängig davon, ob wir der Liebe zwei, drei oder vielleicht noch mehr Hauptzutaten zuschreiben, besteht in der Wissenschaft im Wesentlichen Einigkeit darüber, dass Liebe nicht einfach eine Emotion ist. Hierzu gehört auch, dass die meisten Fachleute, die sich mit nahen Beziehungen beschäftigen, der Aussage zustimmen würden, dass Liebe als mehrdimensional zu verstehen ist und Emotionen, Gedanken, Verhaltensweisen und Motivationsaspekte umfasst.[75] Dies entspricht auch der Erkenntnis, dass Liebe in verbindlichen Paar- und Familienbeziehungen mehr ist als ein Gefühl, das je nach Situation kommt und geht; zu Liebe gehören auch die willentliche Entscheidung und Bereitschaft zu lieben sowie das Gefühl der Freude, die uns in Gegenwart geliebter Menschen erfüllt.

Die emeritierte Professorin Patricia Noller, Expertin für nahe Beziehungen, warf einst die Frage auf: „Was ist eigentlich Liebe? Wie definieren wir die Art von Liebe, die Ehe und Familie Rückhalt gibt?“[76] In ihrem Überblick über Forschungserkenntnisse aus mehreren Jahrzehnten der Forschung zum Thema Liebe und Ehe zeigt sie auf, dass Liebe immer eine emotionale Komponente beinhaltet, die mit *Bindung* gleichsetzbar ist, aber auch eine *Haltung*, die ein Umfeld schafft, in dem Liebende und diejenigen, für die sie Sorge tragen, wachsen und gedeihen können. Die genaue Beschaffenheit dieses Umfelds ist abhängig von zahlreichen kulturellen Faktoren. Zumindest für die westliche Welt jedoch lässt sich von diesem Umfeld sagen, dass es in der Regel von wechselseitiger Abhängigkeit, Gleichberechtigung und offenem Austausch geprägt ist. Noller zeigte auf, dass sowohl leidenschaftliche als auch kameradschaftliche Liebe lebenslang Bestand haben kann, dass Liebe beinhaltet, Unterschiede und Schwächen zu akzeptieren, und dass es wichtig ist, die Liebe zueinander ausreichend zu hegen und zu pflegen.

REFLEXION 6.1: Was verstehen wir unter Liebe?

Wie stehen Sie zu den vorstehenden Gedanken über Glück und Liebe in Paarbeziehungen? Was kennzeichnet Ihrer Meinung nach eine gelingende Paarbeziehung?

Wie hat Ihr religiöser, ethnischer und familiärer Hintergrund Ihr Verständnis von Liebe geprägt?

Was tun Sie und Ihr*e Partner*in, um Ihre Liebe zu hegen und zu pflegen?

Sich verlieben

Auch wenn keine einheitliche Definition von Liebe existiert, besteht doch Einigkeit darüber, dass sie wunderbare Gefühle in uns zu wecken vermag und uns motiviert, Verbindungen mit anderen Menschen einzugehen. Neurowissenschaftler*innen ist es gelungen, mithilfe der bildgebenden funktionellen Magnetresonanztomographie (fMRT) Prozesse aufzuzeigen, die sich in unserem Gehirn abspielen, wenn wir uns verlieben, d. h. was in der frühen Phase des Verliebtseins geschieht, wenn wir „verrückt vor Liebe" sind. Die Ergebnisse zeigen: Die Gehirnareale, die aktiviert wurden, wenn die Studienteilnehmer*innen an ihre Liebespartner*innen dachten, entsprachen genau den Arealen, die aktiviert werden, wenn Menschen unter dem Einfluss euphorisierender Drogen wie Kokain oder Opiaten stehen. Kein Wunder, dass wir uns als frisch Verliebte wie im Rausch fühlen! Und tatsächlich steckt auch in dem alten Sprichwort, dass Liebe (in der Anfangszeit einer Beziehung) blind macht, ein Körnchen Wahrheit, denn die fMRT-Ergebnisse zeigten neben den aktivierten Bereichen auch Bereiche verminderter Aktivität, und zwar in genau den Arealen, die für kritisches Denken und die Wahrnehmung schmerzlicher Emotionen[77] zuständig sind – was erklären könnte, warum wir am Anfang einer Beziehung über Schwächen des Partners / der Partnerin eher hinwegsehen.

Weitere fMRT-Studien haben die neuronale Aktivität bei „Langzeit-Liebespaaren" (mindestens 21 Jahre Beziehungsdauer) untersucht. Dabei wurde den Teilnehmenden während des Hirnscans ein Foto der geliebten Person gezeigt, was zumindest bei einigen von ihnen zur Aktivierung derselben Belohnungs- bzw. Lustareale führte wie bei den erwähnten frisch verliebten Paaren. Darüber hinaus wurden bei den Langzeitpaaren bindungsspezifische Areale aktiviert, was die wissenschaftliche These untermauert, dass langjährige Liebe sowohl mit Anerkennung und Lust als auch mit emotionaler Sicherheit verbunden ist (siehe Kap. 2).[78]

Liebe als Erweiterung des Selbst

Andere Untersuchungen arbeiteten heraus, dass Liebe die Wahrnehmung der eigenen Bedeutung verändert.[79] Für Menschen, die sich verlieben, erhält das Leben plötzlich eine neue Bedeutung und neue Möglichkeiten eröffnen sich. In seiner berühmten Novelle *Krieg und Frieden* beschreibt Tolstoi diese Erfahrung am Beispiel von Pierre Bezukhov in dem Moment, in dem er sich in Natascha Rostova verliebt:

„Eine glückselige, nie geahnte Liebestollheit, deren sich Pierre nie für fähig gehalten hätte, war über ihn gekommen. Die ganze Bedeutung des Lebens, nicht nur für ihn, sondern auch für alle Welt, schien ihm jetzt nur noch in seiner Liebe und in der Möglichkeit seiner Gegenliebe zu liegen. Manchmal kam es ihm vor, als wären alle Leute nur mit dem einen Gegenstand beschäftigt: mit seinem künftigen Glück. Ihm schien, als wären sie alle ebenso glücklich wie er und suchten nur dieses Glück zu verbergen, indem sie sich stellten, als wären sie mit anderen Dingen beschäftigt. In jedem Wort, in jeder Bewegung sah er eine Anspielung auf sein Glück. Oft setzte er die Leute, mit denen er zusammentraf, durch seine bedeutsamen, glücklichen Blicke und sein Lächeln, das ein geheimes Einverständnis zum Ausdruck brachte, in Erstaunen. Sah er aber dann, daß diese Menschen ja gar nichts von seinem Glück wissen konnten, so bedauerte er sie von ganzem Herzen und war von dem Wunsch beseelt, ihnen klarzumachen, daß alles, womit sie beschäftigt waren, vollständiger Unsinn, Nebensache und nicht ihrer Aufmerksamkeit wert war.“ [80]

REFLEXION 6.2: Glück, Freude und Liebe

An welche glücklichen und freudvollen Zeiten mit meinem / meiner Partner*in erinnere ich mich?

Was stelle ich mir unter einer glücklichen Zeit mit meinem / meiner Partner*in vor?

Wie zeige ich meinem / meiner Partner*in, dass ich ihn / sie liebe? Wie zeigt er / sie mir seine / ihre Liebe?

6.2 Traurigkeit

Verlusterfahrungen

So, wie der Beginn einer neuen Beziehung starke positive Gefühle in uns entfacht, löst auch das Ende einer Beziehung heftige Gefühle in uns aus. Ist der Verlust unwiederbringlich und verbunden mit dem Wissen, dass nichts uns den geliebten Menschen zurückbringen wird, sind die Folge in der Regel emotionale Schmerzen.[81] Einen uns wichtigen Menschen zu verlieren – sei es durch Tod, Scheidung oder unerwiderte Liebe – löst grundsätzlich Gefühle der Trauer aus. Das gilt mehr oder weniger auch für viele andere Verluste, die wir im Lauf unseres Lebens erleiden – sei es der Verlust körperlicher oder geistiger Fähigkeiten aufgrund von Alter, Krankheit oder bedingt durch einen Unfall, der Verlust der Heimat durch Migration, Vertreibung oder Krieg oder auch der Verlust von Sicherheit durch Arbeitslosigkeit, wirtschaftliche Krisen oder betriebliche Umstrukturierungen. Viele dieser Verluste sind endgültig und tiefgreifend und können selbst den stärksten Menschen und die stabilste Familie unter Umständen an ihre Grenzen bringen.

Wir empfinden auch Trauer bei weniger greifbaren Verlusten, beispielsweise wenn die Realität hinter ursprünglichen Hoffnungen und Erwartungen zurückbleibt. Einige von Ihnen haben dieses Buch möglicherweise gewählt, weil sie sich in ihrer Beziehung enttäuscht oder im Stich gelassen fühlen. Für die meisten Menschen sind nahe Beziehungen das Wichtigste in ihrem Leben. Der Verlust zuvor erlebter Freude, Harmonie und Nähe in einer Liebesbeziehung kann daher einen tiefgreifenden Verlust darstellen, der dementsprechend Trauer auslöst. Andere Menschen wiederum verlieren ihr Selbstwertgefühl, beispielsweise infolge wiederholter Kränkungen, Zurückweisung oder Untreue des Partners / der Partnerin. Besonders schmerzlich ist es, wenn wir von einem Menschen betrogen wurden, von dem wir glaubten, ihm vertrauen zu können.

Auch Verluste ganz anderer Art können Paare erheblich belasten und ihnen die Freude an ihrer Beziehung erschweren, beispielsweise ungewollte Kinderlosigkeit, die erhebliches seelisches Leid verursachen kann. Aber auch das Leben mit Kindern kann mitunter hinter den Erwartungen zurückbleiben und Frustration, Traurigkeit und Enttäuschung mit sich bringen. Es bleibt nicht aus, dass wir fast alle irgendwann im Leben mehr oder weniger große Verluste erleiden.

Trauer

Das Thema Trauer nach schweren Verlusten hat im Lauf der Zeit die Aufmerksamkeit vieler Wissenschaftler*innen auf sich gezogen, da Trauer nicht nur ein universelles Gefühl, sondern eine sehr intensive, schmerzvolle und mit Verlust der Orientierung verbundene Erfahrung sein kann, aus der heraus potenziell körperliche und psychische Probleme entstehen können. Zu den einflussreichsten Forschern zum Thema Trauer und Verlust zählt der britische Psychiater John Bowlby, dem wesentliche Erkenntnisse im Bereich der Bindungstheorie zu verdanken sind (siehe Kap. 2). Er stellte den Bezug zwischen Trauer und Erkenntnissen im Bereich der Evolution her und zeigte auf, dass wir als soziale Wesen von Natur aus so veranlagt sind, das, was wir verloren haben, wiederbekommen zu wollen. Geht es beispielsweise darum zu überleben, ist es das Beste für uns, die Nähe der Menschen zu suchen, die wir lieben, die für uns sorgen und die auf unsere Sicherheit bedacht sind. Stirbt ein solcher Mensch oder verschwindet er auch nur für eine begrenzte Zeit aus unserem Leben, wehren wir uns gegen den Verlust und tun alles dafür, diesen Menschen wieder zurückzubekommen.[82]

Bowlby wies auch darauf hin, dass sich Trauer nicht nur in Weinen und Schluchzen äußern kann, sondern dass es ganz normal ist, angesichts des Verlusts eines geliebten Menschen in *wütenden Protest* auszubrechen, sich nach diesem Menschen zu *sehnen* oder angesichts des Abbruchs der Verbindung zu ihm gar zu *verzweifeln*. Hierzu ein paar Beispiele:

- Wenn Sie sich in Ihrer Beziehung verletzt fühlen und wütend schreien, ist das eine Form von Protest.
- Wenn Ihr Herz leidet und Sie Ihren Schmerz ausdrücken, indem Sie für andere sichtbar weinen oder sich still in Trauer zurückziehen, drückt sich darin die Sehnsucht aus nach dem, was Sie verloren haben.
- Wenn Sie sich an jemanden klammern oder ihn beschwichtigen, kann dahinter der verzweifelte Versuch stehen, mit jemandem verbunden zu bleiben.

Vermeintlich unreife oder irrationale Reaktionen wie die genannten werden verständlich, wenn wir Trauer in all ihren Ausdrucksformen aus einer evolutionären Perspektive heraus als Teil des natürlichen Bestrebens begreifen, unsere Quelle der Geborgenheit und Sicherheit wiederzufinden.

Wenn es Trauernden trotzdem gelingt, im Lauf der Zeit ihr Leben neu zu ordnen und sich zu erholen, ist dies der naturgegebenen Widerstandsfähigkeit des Menschen zu verdanken. Auch wenn jeder Mensch seinen eigenen Weg finden muss, sich mit Verlusten zu „arrangieren",[83, 84] bezeichnen die meisten Trauernden die Unterstützung und Wärme anderer als sehr hilfreich für den eigenen Erholungsprozess. Wichtig hierbei ist, dass unsere Gefühle respektiert werden. Es hilft Trauernden *nicht,* wenn wohlmeinende Menschen versuchen, die Trauer mit Allgemeinplätzen herunterzuspielen wie „Sieh doch mal, der Hund war schon alt. Du kannst dir einen neuen zulegen!“ oder „Es war doch nur eine Fehlgeburt. Du wirst noch andere Kinder bekommen“. Dies gilt auch für nahe Beziehungen, in denen wir unbedingt vermeiden sollten, die Trauer des / der anderen nicht ernst zu nehmen – selbst wenn wir die Tiefe oder Bedeutung dieser Trauer nicht nachvollziehen können. Was Trauernde brauchen, sind Menschen, die ihre Gefühle akzeptieren, Mitgefühl und tröstende Worte oder Berührungen.

Um sich von einem Beziehungsabbruch erholen zu können, ist es wichtig zu verstehen, wie und weshalb es zu dem Bruch gekommen ist. Wenn Sie feststellen, dass Sie bei der Frage nach dem „wie“ und „weshalb“ die ganze Verantwortung für das Auseinanderbrechen Ihrer Beziehung bei sich suchen, raten wir Ihnen, einen Moment innezuhalten und einen Blick auf das Gesamtbild zu werfen. Die Ursache für das Ende einer Beziehung liegt nur selten allein im Verhalten einer / eines Beteiligten. Viel häufiger dagegen endet eine Liebesbeziehung, weil zwei ansonsten normale, freundliche und korrekte Menschen feststellen, dass sie ihren wechselseitigen Bedürfnissen nach Intimität und Glück nicht gerecht werden können. Es ist deshalb weder hilfreich noch angemessen, die Schuld für das Ende einer Beziehung ausschließlich bei sich oder nur beim / bei der Partner*in zu suchen. Wir empfehlen Ihnen, die Überlegungen und Übungen, die wir in diesem Buch zusammengestellt haben, durchzugehen: Es wird Ihnen helfen, die verschiedenen Ebenen Ihres Kreislaufs zu identifizieren, und es Ihnen erleichtern, ein ausgewogeneres Bild von der Entwicklung zu bekommen, die zu Ihrer Trennung führte.

REFLEXION 6.3: Traurigkeit und Verlust

Welche Verlust- und Trauererfahrungen habe ich in meinem Leben gemacht?

____

____

Welche körperlichen Empfindungen verbinde ich mit Traurigkeit (z. B. Niedergeschlagenheit, Schwere ums Herz, Tränen)?

____

____

Was macht mich in meiner aktuellen Beziehung traurig?

Was tue ich gewöhnlich, wenn ich mich traurig fühle?

Wie zeige ich meinem / meiner Partner*in, dass ich traurig bin?

Was löst meine Traurigkeit bei meinem / meiner Partner*in aus? Wie reagiert er / sie normalerweise, wenn ich zeige, dass ich traurig bin?

Womit habe ich meine*n Partner*in traurig gemacht? Wie reagiert er / sie normalerweise auf Traurigkeit?

Was fühle ich jetzt, wenn ich mir traurige Momente bei mir oder meinem / meiner Partner*in in Erinnerung rufe?

Was hilft mir, mit Traurigkeit umzugehen und Enttäuschungen und Verluste zu verschmerzen? Was tröstet mich?

Was habe ich bei dieser Übung über mich und meine*n Partner*in gelernt?

____

____

6.3 Wut

„Das ist unfair!"

Wut ist eine typische Reaktion in Momenten, in denen wir selbst bzw. Menschen, die uns nahestehen, angegriffen werden[85], wir den Eindruck haben, unfair behandelt zu werden,[86] oder eine Situation sich anders als erwartet entwickelt.[87] Stellen Sie sich etwa vor, wie wütend die meisten Menschen reagieren würden, wenn sie ohne Vorwarnung und ohne Erklärung von ihrem / ihrer Partner*in verlassen würden. Aus neurowissenschaftlichen Untersuchungen wissen wir, dass Wut die Wahrnehmungsfähigkeit beeinträchtigt, um alles, was nicht zu dieser Empfindung passt, auszublenden. Die Folge hiervon können beispielsweise maßlose Schuldvorwürfe sein, häufig verbunden mit Gedanken wie „Ich bin im Recht, alle anderen haben Unrecht".[88] Denken Sie als Beispiel an den letzten Streit mit Ihrem / Ihrer Partner*in zurück: Waren Sie da nicht auch davon überzeugt, *zu Recht* und *aus gutem Grund* wütend zu sein, und wähnten Ihren / Ihre Partner*in eindeutig im Unrecht?

Sich vor Wut „aufplustern"

Viele Menschen berichten, dass Wut ihnen – im Gegensatz zu Angst und Furcht – ein Gefühl der Stärke verleiht,[89] verbunden mit der Vorstellung, die Situation am besten mit Konfrontation anzugehen. Unsere Wut bewirkt sozusagen, dass wir uns „aufplustern", um Gefahren abzuwehren.[90] Tatsächlich geht Wut in der Regel einher mit steigender Muskelspannung, Empfindungen wie „das regt mich auf / mir wird ganz heiß" und dem Bedürfnis, unseren Gefühlen mit oder ohne Worte Ausdruck zu verleihen.[91]

Wut aus dem Weg gehen

Es gibt Menschen, denen es unangenehm ist, nahestehenden Menschen gegenüber Wut zu empfinden und zu zeigen. So fürchten Männer häufig, als zu aggressiv und konfrontativ wahrgenommen zu werden, und vielen Frauen widerstrebt es, Wut zum Ausdruck zu bringen, weil es von der Gesellschaft als für eine Frau nicht „schicklich" angesehen wird. Dies hat häufig zur Folge, dass Wutgefühle *heruntergespielt* und verharmlosend als Frust oder Ärger bezeichnet werden, die Betroffenen versuchen „herunterzufahren", indem sie das Problem analysieren, zu lösen versuchen oder es bagatellisieren („So schlimm ist es gar nicht"), oder aber ihre Wut einfach *verleugnen,* durch Scherze überspielen oder sie durch andere Emotionen zum Ausdruck bringen, beispielsweise Weinen. Auch wenn den Betroffenen diese Strategien gar nicht unbedingt bewusst sind, ist das Ziel letztlich immer dasselbe: der Wut aus dem Weg zu gehen. Wut kann uns jedoch auch helfen, gesunde – und in manchen Fällen erforderliche – Grenzen aufzuzeigen und zu setzen.

Wut zum Ausdruck bringen – zu viel oder zu wenig des Guten?

Zweifelsohne hat Wut, die angemessen zum Ausdruck gebracht wird, auch in nahen Beziehungen ihren Platz. Wichtig ist, dass wir die Kontrolle darüber behalten, *wie* wir sie äußern, in welcher Intensität wir dies tun und auf welche Weise wir den Auslöser unserer Wut benennen. Wird Wut mit Bedacht zum Ausdruck gebracht, ermöglicht sie es uns, selbstbewusster für unsere Bedürfnisse und Grenzen einzutreten, was wiederum gesund und der eigenen Stärke dienlich sein kann, besonders in Beziehungen, in denen eine Seite das Gefühl hat, ausgenutzt, respektlos behandelt oder immer wieder unfair kritisiert zu werden. Partner*innen ziehen zudem in der Regel klar kommunizierte Verärgerung dem kompletten Rückzug bzw. hemmungslosen Wutausbrüchen des / der anderen eindeutig vor. Hier ein positives Beispiel:

> „Ich bin nicht bereit hinzunehmen, dass du dich in der Öffentlichkeit über mich lustig machst. Ich finde, ich habe Besseres verdient." Oder: „Gib mir eine Chance. Ich weiß, ich habe Fehler gemacht, aber ich will nicht, dass du sie mir nach so vielen Jahren noch länger vorwirfst."

Tatsächlich geben Sie Ihrem Gegenüber, wenn es Ihnen gelingt, Worte wie diese entschieden, klar und ohne Ärger zu äußern, *wichtige Informationen* über Ihre Grundbedürfnisse nach Sicherheit und Respekt – ganz im Gegensatz zu häufig in Beziehungskonflikten zu beobachtenden Wuttiraden, die lediglich dazu dienen, Dampf abzulassen oder aufgestaute Gefühle loszuwerden.

Letztlich kann sowohl der zügellose als auch der zu stark im Zaum gehaltene Ausdruck von Wut Probleme bereiten. Die Wissenschaftlerin und Therapeutin Sandra Paivio weist darauf hin, dass eine *zu starke Kontrolle* von Wut unsere Wahrnehmung einschränken und verzerren kann und Stress bewirkt, während eine *zu geringe Kontrolle* von Wut unsere Beziehung zueinander zerstören kann.[92] Zu vergleichbaren Ergebnissen kommt Linda Roberts, die sich als Wissenschaftlerin dem Thema „Feuer und Eis in der Paarkommunikation" gewidmet hat.[93] Sie zeigt auf, dass in

Beziehungen, in denen Wut heftig und in explosiver Art und Weise kommuniziert wird, die Seite, gegen die sich das, was Roberts „flammende Wut“ nennt, richtet, sich wie verbrannt fühlen kann. Umgekehrt führt kalte, unausgesprochene, dumpfe Wut, wie sie in anderen Beziehungen gelebt wird, zu einer oft Tage oder gar Wochen andauernden, kaum auszuhaltenden Spannung. Roberts Studien (mit heterosexuellen Paaren, Anm. d. Übers.) belegten sowohl die negativen Auswirkungen feindseligen Verhaltens verheirateter Männer auf ihre Frauen sowie die negativen Auswirkungen kalten Rückzugs seitens der Frauen auf ihre Partner.

REFLEXION 6.4: Wut

Wie reagiere ich körperlich, wenn ich wütend bin (z. B. Ballen der Fäuste; Hitze- oder Kältegefühl; Anspannung und Ruhelosigkeit; innerer Druck, reden zu wollen)?

Was sind typische Trigger, die mich wütend machen?

Was sind typische Trigger, die meine*n Partner*in wütend machen?

Was geschieht zwischen uns, wenn eine*r von uns wütend ist?

Fresse ich meine Wut derart in mich hinein, dass ich tagelang nicht mit der anderen Seite rede? Wenn ja, wie fühlt es sich für mich an, so wütend und distanziert zu sein? Wie fühlt es sich für meine*n Partner*in an, mich so kühl und distanziert zu erleben?

Verliere ich manchmal die Kontrolle über meine Wut, explodiere und verhalte mich unbeherrscht? Wenn ja, wie fühlt es sich an „in die Luft zu gehen“? Wie geht es meinem / meiner Partner*in, wenn ich ihn / sie derart hitzköpfig behandle?

Versucht eine*r von uns, seine / ihre Wut durch schlaue Sprüche, scherzhafte Bemerkungen, Vorwürfe oder Tränenausbrüche in Schach zu halten? Wenn ja, was macht es so schwer, die Wut direkt zu äußern?

Was tun wir sonst noch, um mit Wut umzugehen?

Was hilft uns, runterzukommen?

Wie würde ich *eigentlich* gerne mit meiner Wut umgehen?

6.4 Furcht

Kampf, Flucht oder Erstarrung

Furcht ist ein Gefühl, das uns vor potenziellen Gefahren warnt. Sie ist häufig von Symptomen wie Schweißausbrüchen, Zittern, Sprachlosigkeit und innerer Unruhe begleitet – Symptome, die auf die Aktivierung unseres autonomen Nervensystems hinweisen[94] und uns darauf vorbereiten, auf eine Bedrohung zu reagieren. Tiere, die sich bedroht fühlen und davon ausgehen, mächtiger zu sein als der Gegner bzw. diesen täuschen zu können, gehen in Angriff. Schätzen sie den Gegner hingegen als zu gefährlich ein, weichen sie zurück, fliehen oder erstarren. Die Art der Reaktion kann sich abhängig von der Einschätzung der Lage unterschiedlich gestalten. Das gleiche Muster, das auch als Kampf-, Flucht- oder Erstarrungs-Mechanismus bezeichnet wird, findet sich auch in nahen Beziehungen. Denn auch wenn wir unseren / unsere Partner*in nicht als Gegner*in betrachten, kann eine gefühlte Bedrohung der Sicherheit in einer Beziehung Furcht bis hin zu Panik auslösen. Nachstehend einige Beispiele für Bindungsbedrohungen in belasteten Beziehungen: „Ich habe Angst, …

dich möglicherweise zu enttäuschen oder im Stich zu lassen.“
dich wütend zu machen.“
deine Liebe bzw. dich nicht zu verdienen.“
dass du nicht für mich da bist, wenn ich dich brauche.“
dass du irgendwann genug von mir hast und mich verlässt.“

Furcht versus Angst

Furcht und Angst sind zwei eng miteinander verwandte, aber nicht identische Gefühle. Furcht ist eine normalerweise hilfreiche Kernemotion, mit der wir auf eine direkte Bedrohung reagieren. Sie zu benennen ist förderlich für die Beziehung und den Abbau von Furcht. Angst hingegen ist ein eher unbehagliches Gefühl der Anspannung oder der Befürchtung einer bevorstehenden Bedrohung.[95] Diese unterschwellige Angst wird in der Neurowissenschaft auch „frei flottierende Angst“ genannt und bezeichnet das Gefühl, dass etwas nicht in Ordnung ist bzw. in näherer Zeit schiefgehen könnte, auch wenn es keinen konkreten Hinweis auf eine bevorstehende Gefahr gibt. Angst engt zudem in der Regel die Wahrnehmung ein, da wir uns vor allem auf die mögliche Bedrohung konzentrieren; eine Beobachtung, die schon Sophokles wie folgt ausdrückte: „Wenn wir Angst haben, raschelt es überall.“ Bei Befürchtungen, die die Beziehung betreffen und nicht direkt angesprochen und einfühlsam aufgelöst werden, besteht die Gefahr, dass sie sich zu Angst ausweiten und dauerhaft im Raum stehen bleiben. Angst dieser Art jedoch ist niemals hilfreich und sollte unbedingt näher betrachtet werden, um die Ursachen angehen zu können.

Mit Bindungsbedrohungen umgehen

Wie bereits in Kapitel 3 angesprochen, fühlen sich manche Menschen in nahen Beziehungen nicht sicher. Für Partner*innen, die sich wie zuvor beschrieben in ihrer Beziehung bedroht fühlen, ist es schwer, ein Sicherheitsgefühl zu entwickeln. Ein Grund hierfür kann sein, dass der / die Partner*in sich als unzuverlässig erwiesen oder verletzend verhalten hat. Gründe können aber auch Angsterfahrungen in früheren Beziehungen oder persönliche Unterdrückungserfahrungen auf einer oder beiden Seite(n) sein, die durch das Verhalten des aktuellen Partners / der aktuellen Partnerin unbeabsichtigt reaktiviert werden.

Ist Ihnen vielleicht eine der oben beschriebenen Bindungsbedrohungen vertraut? Verspüren Sie möglicherweise unterschwellig einen nagenden Zweifel am aufrichtigen Wunsch Ihres Partners / Ihrer Partnerin nach Nähe und haben Angst davor, dass sich irgendwann zeigen könnte, dass Sie eigentlich gar nicht liebenswert sind? Sollte etwas hiervon auf Sie zutreffen, könnte es bewirken, dass Sie in Ihrer Beziehung zu besonderer Wachsamkeit und Vorsicht neigen, um das Boot vor Sturm zu bewahren. Oder vielleicht bringt diese Wachsamkeit Sie auch dazu, sich an Ihren / Ihre Partner*in zu klammern oder Streit vom Zaun zu brechen, um seine / ihre Aufmerksamkeit zu gewinnen? All diese Verhaltensmuster sind typische Ausdrücke von Bindungsangst, die eigentlich dazu dienen, in Verbindung zu bleiben, aber genau das bewirken, was Sie vermeiden wollten: dass der / die Partner*in auf Abstand geht.[96]

Wenn die Ursache von Angst eine gefühlte Bindungsbedrohung ist, sind häufig zwei typische Verhaltensweisen zu beobachten. Wie bereits in Kapitel 3 und 4 erläutert, gibt es Menschen, die ihre Anspannung *herunterregulieren,* indem sie Auseinandersetzungen vermeiden oder sich zurückziehen, während andere ihre Anspannung durch Protest sichtbar machen und *hochdrehen.* Menschen, die ihre Anspannung eher herunterregulieren, neigen dazu, Emotionen oder hitzige Auseinandersetzungen zu vermeiden und sich aus Interaktionen zurückzuziehen, wenn sie sich bedroht fühlen. Menschen, die sich in solchen Momenten stärker sichtbar machen, versuchen in Bedrohungssituationen eher, in Kontakt zum / zur Partner*in zu gehen, um ihn / sie in irgendeiner Form zu erreichen. Angst ist für Paare immer belastend und kann sich grundsätzlich negativ auf die Beziehung auswirken. Glücklicherweise gibt es ein Gegenmittel: Wenn es gelingt, die konkrete Angst auslösende Bedrohung wie in den angeführten Beispielen zu identifizieren, kann die Angst abgebaut werden. Gelingt es den Betroffenen, ihre Angst direkt in Worte zu fassen, und bekommen sie von ihrem Gegenüber ernst gemeinte Rückversicherung, können Bindungsbedrohung und -stress nachlassen.

REFLEXION 6.5: Furcht und Angst

Welche Situationen machen mir Angst? Was bzw. wer triggert bei mir im Allgemeinen Furcht?

Fühle ich mich manchmal *ohne erkennbaren Grund* ängstlich oder angespannt? Gibt es, wenn ich genauer in mich hineinspüre, eine Bindungsbedrohung, die meine Angst schürt?

Welche Befürchtungen werden in meiner Beziehung immer wieder getriggert?

Wie nehme ich Angst und Furcht körperlich wahr (z. B. verkrampfter Magen, innerliche Unruhe, Erstarren des gesamten Körpers, keine klaren Gedanken fassen können)?

Wie reagiere ich innerlich und in unserer Beziehung, wenn ich Angst verspüre?

Was hilft mir, meine Furcht / Angst zu lindern?

Was geschieht aus Sicht meines Partners / meiner Partnerin, wenn ich Angst habe?

Was nehme ich wahr, wenn mein / meine Partner*in Angst hat?

Was hilft meinem / meiner Partner*in, seine / ihre Angst zu lindern? Wie kann ich ihm / ihr helfen?

Habe ich manchmal Angst, für meine*n Partner*in nicht liebenswert und bedeutsam zu sein? Wie gehe ich mit diesem Gefühl um? Wie bringe ich es zum Ausdruck?

Ständige Alarmbereitschaft: Nachwirkungen von Traumata

Auch wenn eine vertiefte Auseinandersetzung mit der sogenannten Neurobiologie der Angst den Rahmen dieses Buches sprengen würde, wollen wir doch zumindest einige wissenswerte Aspekte beleuchten. Wie zu Beginn des vorhergehenden Kapitels erläutert, helfen Emotionen uns, zu überleben. Noch bevor wir in der Lage sind, uns näher mit potenziell bedrohlichen Veränderungen in unserer Umwelt auseinanderzusetzen, triggern diese Veränderungen körperliche Reaktionen in uns. Eine Ursache hierfür sind die engen Verknüpfungen zwischen Amygdala – dem Teil unseres Gehirns, der die Reaktionen auf Gefahr und Furcht aktiviert – und dem Hirnstamm, einem Teil des Gehirns, der für vorprogrammierte Verhaltensmuster und automatische Reaktionen verantwortlich ist. So kommt es, dass der Wanderer beim Anblick eines schlangenähnlichen Gebildes sofort den Fuß zurückzieht, bevor er darüber nachdenken kann, ob es sich bei dem Objekt um eine Schlange, einen Ast oder eine Schlingpflanze handelt.[97]

Je nach Stellenwert der Bedrohung passt die Amygdala ihr Reaktionsmuster an, während sie das Objekt / die Situation analysiert. Da diese Anpassung jedoch Zeit braucht, sind wir nach Schrecksituationen oft noch eine Zeit lang wachsamer und in erhöhter Alarmbereitschaft. In solchen Momenten können ein paar tiefe Atemzüge und beruhigende Worte hilfreich sein, die wir uns selbst zusprechen. Um aber wirklich zu greifen, sollten diese Strategien über einen gewissen Zeitraum – mindestens ein paar Minuten – angewendet werden. Menschen, die traumatische Erfahrungen gemacht haben oder in einem Missbrauchskontext aufgewachsen sind und diesen Erfahrungen möglicherweise noch dazu über längere Zeit oder in hohem Maße ausgesetzt waren, berichten häufig, dass sie permanent unruhig und in Alarmbereitschaft sind und sich „auf der Kippe" fühlen. Ursache hierfür ist die über lange Zeit erfolgte Überstimulierung ihrer Amygdala, die sich weiterhin in Alarmbereitschaft befindet. Es gibt aber auch eine gute Nachricht: Fachlich qualifizierte Behandlung und nachhaltige Unterstützung durch einen fürsorglichen Menschen an unserer Seite können die Symptome entscheidend verbessern.

6.5 Verachtung

In Kapitel 5 haben wir festgestellt, dass es Emotionen gibt, die eindeutig am Gesichtsausdruck erkennbar sind. Dazu gehören Glück, Traurigkeit, Wut, Angst und Überraschung – und eine weitere, nämlich Verachtung. Verachtung wird oft als Arroganz wahrgenommen und vermittelt dem Gegenüber im Wesentlichen die Botschaft: „Du bist mir unterlegen, wertlos, unerträglich." Bei manchen Paaren äußert sich Verachtung in spöttischem Lachen – wobei jedoch in der Regel nur eine Seite lacht. Der / die andere fühlt sich lächerlich und klein gemacht. Ein verächtlicher Gesichtsausdruck geht häufig einher mit einer gekräuselten oder hochgezogenen Oberlippe und einer leichten Nach-oben-Bewegung von Kopf und Gesicht, als wenn sie auf Abstand zu einem üblen Geruch gehen würden. Auch Augenrollen[98] und spöttische Bemerkungen sind klassische Ausdrücke von Verachtung.

Auswirkungen von Verachtung in nahen Beziehungen

In nahen Beziehungen ist Verachtung ein ernsthaftes Problem. Verachtung im Gesicht des Gegenübers wahrzunehmen ist ein Zeichen für erhebliche Spannung in der Beziehung; Untersuchungen zufolge ist Verachtung in einer Beziehung sogar mit einem erhöhten Risiko für eine spätere Scheidung verbunden.[99] So zeigen die Forschungsergebnisse von Professor John Gottman, dass es zwar in jeder Beziehung Momente gibt, in denen Partner*innen einander kritisieren, ignorieren oder abwehrend aufeinander reagieren. Verachtung jedoch ist in grundsätzlich gut funktionierenden Beziehungen äußerst selten zu beobachten. Kommt sie vor, ist sie nicht nur ein möglicher Hinweis auf signifikante Beziehungsprobleme, sondern kann sie auch selbst verursachen. Sollten Sie merken, dass Sie Ihrem / Ihrer Partner*in mit Verachtung begegnen, verlieren Sie keine Zeit und fangen Sie hier und jetzt damit an, Verachtung in Ihrer Beziehung die Rote Karte zu zeigen, indem Sie den Ursachen nachgehen! Keine Beziehung ist unverwundbar. Verachtung kann sehr toxisch sein, Wohlwollen und positive Gefühle schnell zunichtemachen und die Bindung untergraben.

Eng verwandt mit Verachtung sind Widerwille und Ablehnung. So, wie wir ungenießbares Essen ausspucken, verleihen wir innerem Widerwillen Ausdruck dadurch, dass wir uns gegen verletzende oder beleidigende Gedanken, Bewertungen und Handlungen zur Wehr setzen.[100] Widerwille kann ähnlich wie Wut eine sinnvolle Reaktion sein, da sie uns darauf hinweist, dass wir uns in einer Situation befinden, in der eine Verletzung unseres Körpers bzw. unseres Selbstwertgefühls droht (sei es verbal, sexuell oder körperlich), und uns helfen kann, schützende Grenzen zu errichten. Gleichzeitig ist es allerdings mitnichten hilfreich, Verachtung oder Widerwillen gegen sich selbst zu richten (und damit Schamgefühle bzw. Selbsthass auszulösen) oder gegen den/die Partner*in, indem wir ihn/sie verächtlich behandeln und sich unterlegen und wertlos fühlen lassen.

Die Erfahrung zeigt, dass es sich lohnt, sich aktiv mit seinen Gefühlen und den Situationen, die Verachtung triggern, auseinanderzusetzen, da es wichtig ist zu erkennen, in welchen Kontexten welche Gefühle hilfreich sind oder nicht. Vermeiden Sie es, Ihnen nahestehende Menschen durch Verachtung zu verletzen, und versuchen Sie, die zugrunde liegenden Gefühle zu benennen und über sie zu sprechen (beispielsweise Verletzung, Angst, Traurigkeit, Ärger, Scham, Hoffnungslosigkeit). Eine ebenfalls gute Alternative zu Verachtung ist es, einander positive Gefühle wie Zuneigung, Bewunderung und Wertschätzung entgegenzubringen.[101]

REFLEXION 6.6: Verachtung

Gab es schon einmal Situationen, in denen ich wütend war, weil meine Grenzen überschritten wurden, und ich mit Verachtung reagiert habe, um mich zu schützen? Wie habe ich mich verhalten?

___

___

___

Welche Alternativen hätte es gegeben? Wie hätte ich in der Situation sowohl mir selbst als auch meinem/meiner Partner*in gegenüber Respekt wahren können?

___

___

Erinnere ich mich an Situationen in meiner aktuellen Beziehung, in denen ich mich verächtlich behandelt gefühlt habe (z. B. durch Augenrollen, sarkastische Bemerkungen, Verhöhnung oder – in abgemilderter Form – unangemessenes Necken)? Wenn ja, wie habe ich die Situation empfunden? Wie habe ich mich gefühlt? Wie habe ich auf meine*n Partner*in reagiert?

___

___

Habe ich mich meinem / meiner Partner*in gegenüber schon einmal verächtlich verhalten? Worauf stoße ich, wenn ich genauer hinterfrage, wodurch diese Verachtung in mir ausgelöst wurde?

Wie reagiert mein / meine Partner*in normalerweise, wenn ich mich verächtlich verhalte?

Wie fühle ich mich, wenn ich über diese Ereignisse nachdenke?

6.6 Kernemotionen sind nicht immer für den / die Partner*in klar erkennbar. Welche Emotionen zeigen Sie?

Es ist völlig normal, dass die Kernemotionen Glück, Freude, Traurigkeit, Ärger und Angst im Lauf eines Tages mal mehr und mal weniger ausgeprägt zum Vorschein kommen und sich auch wieder auflösen. Wie verhalten Sie persönlich sich, wenn verletzliche (Kern-)Emotionen auftauchen? Nehmen Sie sie wahr und lassen Sie sich auf sie ein? Akzeptieren Sie sie und erlauben Sie es sich, ihnen nachzuspüren? Nehmen Sie sie so wichtig, dass Sie mit Ihrem / Ihrer Partner*in darüber sprechen?

> Die Art und Weise, wie Sie beide mit Ihren verletzlichen Gefühlen umgehen, prägt wesentlich die emotionale Tonlage und Kultur Ihrer Paarbeziehung.

Negative Kreisläufe – positive Kreisläufe

Mit diesem Buch möchten wir Sie darin unterstützen, eine nahe und sichere Beziehung zu entwickeln, indem Sie sich über Ihre emotionalen Erfahrungen austauschen und einander zugewandt begegnen. Sich über Ihre weicheren Kernemotionen auszutauschen wird die Atmosphäre in Ihrer Beziehung verändern und dazu beitragen, aus negativen Interaktionen intime Momente werden zu lassen. Vielleicht ist es im Moment für Sie nur schwer vorstellbar, aber wir versichern Ihnen: Paare *können* ihrem negativen Kreislauf eine Wendung hin zu einem positiveren Miteinander geben. Geben Sie nicht auf – es lohnt sich, daran zu arbeiten, sich selbst und Ihren / Ihre Partner*in immer besser zu verstehen. Der nächste Schritt, zu dem wir Sie einladen möchten, besteht darin, in sich zu gehen und sich auf Erkundungsreise zu den Kernemotionen zu begeben, die Ihren Reaktionen und Ihrem Verhalten in Ihrem negativen Tanz zugrunde liegen. Nur wenn Sie selbst in Kontakt mit Ihren tieferen Gefühlen sind, sind Sie in der Lage, diese mit dem Menschen an Ihrer Seite zu teilen.

Lassen Sie uns hierzu zunächst noch einmal einen Blick auf Patricias und Williams Kreislauf werfen und versuchen, ihre Kernemotionen herauszuarbeiten. Wenn zwischen den beiden aufgrund einer Meinungsverschiedenheit Distanz entsteht, weckt dies bei Patricia die *Angst,* den Kontakt zu William zu verlieren. Sie empfindet diese Meinungsverschiedenheiten als bedrohlich und unternimmt alles, um William von ihrer Sichtweise zu überzeugen – zunächst liebevoll, dann immer energischer. Hinzu kommt, dass es sie *traurig* macht und *verletzt,* wenn William sie beim Fußballspiel und später am Abend, als sie ihn anzusprechen versucht, aus ihrer Sicht einfach links liegen lässt. Diese verletzlichen Emotionen in ihrem gemeinsamen Kreislauf nimmt William gar nicht wahr. Was bei ihm ankommt, sind Patricias Enttäuschung und ihr Ärger. Das beunruhigt ihn und er hat *Angst,* dass es zu einer Auseinandersetzung kommen könnte. Es macht ihn auch *traurig,* Patricia erneut enttäuscht zu haben, und möglicherweise ist er auch ein bisschen *wütend,* weil er sich nicht gesehen fühlt. Es überrascht nicht, dass Patricia wiederum Williams empfindsame Seite hinter dessen Abwehr und Rückzug nicht wahrnimmt und die Verbindung zwischen den beiden unsicher bleibt. Beachten Sie in der nachstehenden Abbildung 6.1 die Kernemotionen, die wir zusätzlich in Patricias und Williams Kreislauf aufgenommen haben. Wenn Sie den Pfeilen folgen, werden Sie erkennen, dass Patricias Protest, der ihre Ängste und Verletzungen spiegelt, bei William Angst und Traurigkeit triggert, während sein Versuch, seine Angst und Traurigkeit durch Rückzug in Schach zu halten, Patricias Ängste noch größer werden lässt.

Können Sie sich vorstellen, wie anders dieser Kreislauf aussähe, wenn Patrica und William einander ihre Verletzlichkeit offen zeigen würden? Was könnte Patricia sagen, wenn sie ihr Schutzschild sinken ließe und ihren reaktiven Ärger zurückfahren würde?

> „Ich habe festgestellt, dass ich ganz unruhig werde, wenn wir unterschiedlicher Meinung sind … Ich *fürchte* mich vor der Kluft, die sich dadurch zwischen uns auftut. Und um diese Kluft zu schließen, setze ich dich unter Druck, aber eigentlich geht es mir dabei überhaupt nicht gut.“

Oder:

> „Ich weiß, dass du heute Nachmittag ganz auf das Fußballspiel konzentriert warst, aber als du so kurz angebunden reagiert hast, fühlte ich mich wie vor den Kopf gestoßen – und es ist mir wichtig, dass du das weißt. Ich bin immer noch ein wenig *traurig* und bekomme das Gefühl von Zurückweisung nicht los."

Was empfinden Sie in Bezug auf Patricia, wenn Sie sich vorstellen, sie würde ihre Gefühle langsam, in einfachen Worten und mit weicher Stimme in dieser Form offenlegen?

Was könnte William sagen, wenn er nicht damit beschäftigt wäre, sich zu schützen, indem er sich rechtfertigt oder seine Gefühle ausblendet?

> „Wenn wir in einen Machtkampf geraten wie gerade eben über das Sofa, habe ich das Gefühl, dass meine Meinung überhaupt nicht zählt. Das *tut weh.* Ich bin dann *wütend* und *traurig* und ziehe mich in so einer Situation meistens zurück."

Oder:

> „Manchmal, wenn ich das Gefühl habe, dass du mich angreifst, bekomme ich extreme *Angst,* dass wir dabei sind, in Streit zu geraten, und tue alles, um das zu vermeiden."

Was empfinden Sie in Bezug auf William, wenn Sie sich vorstellen, er würde seine Gefühle langsam, in einfachen Worten und mit weicher Stimme in dieser Form offenlegen?

Patricia

Wie ich mich verhalte
Ich gehe auf ihn zu, versuche ihn zu überzeugen, stelle Forderungen, bohre nach, mache ihm Vorwürfe

Was ich im Stillen denke
Über mich: „Warum gelingt es mir nicht, ihn zu erreichen?"
Über dich: „Immer entzieht er sich mir!"

Emotional reagiere ich mit
reaktiver Wut, Frustration, Verzweiflung, Angst

William

Wie ich mich verhalte
Ich argumentiere logisch und praktisch, rechtfertige mich, kapituliere, gehe auf Distanz, bagatellisiere

Was ich im Stillen denke
Über mich: „Oh je, was habe ich wieder falsch gemacht?"
Über dich: „Immer muss sie ihren Kopf durchsetzen!"

Emotional reagiere ich mit
abwehrender Wut, Angst, Überwältigtsein, Niedergeschlagenheit, Entfremdung

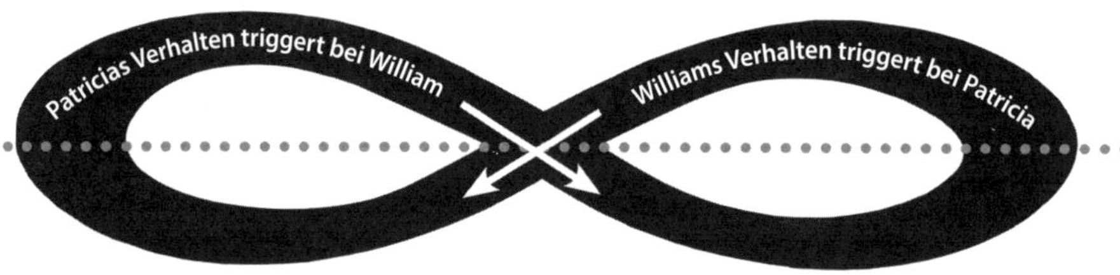

Patricia – Wie ich mich innerlich fühle
Voller Angst, den Kontakt zu ihm zu verlieren
Traurig und einsam
Verletzt angesichts der Zurückweisung

William – Wie ich mich innerlich fühle
Voller Angst, sie zu enttäuschen
Traurig, weil ich mich als Versager fühle

Abbildung 6.1: Patricias und Williams Beziehungstanz: Verhalten, Gedanken, reaktive Emotionen und Kernemotionen
Endlosschleife nach Scott R. Woolley, Ph. D. ©; Beschriftung nach Lucy Pascal, M. S. W

Beobachten Sie, ob sich die Verletzung und die Offenlegung der Gefühle von Patricia und William auf Ihre innere Reaktion auf die beiden auswirkt – reagieren Sie selbst möglicherweise entspannter und weicher? Überlegen Sie sich nun, wie Sie eigene Kernemotionen wie Furcht, Wut und Traurigkeit ausdrücken könnten. Können Sie und Ihr / Ihre Partner*in offen über diese tiefen Gefühle sprechen? Oder verfangen Sie sich in reaktiven Emotionen bzw. negativem Selbstschutzverhalten?

Stellen Sie sich als weiteres Beispiel einen Menschen in einer unsicheren Beziehung vor, der sich fragt: „Wird er / sie mich weniger wertschätzen, wenn ich ihr / ihm von dem Fehler erzähle, der mir bei der Arbeit unterlaufen ist?" Die dahinterstehende Angst kann dazu führen, dass der / die Betreffende sein / ihr Schutzschild in Stellung bringt („Das will ich lieber nicht riskieren!") und seine Angst durch irritierende Bemerkungen überdeckt wie: „Ich hoffe nur, dass du mir nicht wie jedes Mal erzählst, was ich hätte anders machen sollen ...!" Die Wahrscheinlichkeit ist groß, dass der / die Partner*in anstelle der eigentlichen Angst lediglich die gereizte Bemerkung hört und sich angegriffen fühlt. Der / die Erzähler*in wiederum hat aus seinem / ihrem reaktiven Schutzbedürfnis heraus gesprochen und damit seinem / seiner Partner*in sehr wahrscheinlich den Weg verbaut, die darunterliegende Angst zu sehen und auf diese zu reagieren ... und schon ist der Weg zu einer negativen Interaktion gebahnt.

Wie hätte das Gespräch anders verlaufen können? Eine mögliche Eröffnung hätte beispielsweise sein können: „Schatz, hast du eine Minute Zeit? Heute ist mir etwas bei der Arbeit passiert, was mir wirklich unangenehm ist ... so unangenehm, dass ich sogar Angst habe, dass du mich für einen Versager hältst, wenn ich es dir erzähle." Dieser Gesprächsbeginn unterscheidet sich deutlich von dem vorherigen. Dadurch, dass der / die Sprecher*in seine / ihre verletzlichen Gefühle benennt, macht er / sie es dem Gegenüber erheblich leichter, einfühlsam zu reagieren, als auf eine kratzbürstige, dem Selbstschutz dienende oder reaktive Bemerkung. Wenn uns jemand weichere, tiefere Gefühle offenbart, vermittelt er / sie uns die Botschaft:

- Du bist mir wichtig.
- Du bist mir so wichtig, dass ich mich traue, dir Seiten von mir zu zeigen, die ich selbst nicht an mir mag.
- Du bist der Mensch, an den ich mich wenden möchte, wenn ich Probleme habe.
- Ich brauche gerade *deine* Liebe, Empathie, Unterstützung, Ermutigung.

Faustregel:

Teilen Sie Ihrem / Ihrer Partner*in offen Ihre *verletzlichen Kernemotionen* mit und vermeiden Sie es, vorauseilend durch reaktive Aussagen in Abwehr zu gehen.

REFLEXION 6.7: Unsere Kernemotionen entdecken

Suchen Sie sich einen Ort und einen Zeitpunkt, an dem Sie in Ruhe nachdenken können. Denken Sie an eine Situation in der näheren Vergangenheit, in der Sie mit Ihrem / Ihrer Partner*in in Ihren üblichen negativen Kreislauf geraten sind. Machen Sie sich bei Bedarf Notizen zu Einzelheiten. Jeder Textblock ist zweimal aufgeführt, also jeweils einmal für Sie beide.

Name: ____

Fragen Sie sich: Welche Kernemotionen tauchen in mir auf, wenn ich mir näher anschaue, wie es mir in unserem negativen Kreislauf geht?

____

____

____

Name: ____

Fragen Sie sich: Welche Kernemotionen tauchen in mir auf, wenn ich mir näher anschaue, wie es mir in unserem negativen Kreislauf geht?

____

____

____

Sollten bei dieser Übung Gefühle wie Enttäuschung, Gereiztheit oder „wie gelähmt" in Ihnen aufkommen, bleiben Sie bei der Frage und probieren Sie aus, ob Sie tiefer gehen können. Wenn das, was Sie empfinden, sich nicht vertraut und oberflächlich anfühlt, *sondern verletzlich oder neu, oder wenn es akut körperliche Reaktionen in Ihrem Herzen oder vielleicht auch im Magen auslöst,* können Sie relativ sicher davon ausgehen, auf eine Kernemotion gestoßen zu sein.

Versuchen Sie, den Teil der Interaktion in Gedanken durchzuspielen, der die stärkste Reaktion in Ihnen ausgelöst hat. Beobachten Sie, was in Ihrem Körper vor sich geht: Wo spüren Sie Anspannung? Spüren Sie nach, ob Ihr Herzschlag sich verändert, Sie feuchte Hände haben, der Kiefer verspannt, Verkrampfungen im Bauchraum auftreten oder Ähnliches. Folgen Sie Ihrem Atemrhythmus. Gehen Sie mit Ihrer Aufmerksamkeit dorthin, wo Sie Anspannung oder starke Gefühle wahrnehmen. Achten Sie auf alle Emotionen, die dabei auftauchen.

Wenn Sie spüren, dass eine Emotion auftaucht, lassen Sie sich auf sie ein, um sie erkennen zu können. Wo genau in Ihrem Körper nehmen Sie das Gefühl wahr? Geben Sie ihm Raum, sich zu entfalten. Lassen Sie zu, dass es da ist, und sagen Sie sich: „Es ist in Ordnung." Wenn Ihre Gedanken abschweifen und Sie an Ihre Arbeit oder andere Dinge denken, lenken Sie Ihre Aufmerksamkeit behutsam wieder zu dem Gefühl zurück.

Nachstehend finden Sie einige Beispiele für Kernemotionen, die Klient*innen unserer Praxis mit Protest- bzw. Rückzugsverhalten in Verbindung gebracht haben.

Protestler*innen

- sind traurig, weil sie sich einsam und nicht gesehen fühlen
- sind traurig und verletzt, weil sie sich nicht wichtig fühlen
- haben Angst, verlassen oder betrogen zu werden
- haben Angst, abgelehnt oder zurückgewiesen zu werden
- empfinden Verletzung und Schamgefühl, wenn sie abgewiesen werden
- haben Angst, nicht liebenswert zu sein

Rückzügler*innen

- sind traurig, wenn sie ihren / ihre Partner*in enttäuscht haben
- sind wütend, wenn sie sich nicht respektiert fühlen
- haben Angst, abgewiesen zu werden, weil sie nie den Ansprüchen genügen
- haben Angst, dass ihr Gegenüber „genug von ihnen hat" und sie verlässt
- sind wütend, weil sie sich kontrolliert fühlen
- sind traurig und schämen sich, weil sie sich als unerträglich empfinden

Wenn Sie ein Gespür für die Kernemotionen entwickeln konnten, die Ihrem negativen Tanz bzw. der Interaktion, anhand derer Sie die Fragen durchgegangen sind, zugrunde liegen, laden wir Sie ein, zum nächsten Schritt weiterzugehen und Ihre Seite der Beziehungsschleife in Abbildung 6.2 auszufüllen. Versuchen Sie, die Kernemotionen Ihrer Negativschleife anschließend in einem Gespräch der LIEBE miteinander zu teilen. Machen Sie sich keine Gedanken, falls Sie Ihre Kernemotionen noch nicht genau erspüren können. Legen Sie die Übung in diesem Fall erst einmal beiseite und versuchen Sie es zu einem späteren Zeitpunkt erneut. Seien Sie nachsichtig und haben Sie Geduld mit sich.

> Je leichter es Ihnen und Ihrem / Ihrer Partner*in fällt, die Situation, in der Sie sich gerade befinden, so anzunehmen, wie sie ist – ohne sich unter Druck zu setzen oder abzuwerten –, desto leichter wird es Ihnen fallen, sich in Zukunft auf Ihre tieferen Emotionen einzulassen.

Name: ____________________

Wie ich mich verhalte

____

____

____

Was ich im Stillen denke

Über mich:

____

____

Über dich:

____

____

Emotional reagiere ich mit

____

____

Wie ich mich innerlich fühle

____

____

Name: ____________________

Wie ich mich verhalte

____

____

____

Was ich im Stillen denke

Über mich:

____

____

Über dich:

____

____

Emotional reagiere ich mit

____

____

Wie ich mich innerlich fühle

____

____

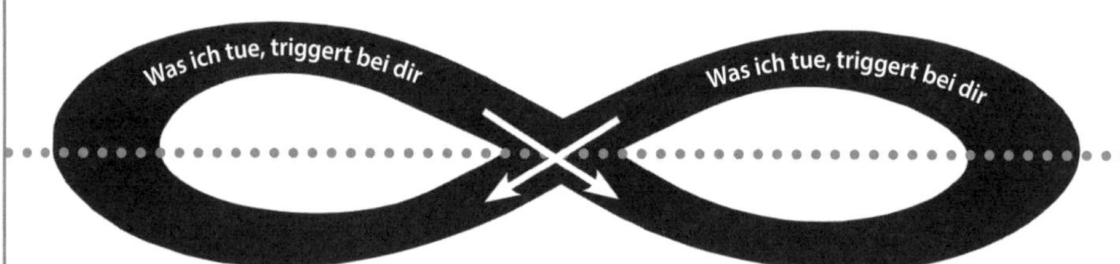

Abbildung 6.2: Unser Beziehungstanz: Verhalten, Gedanken, reaktive Emotionen und Kernemotionen
Endlosschleife nach Scott R. Woolley, Ph. D. ©; Beschriftung Lucy Pascal, M. S. W

REFLEXION 6.8: Wie wir uns gegenseitig beeinflussen

Überlegen Sie, wie sich Ihre Emotionen und Ihr Verhalten auf Ihren / Ihre Partner*in auswirken. Und umgekehrt, wie sich die Emotionen und das Verhalten Ihres Partners / Ihrer Partnerin auf Sie auswirken. Probieren Sie aus, ob es Ihnen hilft, die folgende Übung gemeinsam durchzugehen. Jeder Textblock ist zweimal aufgeführt, also jeweils einmal für Sie beide.

Name: ______________________

Wenn ich *tief in mir* (z. B. ängstlich, traurig, verletzt, wütend) ______________ bin, es mir aber nicht gelingt, dieses Gefühl mit dir zu teilen, *reagiere* ich mit ______________________ (Enttäuschung, reaktiver oder wütender Abwehr, Gereiztheit, Auf-Distanz-Gehen), und ich versuche, die Situation zu *bewältigen,* indem ich ______________________ (z. B. mich beklage, dir Vorhaltungen mache, verstumme).

Du *reagierst* darauf im Allgemeinen mit ______________________ und versuchst, die Situation zu *bewältigen,* indem du ______________________.

Ich frage mich, was du in solchen Momenten wohl *tief in dir* spürst: ____________?

Was bewirken deine Kernemotionen bei mir? ______________________

____

Name: ______________________

Wenn ich *tief in mir* (z. B. ängstlich, traurig, verletzt, wütend) ______________ bin, es mir aber nicht gelingt, dieses Gefühl mit dir zu teilen, *reagiere* ich mit ______________________ (Enttäuschung, reaktiver oder wütender Abwehr, Gereiztheit, Auf-Distanz-Gehen) und ich versuche, die Situation zu *bewältigen,* indem ich ______________________ (z. B. mich beklage, dir Vorhaltungen mache, verstumme).

Du *reagierst* darauf im Allgemeinen mit ______________________ und versuchst, die Situation zu *bewältigen,* indem du ______________________.

Ich frage mich, was du in solchen Momenten wohl *tief in dir* spürst: ____________?

Was bewirken deine Kernemotionen bei mir? ________________________________

____

Name: ____________________

Wenn ich *positive Kernemotionen* wie ____________________ (z. B. Glück und Freude) empfinde, äußert sich das in der Regel durch ____________________ (z. B. liebevolles Verhalten, Zuneigung, Offenheit, Aufmerksamkeit und Empathie).

Du *reagierst* darauf im Allgemeinen mit ____________________ (Freude, Ausgelassenheit, Erleichterung, Zuhören, Offenlegen eigener Gefühle).

Je mehr wir in einen gegenseitigen Austausch kommen, indem ich ____________________ (z. B. Offenheit, Ermutigung, Liebe, Kerngefühle) zeige, desto stärker reagierst du mit ____________________ (z. B. Lächeln, Entspannung, Zuhören, Offenlegen eigener Gefühle).

Deine positiven Kernemotionen bewirken bei mir: ____________________

Name: ____________________

Wenn ich *positive Kernemotionen* wie ____________________ (z. B. Glück und Freude) empfinde, äußert sich das in der Regel durch ____________________ (z. B. liebevolles Verhalten, Zuneigung, Offenheit, Aufmerksamkeit und Empathie).

Du *reagierst* darauf im Allgemeinen mit ____________________ (Freude, Ausgelassenheit, Erleichterung, Zuhören, Offenlegen eigener Gefühle).

Je mehr wir in einen gegenseitigen Austausch kommen, indem ich ____________________ (z. B. Offenheit, Ermutigung, Liebe, Kerngefühle) zeige, desto stärker reagierst du mit ____________________ (z. B. Lächeln, Entspannung, Zuhören, Offenlegen eigener Gefühle).

Deine positiven Kernemotionen bewirken bei mir: ____________________

In der nachstehenden Tabelle 6.1 finden Sie Hilfestellungen zum konstruktiven Umgang mit Kernemotionen:

1. **Identifizieren Sie Ihre Trigger**	Handelt es sich bei dem Trigger um etwas, das sich in Ihrem Inneren abspielt (z. B. einen Gedanken wie „Ob er es wohl schafft, pünktlich zu sein?“ oder „Ich habe das Gefühl, ihm / ihr ist es egal, wie es mir geht“), oder etwas, das Sie wahrgenommen haben (z. B. einen Blick, eine Bemerkung oder eine Geste Ihres Partners / Ihrer Partnerin)?
2. **Wenn Sie gar keine Emotion wahrnehmen – oder im Gegenteil sogar zu viele:**	Halten Sie inne in dem, was Sie gerade tun, schalten Sie einen Gang zurück und lenken Sie Ihre Aufmerksamkeit nach innen. Atmen Sie einige Male tief aus und ein. Sollten Sie sich im Moment „leer“ fühlen und Ihre Gefühle unterdrückt oder ausgeblendet haben, spüren Sie möglichen Empfindungen oder Gefühlsregungen in sich nach. Wenn Sie *viele Emotionen auf einmal* wahrnehmen, atmen Sie so lange ruhig weiter, bis Sie zur Ruhe kommen, und spüren Sie, welche Emotion sich als die wichtigste herauskristallisiert. Das ist nicht immer einfach. Versuchen Sie gegebenenfalls, Ihre Aufmerksamkeit auf Empfindungen in Ihrem Körper zu richten (klassischerweise Bauch, Brust, Schultern, Hals und Kiefer). Beobachten Sie, welche Bereiche sich zittrig, schwer, angespannt oder verkrampft anfühlen. Versuchen Sie, Ihren Atemrhythmus und Ihren Herzschlag wahrzunehmen. Wird Ihnen möglicherweise heiß oder kalt? Nehmen Sie Ihre Körperhaltung und Gestik wahr. Fragen Sie sich zu jedem dieser Punkte, was Sie innerlich dazu empfinden. Geben Sie sich die Erlaubnis, es zu erspüren.
3. **Wählen Sie einfache Worte**	Benennen Sie Ihre Gefühle mit einfachen und klaren Worten: „Ich habe Angst ... bin traurig ... bin wütend ...“ (Emotionen beim Namen zu nennen hilft, Klarheit zu schaffen. Selbst eher vage Gefühle wie „gelähmt“ oder „aufgebracht“ werden mit jedem Mal klarer, je öfter Sie sich ihnen zuwenden).
4. **Sprechen Sie von sich, anstatt anderen Vorwürfe zu machen**	Sprechen Sie von sich und erläutern Sie das Geschehen, ohne der anderen Seite Vorwürfe zu machen: „Ich bin traurig ... weil das, was du gerade gesagt hast, mich sehr trifft.“

5. **Halten Sie reaktive bzw. abwehrende Wut in Schach**	Halten Sie Ihre *Wut* in Schach. Konzentrieren Sie sich darauf, weichere Kernemotionen zu benennen und nicht dem Selbstschutz dienende, an der Oberfläche liegende harte Gefühle der Verärgerung. Dampf abzulassen bringt Sie nicht weiter. Außerdem wird es Ihrem Gegenüber erheblich leichter fallen, konstruktiv auf Gefühle wie Verletzung oder Furcht zu reagieren als auf eisige Stille, Kritik, Vorwürfe oder blinde Wut.
6. **Versuchen Sie, Ihre Wut nicht zu stark zu kontrollieren und Gefühle und Bedürfnisse in angemessener Form zum Ausdruck zu bringen**	Wenn Sie dazu neigen, Ihre *Wut zu stark zu kontrollieren*, kann es hilfreich sein zu versuchen, Bedürfnisse und Gefühle offensiver zu vermitteln, z. B. mit Worten wie „Es hat mich verletzt und geärgert, dass du mich nicht in deine Pläne einbezogen hast. Ich möchte in die Planung einbezogen werden. Ich möchte mir gerne sicher sein, dass es dir wichtig ist, dass ich mich an diesem Projekt beteilige." Worauf es in dieser Aussage ankommt, ist, dass sowohl das *Gefühl* als auch die *Wünsche* und / oder *Bedürfnisse* klar benannt werden.
7. **Stellen Sie sich Ihren Ängsten**	Versuchen Sie, Ihren *Ängsten* so oft wie möglich ins Auge zu schauen, anstatt ihnen auszuweichen. Etwas zu tun, wovor Sie sich fürchten, kann mit Ängsten besetzt sein – aber auch ungeheuer guttun. Wenn Sie sich Ihrem / Ihrer Partner*in nahe genug fühlen, sprechen Sie mit ihm / ihr über Ihre Ängste. Gehen Sie bei Bedarf in kleinen Schritten vor, beispielsweise indem Sie Ihrem Gegenüber zunächst eingestehen, wie schwierig (oder beängstigend) es für Sie ist, über das, was Sie belastet, zu sprechen. Wenn Sie dann feststellen, dass Ihr Gegenüber bereit ist, Ihnen zuzuhören, können Sie ihm / ihr im nächsten Schritt Ihre Sorgen und Nöte anvertrauen.
8. **Gestatten Sie es sich, traurig zu sein**	*Traurigkeit zuzulassen* ermöglicht es uns, auf unseren Körper zu hören – er weiß instinktiv am besten, was uns guttut. Tränen zum Beispiel wirken von Natur aus erleichternd. Sich „gründlich auszuweinen" löst biochemische Veränderungsprozesse in unserem Gehirn aus und hat einen tröstlichen Effekt. Wenn Sie irgendwann das Gefühl haben, dass es für Sie passt, trauen Sie sich, Ihrem / Ihrer Partner*in Ihre Traurigkeit zu offenbaren.

Tabelle 6.1: Acht Tipps zum achtsamen Umgang mit Kernemotionen

Miteinander sprechen – Gefühle teilen

Wenn Sie beide so weit sind, sich über die Ergebnisse der Reflexionsübungen miteinander auszutauschen, vereinbaren Sie hierfür einen (oder auch mehrere) feste Zeit(en). Es kann durchaus sein, dass es Ihnen an der einen oder anderen Stelle schwerfällt, Ihrem/Ihrer Partner*in bestimmte verletzliche Gefühle, von denen er/sie spricht, zuzugestehen. Zweifel dieser Art können ihre Berechtigung haben, da die Verletzlichkeit Ihres Partners/Ihrer Partnerin für Sie bisher möglicherweise noch nicht sichtbar war (oder auch Sie selbst sich möglicherweise selten verletzlich zeigen). Widerstehen Sie aber unbedingt der Versuchung, die Gefühle Ihres Gegenübers als „nicht echt" abzutun.

Was von außen *sichtbar ist,* wenn Sie sich in Ihrem negativen Kreislauf befinden, ist das, was in der Abbildung „Ihr Beziehungstanz" oberhalb der gepunkteten Linie aufgeführt ist: Wie Sie sich beide verhalten und welche reaktiven Emotionen Sie zeigen. Aber was ist mit dem Teil Ihres Teufelskreises, der nicht auf Anhieb für Sie sichtbar ist, während Sie in Ihrem negativen Tanz gefangen sind (dem Teil unterhalb der gepunkteten Linie)? Bei den Übungen, die wir Ihnen in diesem Kapitel an die Hand gegeben haben, ging es in erster Linie darum, Ihnen zu helfen, tiefer zu tauchen und unter die Oberfläche Ihres Teufelskreises zu gelangen. Wenn Sie als Paar den Mut aufbringen, nicht weiter zu schnorcheln, sondern Ihre Taucherausrüstung anzulegen und Ihre Unterwasserwelt kennenzulernen, gibt es noch viele schöne Dinge zu entdecken.

Hier noch einmal die wichtigsten Punkte des Leitfadens für Gespräche der LIEBE, der Ihnen helfen kann, sich immer besser kennenzulernen:

- Nehmen Sie sich Zeit und hören Sie einander respektvoll zu.
- Achten Sie auf mögliche Anzeichen Ihres Negativ-Kreislaufs und unterbrechen Sie ihn gegebenenfalls: „Lass uns nicht wieder in den Strudel geraten."
- Danken Sie einander für die Bereitschaft, die Übungen durchzugehen.
- Schauen Sie sich auch die nächsten Kapitel an, um sich, Ihren/Ihre Partner*in und Ihre Beziehung noch besser zu verstehen.

7. Der Weg zur Sicherheit ist mit guten Absichten gepflastert

Wie wir uns im Umgang mit anderen Menschen im Allgemeinen und in Paarbeziehungen im Besonderen verhalten, wird von einer Vielzahl gleichzeitig wirkender Faktoren beeinflusst. In den letzten Kapiteln ging es vor allem um Emotionen, und unser Anliegen war es, Ihnen zu helfen, zwischen verschiedenen Emotionen (z. B. Traurigkeit, Angst und Wut) sowie verschiedenen Arten von Emotionen (Kern- und reaktive Emotionen) zu unterscheiden. Mit großer Wahrscheinlichkeit ist Ihnen dabei deutlich geworden, dass Ihr negativer Beziehungstanz wesentlich von der Art und Weise bestimmt wird, wie Sie beide mit Kernemotionen umgehen (siehe Kap. 6). Doch was setzt diese Kernemotionen in Gang? Was ruft sie auf den Plan? Antworten auf diese Fragen erhalten Sie in diesem Kapitel, in dem wir uns mit einem weiteren wichtigen Aspekt Ihres Alltags- und Beziehungslebens befassen werden.

Wir alle wissen, dass Beziehungen eine Vielzahl von Emotionen auslösen. Ein Grund hierfür ist, dass bei Beziehungen (insbesondere Paarbeziehungen) das Thema Bindung eine zentrale Rolle spielt und es wichtig für uns ist, unsere menschlichen Grundbedürfnisse nach Liebe, Fürsorge und Sicherheit befriedigt zu bekommen. Doch Emotionen kommen nicht aus dem Nichts, weder die Glückseligkeit frisch Verliebter noch die tiefe Freude, einen geliebten Menschen an seiner Seite zu haben, und auch nicht die Enttäuschung, wenn unsere Gefühle zum ersten Mal verletzt werden. Unseren Kernemotionen liegen fundamentale Beziehungs- und Bindungsbedürfnisse zugrunde, so zum Beispiel das Bedürfnis nach Sicherheit und Nähe und der Wunsch, gesehen und wertgeschätzt zu werden. Sue Johnson erklärte hierzu:[102]

> Bindungsbedürfnisse sind Ausdruck der Grundfragen, die sich uns in Liebesbeziehungen stellen:
> Wirst du zu mir kommen, wenn ich nach dir rufe? Wirst du für mich da sein? Stehst du hinter mir? Vertraust du mir? Wirst du bei mir bleiben?

Kernemotionen werden aktiviert, wenn unsere Grundbedürfnisse in einer uns wichtigen Beziehung befriedigt werden bzw. genau das nicht geschieht. Werden sie befriedigt, sind positive Gefühle wie Glück, Freude, Begeisterung oder Erleichterung so gut wie vorprogrammiert. Werden sie hingegen nicht befriedigt, reagieren wir eher mit diffusem Unbehagen oder entsprechenden negativen Emotionen wie Traurigkeit, Furcht, Wut und sogar Scham. Das heißt: Wenn Sie in Ihrer Beziehung eine starke

Kernemotion bei sich registrieren, handelt es sich um einen ernst zu nehmenden Ausdruck eines für Sie wichtigen Beziehungsbedürfnisses. Wenn Sie zum Beispiel

- glücklich sind, wenn Sie und Ihr Partner / Ihre Partnerin nach einem anstrengenden Tag miteinander lachen und sich amüsieren, kann dahinter das Bedürfnis nach Leichtigkeit und Verspieltheit als Gegengewicht zu den Belastungen des Alltags stehen;
- traurig sind, wenn verletzende Worte gefallen sind, steht dahinter möglicherweise das Bedürfnis nach Wiedergutmachung und Trost;
- wütend sind, weil Sie persönlich beleidigt wurden, spiegelt sich darin möglicherweise das Bedürfnis nach Respekt;
- befürchten, Ihr Partner oder Ihre Partnerin könnte Ihrer überdrüssig sein und Sie verlassen, kann dahinter das Bedürfnis nach Sicherheit und Rückhalt stehen.

Wenn Sie Ihren Kernemotionen folgen und auf sie hören, werden sie Ihnen sagen, was Sie brauchen. Mehr noch: Wenn Sie ihnen vertrauen, können Ihre Kernemotionen sich als Türöffner zu Ihren Beziehungsbedürfnissen erweisen.

Wenn etwas Sie hindert, Ihre emotionalen Bedürfnisse unbefangen zu äußern, oder Sie sich noch nicht sicher sind, was Ihre Bedürfnisse sind, kann es durchaus sein, dass Sie sich indirekt äußern und Ihr Gegenüber irritieren – ein klassisches Beispiel hierfür sind ironische Bemerkungen mit dem Ziel, die Aufmerksamkeit des Gegenübers zu gewinnen. Sich bei Bedarf der Aufmerksamkeit des Partners / der Partnerin sicher sein zu können ist – da würden wohl die meisten Menschen zustimmen – ein wesentliches Bedürfnis in engen Beziehungen. Das durch Ironie erreichen zu wollen ist nicht nur irritierend, sondern auch kontraproduktiv und kann schnell negative Interaktionen triggern.

Wenn Sie sich die Protest- bzw. Rückzugsverhaltensmuster in Ihrem negativen Zyklus genauer anschauen, werden Sie feststellen, dass diesem Verhalten fast immer eine – erst auf den zweiten Blick erkennbare – *positive Absicht* zugrunde liegt (im Folgenden auch als Bindungsintention bzw. -bemühung bezeichnet), das heißt: vermeintlich „problematisches Verhalten“ ist in Wirklichkeit Ihr Versuch, Verbundenheit, Sicherheit und Stabilität in Ihrer Beziehung wiederherzustellen. Wenn Sie das Verhalten, das Sie in kritischen Momenten zeigen, genauer unter die Lupe nehmen, können Sie entdecken, was Sie damit erreichen wollen. Und wenn es Ihnen geht wie vielen Paaren, sprechen Sie nur selten über diese persönlichen Beweggründe. Wenn es Ihnen aber gelingt, Ihre Bindungsabsichten zu identifizieren und Ihrem Partner / Ihrer Partnerin gegenüber zum Ausdruck zu bringen, kann dieser Austausch die Brücke sein, über die Sie wieder zueinander finden können.

7.1 Bindungsabsichten aufspüren

Schauen wir uns noch mal die Geschichte von Patricia und William an, um die Bindungsabsichten herauszuarbeiten, die der Protest-Rückzugs-Dynamik der beiden zugrunde liegen. Im ersten Beispiel reagiert Patricia gereizt, als ihr klar wird, dass William und sie nicht den gleichen Geschmack haben. Sie fürchtet, mit William nicht zu einer Einigung kommen zu können. Da Patricia Unstimmigkeiten in der Beziehung verunsichern, bedrängt sie William zunächst, um zu einer gemeinsamen Entscheidung zu kommen. Patricia versucht in diesem Moment, die Kontrolle über eine beunruhigende Situation zu gewinnen, indem sie Druck ausübt. Im zweiten Beispiel ist es ein harmloses Missverständnis, das sie und William in ihren negativen Tanz bringt: Patricia ist gekränkt, weil William ihr beim Fußballspiel keine Beachtung geschenkt hat. Als sie ihn später am Abend darauf anspricht, trägt sie ihre Kränkung bereits stundenlang mit sich herum. Sie wirft ihm vor, sein Ton sei „unangemessen" gewesen. Sie versucht also, wieder in Kontakt zu William zu kommen, nachdem fast ein ganzer Tag voller Anspannung hinter ihr liegt, an dem sie unter der von ihr empfundenen Distanz gelitten hat. Noch dazu sehnt sie sich eigentlich danach, dass William sich ihrer Verletzung annimmt, doch aus Angst, sich verletzlich zu machen, traut sie sich nicht, William ihre Wunde offen zu zeigen. Stattdessen überschüttet sie ihn mit Vorwürfen. Für Patricia fühlt sich, wenn sie und William in ihrem negativen Zyklus feststecken, der Verlust an Verbundenheit zwischen ihnen bedrohlich an. Verfällt William in Schweigen oder flüchtet er sich in Sachargumente, fühlt sie sich allein gelassen und verliert in erheblichem Maße den Kontakt zu ihm. *Die Bindungsintention hinter Patricias Verhalten als „Verfolgerin" ist stets, den Kontakt wiederherzustellen.* Dieses Ziel verfolgt sie mit großer Energie – was sie davor schützt, zu sehr mit ihrer Verletzlichkeit und Angst in Kontakt zu kommen, es William allerdings auch erschwert, Patricias weichere Gefühle wahrzunehmen, also genau die Gefühle, die ihn dazu bringen könnten, Patricia den Trost und die Sicherheit anzubieten, die sie sucht.

Wenden wir uns jetzt Williams Seite im Negativkreislauf der beiden zu. Im ersten Beispiel ist erkennbar, dass er überfordert ist, als Patricia aus ihrer eigenen Verunsicherung heraus immer massiver auf ihn einredet und er ihr Verhalten als Kritik an sich versteht. Zunächst verteidigt er sich zwar, gibt aber ab einem gewissen Punkt nach, um Streit zu vermeiden. Aus seiner Sicht kann nur durch seinen Rückzug wieder Frieden zwischen ihnen hergestellt werden. Für seine permanente Anpassung zahlt William allerdings einen hohen Preis, nämlich die Annahme, dass es in dieser Beziehung keinen Raum für ihn gibt. Je mehr er daran zweifelt, dass seine Gefühle und Überzeugungen für Patricia von Bedeutung sind, desto weniger ist er bereit, sie an dem, was in ihm vorgeht, teilhaben zu lassen. Im zweiten Beispiel errichtet er eine

Schutzmauer, als er das Gefühl hat, dass Patricia sich nur beschweren will und ihn abschätzig behandelt. Die kühle und rationale Reaktion, die er an den Tag legt, ist aus seiner Sicht der einzige Weg, die eigene Angst in den Griff zu bekommen und einem gemeinsamen Gespräch aus dem Weg zu gehen, von dem er befürchtet, dass es aus dem Ruder laufen könnte. *Die Bindungsintention hinter der Schutzmauer, die William errichtet, ist sein Wunsch, den Frieden zwischen ihnen zu wahren und sich vor unangenehmen Gefühlen zu schützen.* Dieselbe Mauer versperrt Patricia allerdings den Blick darauf, wie sehr ihn die Sorge umtreibt, sie zu enttäuschen, und wenn Patricia William nicht erreicht, ist es sehr schwierig für sie, einfühlsam auf seine Gefühle zu reagieren.

Fällt Ihnen auf, dass die Bindungsbemühungen, die wir hinter Patricias Protestverhalten herausgearbeitet haben, ihr Verhalten in einem neuen Licht erscheinen lassen? Dass sie mit ihrem Protestverhalten versucht, in Kontakt mit William zu kommen und seine Aufmerksamkeit zu bekommen, ohne sich zu verletzlich zu machen? Und fällt Ihnen bei William auf, wie er versucht, den Konflikt klein zu halten und Patricias abschätzigen Bemerkungen zu entgehen, indem er sich verschließt und rational argumentiert? In der folgenden Abbildung 7.1 haben wir für Sie Patricias und Williams Endlosschleife mit allen Ebenen ihrer Beziehungsdynamik einschließlich ihrer Bindungsintentionen zusammengestellt.

Protest- und Rückzugsverhalten eignen sich hervorragend dazu, unsere eigentlichen Bindungsängste, -unsicherheiten und -intentionen zu verschleiern.

Patricia

Wie ich mich verhalte
Ich gehe auf ihn zu, versuche ihn zu überzeugen, stelle Forderungen, bohre nach, mache ihm Vorwürfe

Was ich im Stillen denke
Über mich: „Warum gelingt es mir nicht, ihn zu erreichen?"
Über dich: „Immer entzieht er sich mir!"

Emotional reagiere ich mit
reaktiver Wut, Frustration, Verzweiflung, Angst

William

Wie ich mich verhalte
Ich argumentiere logisch und praktisch, rechtfertige mich, kapituliere, gehe auf Distanz, bagatellisiere

Was ich im Stillen denke
Über mich: „Oh je, was habe ich wieder falsch gemacht?"
Über dich: „Immer muss sie ihren Kopf durchsetzen!"

Emotional reagiere ich mit
abwehrender Wut, Angst, Überwältigtsein, Niedergeschlagenheit, Entfremdung

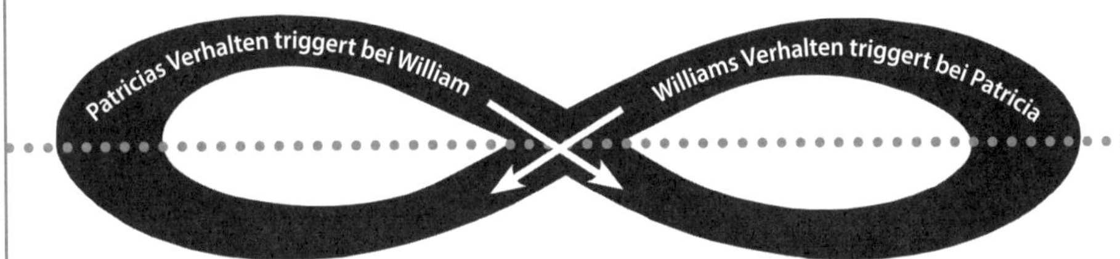

Patricia

Wie ich mich innerlich fühle
Voller Angst, den Kontakt zu ihm zu verlieren
Traurig und einsam
Verletzt angesichts der Zurückweisung

Was ich brauche, meine eigentliche Intention
In Kontakt gehen, Verbindung herstellen
Mich gesehen fühlen, sichtbar sein, dich erreichen
Schmerz und Ablehnung vermeiden

William

Wie ich mich innerlich fühle
Voller Angst, sie zu enttäuschen
Traurig, weil ich mich als Versager fühle

Was ich brauche, meine eigentliche Intention
Harmonie herstellen, Frieden bewahren
Unsere Verbindung aufrechterhalten
Schmerz darüber, dich enttäuschen zu haben oder abgelehnt zu werden, vermeiden

Abbildung 7.1: Patricias und Williams Beziehungstanz: Verhalten, Gedanken, reaktive Emotionen, Kernemotionen und Bindungsintentionen
Endlosschleife nach Scott R. Woolley, Ph. D. ©, Beschriftung nach Lucy Pascal, M. S. W

In unserer Arbeit mit Paaren beobachten wir immer wieder, dass Partner*innen, die ihre Beziehungswünsche und -intentionen durch reaktive Emotionen zum Ausdruck bringen oder durch Verhaltensweisen, die ihrem negativen Kreislauf entstammen, damit in der Regel das Gegenteil dessen erreichen, was sie sich wünschen. Wenn Patricia in dem Versuch, mit William in Kontakt zu gehen, ihn bedrängt oder kritisiert, reagiert William darauf, indem er auf Distanz geht. Das wiederum befeuert ihre Angst, ihn nicht erreichen zu können, sodass sie ihre Bemühungen *intensiviert*, und zwar in genau der Art und Weise, die sie kennt. Je stärker aber Patricia ihrer Frustration und ihrem Ärger Luft macht, desto größer wird Williams Angst, sie zu enttäuschen; eine Angst, die ihn darin bestärkt, sich besser zurückzuziehen, um *es nicht noch schlimmer zu machen.* Und je mehr William auf Distanz geht, desto größer wird Patricias Angst, den Kontakt zu ihm zu verlieren … und so weiter und so fort:

> Negative Kreisläufe halten sich durch emotionale Kettenreaktionen und sich wiederholende Schleifen, die für beide Seiten belastend und schmerzhaft sind, selbst in Gang.

Sollten Sie sich jetzt verzagt fragen, ob denn noch Hoffnung besteht und was Sie tun können, um diesen vermeintlich endlosen Schleifen zu entrinnen, können wir Sie beruhigen: Wenn es Ihnen gelingt zu erkennen, dass Sie als Paar in einem Zyklus gefangen sind, zu dem Sie *beide* beitragen und unter dem Sie *beide* leiden, sind Sie auch in der Lage, *sich zusammenzutun und gemeinsam zu verhindern,* sich in Ihren alten Mustern zu verfangen. Vielleicht kann eine*r von Ihnen ja schon das Gesamtbild sehen und die / den andere*n liebevoll einladen, es sich gemeinsam anzuschauen? In der Therapie sprechen wir an dieser Stelle auch von Metakommunikation, das heißt: Kommunikation über die eigene Kommunikation: „Ich habe den Eindruck, dass wir gerade wieder in die Falle geraten. Lass uns einen Gang zurückschalten … Das ist etwas, das mich triggert und sofort eine Gegenreaktion in mir auslöst … Was triggert dich?" Eine andere Möglichkeit wäre auch, in Ihnen aufsteigende Kernemotionen in Worte zu fassen: „Ich merke, dass die *Angst* in mir hochsteigt, dass du nicht erreichbar sein könntest" oder „Ich bin gerade ganz *traurig,* weil ich das Gefühl habe, es dir einfach nicht recht machen zu können, selbst wenn mich noch so sehr anstrenge". Mit *Offenlegungen wie diesen führen Sie das Gespräch weg von der Oberfläche hin zu weicheren Emotionen und Wünschen, die Sie einander näherbringen können.* Wenn Sie nicht mehr gegen-, sondern miteinander agieren, wird sich das emotionale Klima in Ihrer Beziehung Schritt für Schritt positiv verändern. Wenn Sie die tiefen und verletzlichen Anteile dessen, was Sie empfinden und wahrnehmen, mit Ihrem Gegenüber teilen, fühlt es sich viel eher eingeladen, mitfühlender, fürsorglicher und liebevoller auf Sie zu reagieren. Die Bindungswünsche und -intentionen aufzudecken, die Ihrem Verhalten und den reaktiven Emotionen in Ihrem negativen Kreislauf zugrunde liegen, kann es Ihnen erleichtern, einander mit mehr Nachsicht zu begegnen.

Reflexion 7.1: Unsere Bindungsintentionen

Um den Bindungsintentionen hinter Ihrem Verhalten auf die Spur zu kommen, laden wir Sie ein, zunächst die folgenden Sätze zu vervollständigen (online unter ↗ http://www.junfermann.de finden Sie eine Vorlage zum Download und Vervielfältigen).

1. Am stärksten triggert und stresst es mich, wenn ich mich in unserer Beziehung ____________ ______________________________ fühle.
2. Was ich in unserer Beziehung am meisten vermisse: ____________
3. In meinem Teil unseres Beziehungstanzes versuche ich, ____________
4. Mein Wunsch bzw. meine Intention ist, ____________

Nachfolgend finden Sie eine Zusammenstellung typischer Bindungswünsche und -intentionen verfolgender bzw. sich zurückziehender Partner*innen. Markieren Sie die Beispiele, die auf Sie zutreffen, bzw. überlegen Sie, mit welchen Worten Sie Ihre Intentionen beschreiben würden. In unserem negativen Tanz versuche ich:

*Protestler*innen*

- mit dir in Kontakt zu gehen
- mich dir bemerkbar zu machen
- deine Aufmerksamkeit zu gewinnen
- von dir gesehen und ernst genommen zu werden
- eine Reaktion von dir zu erhalten
- mich vor Verletzungen zu schützen

*Rückzügler*innen*

- es dir recht zu machen
- Fehler zu vermeiden
- dich nicht zu enttäuschen
- Konflikte zu vermeiden
- die Harmonie zwischen uns zu wahren
- meine eigene Verletzung oder Angst zu bewältigen

Wenn Ihnen Ihre Bindungswünsche und -intentionen nun klarer geworden sind, versuchen Sie, sich abwechselnd darüber auszutauschen. Unser Tipp: Gespräche dieser Art fallen erfahrungsgemäß leichter, wenn Sie konkrete Beispiele aus Ihrem gemeinsamen Alltag einfließen lassen, anstatt abstrakt über etwas zu reden. Versuchen Sie, bei Ihrem Austausch immer an die Grundsätze der Gespräche der LIEBE zu denken.

Um das Bild Ihres Beziehungstanzes zu vervollständigen, empfehlen wir Ihnen, die verschiedenen Ebenen, die Sie in diesem und den vorhergehenden Kapiteln untersucht haben, miteinander zu verbinden. Eine Möglichkeit wäre beispielsweise, sich eine heikle Gesprächssituation in Erinnerung zu rufen und an diesem Beispiel gemeinsam die einzelnen Ebenen herauszuarbeiten.

Wählen Sie für den Anfang am besten ein für Ihre Beziehung zwar „typisches", aber nicht allzu belastendes Ereignis und gehen Sie es gemeinsam durch.[103]

Mit zunehmender Sicherheit können Sie nach und nach auch heiklere Themen angehen. Unter den Online-Materialien finden Sie eine Blankovorlage des Arbeitsblatts zu Ihrem Beziehungstanz, das Sie kopieren und für weitere Gespräche nutzen können. Es kann durchaus sein, dass es Ihnen nicht auf Anhieb leichtfällt, alle Ebenen Ihrer Beziehungsdynamik auszufüllen. Je mehr Sie sich aber darin üben, auch schwierigere Gespräche zu führen und Konflikte gemeinsam anzuschauen, desto leichter wird es Ihnen fallen, nicht nur Ihren negativen Tanz zu verstehen, sondern auch Ihre weicheren Kernemotionen und Bindungswünsche zu identifizieren.

7.2 Negative Interaktionen in Gespräche der LIEBE verwandeln

Wenn Sie das Arbeitsblatt gemeinsam durchgearbeitet haben, laden wir Sie ein, das Thema, um das es ging, noch einmal durchzugehen: Vielleicht gelingt es Ihnen ja, das Geschehen jetzt, im zweiten Durchlauf, in Form eines Gesprächs der LIEBE zu besprechen? Schauen Sie einander an und beginnen Sie, indem eine*r von Ihnen vorsichtig sagt, was ihn / sie bewegt, was ihn / sie in der betreffenden Situation *getriggert* hat, welche innerliche *Kernemotion* dadurch geweckt wurde (z. B. Traurigkeit über ..., Angst vor ...) und welche *Intention* dem Verhalten zugrunde lag, um das es geht. Legen Sie anschließend eine kleine Pause ein. Nehmen Sie sich Zeit und spüren Sie nach, wie es sich anfühlt, sich auf diese Weise zu offenbaren, und tauschen Sie sich darüber aus. Fühlt es sich jetzt anders an als vorher? Beängstigender, verletzlicher? Gibt es etwas, was Sie erleichtert? Wenn Sie möchten, fragen Sie Ihren / Ihre Partner*in, wie es sich für ihn bzw. sie anfühlt, wenn Sie Ihre Sicht der Dinge auf diese für Sie ungewohnte, neue Art und Weise in Worte fassen.

Wenn Ihr Part darin besteht zuzuhören, versuchen Sie, sich klarzumachen, was für ein Wagnis Ihr Gegenüber damit eingeht, über verletzlichere Emotionen zu sprechen. Spüren Sie nach, ob die Offenlegung Ihres Partners / Ihrer Partnerin möglicherweise eine andere Saite in Ihnen berührt als bisher. Tauchen Gefühle wie Fürsorge oder Mitgefühl auf? Falls nicht, könnte es spannend sein, sich zu fragen, was dem Mitgefühl für Ihr Gegenüber im Weg stehen könnte. Bei Bedarf nehmen Sie noch einmal die „Tipps zur Bewältigung schwieriger Gesprächssituationen" (Tabelle 5.2) zu Hilfe, um sich zu orientieren, was Sie verändern könnten, wenn das Gespräch stockt. Wenn Sie einander hingegen in Ihrem Austausch bereits nähergekommen sind, laden wir Sie ein, im nächsten Schritt die Rollen zu tauschen und die andere Seite ihre Sichtweise in Worte fassen zu lassen. Wer auch immer den Anfang gemacht hat: wichtig ist, dass Sie beide die Gelegenheit bekommen, sich zu trauen.

Name: ____________________

Wie ich mich verhalte

____

____

____

Was ich im Stillen denke

Über mich:

____

____

Über dich:

____

____

Emotional reagiere ich mit

____

____

Name: ____________________

Wie ich mich verhalte

____

____

____

Was ich im Stillen denke

Über mich:

____

____

Über dich:

____

____

Emotional reagiere ich mit

____

____

Wie ich mich innerlich fühle

____

____

Was ich brauche, meine eigentliche Intention

____

____

Wie ich mich innerlich fühle

____

____

Was ich brauche, meine eigentliche Intention

____

____

Abbildung 7.2: Unser Beziehungstanz: Verhalten, Gedanken, reaktive Emotionen, Kernemotionen und Bindungsintentionen

Endlosschleife nach Scott R. Woolley, Ph. D. ©; Beschriftung nach Lucy Pascal, M. S. W

Nach dieser Übung verschnaufen Sie erst einmal. Halten Sie einen Moment inne und führen Sie sich vor Augen, was Sie in diesem Gespräch alles als neu bzw. anders als sonst empfunden haben. Falls Sie vom Verlauf des Gesprächs eher enttäuscht sind, versuchen Sie, sich *wenigstens einen Aspekt* vor Augen zu führen, der sich neu angefühlt hat. Hierzu könnte beispielsweise gehören, dass es Ihnen gelungen ist, das Gespräch zu Ende zu führen, ohne dass eine Seite es vorzeitig abgebrochen hat, oder dass Sie es geschafft haben, die ganze Zeit über ruhig zu bleiben. Oder vielleicht lag auch eine zwar fühlbare, aber nicht ausgesprochene Entspannung in der Luft? Oder das Gespräch hat Ihr Verständnis füreinander wachsen lassen? Wenn es Ihnen gelungen ist, sich aus der Tiefe Ihres Herzens über das, was schwierig war, auszutauschen, und Sie vielleicht ein klein wenig Entspannung und neu gewonnene Verbindung spüren, ist auch das schon etwas, das es wert ist, gefeiert zu werden. Nehmen Sie sich einen Moment Zeit, um sich gegenseitig zu beglückwünschen und einander dafür zu danken, dass Sie mitgemacht haben. Vielleicht kann Ihnen dieses Gespräch auch als Blaupause für zukünftige Gespräche dienen, wenn Sie sich nach einem Streit oder einem negativen Interaktionszyklus, der Sie auseinandergebracht hat, wieder versöhnen und Ihre Bindung wiederherstellen wollen. Und vielleicht haben Sie ja auch schon ein erstes Gefühl dafür bekommen, wie Sie das, was Sie in diesem Arbeitsbuch lernen, praktisch anwenden und in Ihren Alltag einbinden können. Ziel dieses Buchs ist es, Ihnen verschiedene Werkzeuge an die Hand zu geben, auf die Sie zurückgreifen können, um schwierige Situationen in Gesprächen der LIEBE noch einmal miteinander anzuschauen, sie zu bearbeiten und wieder in Kontakt miteinander zu kommen.

Bevor wir dieses Kapitel abschließen, laden wir Sie ein, die folgenden Sätze zu vervollständigen und so die Verhaltensmuster, Emotionen und Bindungsintentionen in Ihrem typischen Beziehungstanz zusammenzuführen und miteinander zu verbinden.

Name: ______________________________

Wenn ich in unserem negativen Tanz ____

(mein *Verhaltensmuster*), empfinde ich tief in mir eigentlich ____________________

______________________________________ (*Kernemotion*). Was ich damit erreichen

will, ist ____ (*Bindungsintention*).

Name: ______________________

Wenn ich in unserem negativen Tanz ______________________________

(mein *Verhaltensmuster*), empfinde ich tief in mir eigentlich ______________

______________________________ (*Kernemotion*). Was ich damit erreichen

will, ist ______________________________ (*Bindungsintention*).

Wenn es Ihnen leichtfällt, diese Sätze zu vervollständigen, kennen Sie Ihren negativen Tanz schon erfreulich gut. Je vertrauter er Ihnen ist, desto rascher werden Sie merken, wann Sie Gefahr laufen, in ihn abzurutschen, und desto eher werden Sie ihn unterbrechen können, indem Sie Ihre Kernemotionen und Bindungsintentionen in Worte fassen. Wir empfehlen Ihnen, sich die Zeit zu nehmen und die Übungen ruhig zu wiederholen, wenn es noch Aspekte gibt, die Ihnen noch unklar sind. Gehen Sie auch die Arbeitsblätter zu Ihrem Beziehungstanz so oft durch, bis Sie so weit sind, sich über Ihre Kernemotionen und Bindungsintentionen austauschen zu können – zunächst, um zurückliegende Situationen noch einmal miteinander durchzuspielen, und später dann auch situativ, wenn Sie merken, dass ein Gespräch abzugleiten droht. Es ist völlig in Ordnung, wenn Ihnen das nicht jedes Mal gelingt, wenn Sie verletzt werden. Wichtig ist, dass Sie sich bewusst machen, was sich für Sie verändert, wenn es Ihnen *gelingt,* eine schwierige Situation spontan zu benennen. Viele Paare machen die Erfahrung, dass dadurch in ihrer Beziehung seltener Reibereien und Negativreaktionen aufeinander auftreten. Wenn es Ihnen ähnlich geht und auch Sie feststellen, dass Konflikte sich entschärfen und die Spannung nachlässt, sind Sie auf einem guten Weg, aus Ihrem negativen Tanz herauszufinden. Und vielleicht verspüren Sie ja auch insgesamt etwas Entspannung und merken, dass Sie Ihre Beziehung wieder besser unter Kontrolle haben. Und es kann auch gut sein, dass Ihre Gespräche an Tiefe gewinnen, Sie einander in einem neuen, wohlwollenderen Licht sehen und anfangen, einander offener und besonnener zu begegnen. All diese willkommenen Veränderungen sind wichtige Meilensteine auf dem Weg zur Verbesserung Ihrer Beziehung.

8. Emotionen von sozialer Bedeutung: Verletzung, Scham, Schuldgefühle und Eifersucht

In den vorherigen Kapiteln haben wir über die grundsätzliche Funktion von Emotionen gesprochen, uns damit befasst, dass es Emotionen gibt, bei denen es sich um Reaktionen auf andere, tiefer liegende Emotionen handelt, und einen kurzen Blick auf die tiefer liegenden Kernemotionen Freude, Liebe, Traurigkeit und Angst geworfen. In diesem Kapitel wenden wir uns nun ganz anderen Emotionen zu: Emotionen, deren Existenz und Handhabung eine große Herausforderung darstellen können und die oft nur schwer zu ertragen sind, nichtsdestotrotz aber wichtige Funktionen in Beziehungen haben. Wir möchten Ihnen helfen, einen guten Weg zu finden, mit diesen Emotionen umzugehen, die von manchen Fachleuten auch als „die dunkle Seite naher Beziehungen" bezeichnet werden[104]: Verletzung, Scham, Schuldgefühle und Eifersucht. Emotionen also, die zweifellos heftige emotionale Schmerzen verursachen können und oft negative Interaktionen zwischen Partner*innen triggern. Und trotzdem haben sich diese Emotionen im Laufe der Zeit aus gutem Grund entwickelt: Sie unterstützen uns auf ganz eigene Art darin, soziale Beziehungen aufrechtzuerhalten, und treiben uns an, Beziehungsverletzungen in den Blick zu nehmen und an ihrer Heilung zu arbeiten. In neueren Ansätzen der Bindungsforschung werden sie sogar als *Wächter* naher Beziehungen bezeichnet.[105] Gegen Ende des vorliegenden Kapitels stellen wir Ihnen ein Paar vor, das mit einigen der Emotionen zu kämpfen hatte, um die es in diesem Kapitel geht, und schon kurz davorstand, sich scheiden zu lassen. Die Geschichte des Paares zeigt, wie es gelingen kann, vom Tiefpunkt einer Beziehung aus wieder zueinander zu finden.

8.1 Verletzung

Die Geschichte von den zwei Stachelschweinen

Dem Sozialpsychologen Prof. Frank Fincham verdanken wir die Geschichte von den zwei Stachelschweinen, die irgendwo in den Weiten Alaskas nachts beieinander kauern. Je verzweifelter sie versuchen, einander näher zu kommen, um sich zu wärmen, desto mehr laufen sie Gefahr, sich durch ihre Stacheln gegenseitig zu verletzen. Wir können in diesen beiden Stachelschweinen eine Metapher für unser menschliches

Bedürfnis nach Nähe sehen, das untrennbar mit der Gefahr verknüpft ist, verletzt zu werden.[106]

Hierbei ist allerdings festzuhalten, dass dieses Bild nicht unbedingt auf Fremde oder entferntere Bekannte anwendbar ist, deren Verhalten uns in der Regel nicht so tief verletzt.[107] Kaum jemand würde sich beispielsweise persönlich getroffen fühlen, wenn ein/eine Bankmitarbeiter*in den Kreditantrag ablehnt oder der/die Schuhverkäufer*in uns sonntags keine Schuhe verkaufen will. Wir sind aber durchaus verletzbar, wenn Partner*innen oder enge Freund*innen unser Bedürfnis nach Nähe und Verständnis zurückweisen oder nicht für uns da sind, wenn wir sie brauchen. Es sind die Liebes- und Bindungsbeziehungen, in denen wir selbst am verletzlichsten sind und andere am stärksten verletzen können.

Verletzte Gefühle und körperlicher Schmerz haben vieles gemeinsam

Verletzte Gefühle *schmerzen.* Aktuellen neurowissenschaftlichen Untersuchungen zufolge existieren bemerkenswerte Parallelen zwischen Hirnaktivitäten, die durch soziale Ausgrenzung ausgelöst werden, und Hirnaktivitäten bei körperlichem Schmerz. In beiden Fällen werden den Untersuchungen zufolge die gleichen Hirnregionen aktiviert.[108, 109] Dieser Befund scheint noch dazu unabhängig von Alter und kulturellem Hintergrund zu sein. Klinische Untersuchungen deuten darauf hin, dass Paare lebenslang und in unterschiedlichen Kulturen verletzte Gefühle empfinden können.[110]

In Studien zu Verletzungen in nahen Beziehungen berichten die Teilnehmenden von einer komplexen Abfolge von Emotionen, die sie nach verletzenden Ereignissen bei sich beobachteten,[111] beispielsweise Traurigkeit (z. B. beim Abbruch einer Beziehung), Angst (z. B. bei Bedrohung der Sicherheit) und Wut (z. B. bei einem ungerechtfertigten Angriff). Einige Teilnehmer*innen berichteten auch, dass sich die im Vordergrund stehenden Emotionen im Laufe der Zeit abwechseln können.[112] So kann Traurigkeit in Wut umschlagen und umgekehrt anfängliche Wut in Traurigkeit. Es überrascht nicht zu hören, dass unbewältigte seelische Verletzungen zu anhaltenden negativen Interaktionsspiralen führen können.[113]

Unterscheidung verschiedener Arten von verletzenden Ereignissen

Welche Arten von Ereignissen erleben Partner*innen in festen Beziehungen als verletzend? Dieser Frage ging die Bindungsforscherin Dr. Judith Feeney in einer Untersuchung nach. Die von den Teilnehmenden berichteten verletzenden Ereignisse ließen sich fünf unterschiedlichen Kategorien von seelischem Schmerz zuordnen:

1. aktiver Rückzug aus der Beziehung (z. B. Bekundung mangelnden Interesses des Partners / der Partnerin an der Beziehung oder Drohung mit Beziehungsabbruch), 2. passiver Rückzug (z. B. vom Partner / von der Partnerin ignoriert oder nicht mehr in seine / ihre Pläne einbezogen werden), 3. Kritik, 4. Untreue und 5. Enttäuschung (z. B. gebrochene Versprechen, Lügen oder Vertrauensmissbrauch).[114]

Untreue

Untreue birgt in der Regel ein hohes Verletzungspotenzial in Paarbeziehungen. Die Teilnehmenden in Feeneys Studie stuften Untreue als am stärksten verletzendes Ereignis ein, verbunden mit verletzten Gefühlen, Hilflosigkeit und einem besonders hohen Maß an Überzeugung, dass die Verletzung bewusst herbeigeführt wurde. Außerdem stuften sie Untreue als Ereignis ein, das sowohl für den / die betrogene*n Partner*in als auch für die Beziehung langfristige negative Folgen hat. Hinzu kommt, dass Untreue nicht zwangsläufig eine sexuelle Außenbeziehung beinhalten muss. Auch intensive emotionale Verbundenheit mit einer dritten Person kann für den / die Partner*in verletzend sein und der Beziehung schaden. Dies gilt auch für virtuelle „Cyberaffären", wie Teilnehmer*innen einer weiteren Untersuchung berichteten[115]. Die Betroffenen betonten, dass das Hauptproblem für sie darin bestand, hintergangen worden zu sein, und dass sie Cyberaffären emotional als genauso schmerzhaft empfanden wie „Offline-Affären".

Sexuelle Exklusivität, d. h. eine sexuelle Beziehung ausschließlich mit einem / einer einzigen Partner*in, ist für viele Menschen etwas, das sie voneinander erwarten, und ein Beleg für wahre Liebe.[116] In jüngerer Zeit finden allerdings auch nichttraditionelle Beziehungsmodelle Anklang, die auf zunehmende Akzeptanz in der Gesellschaft stoßen und sich auch in Forschung und Selbsthilfeliteratur niederschlagen. Hierzu gehört unter anderem, dass Paare ihre Beziehung auf mehrere Sexualpartner*innen ausweiten, hierfür in der Regel aber im Vorfeld Rahmenbedingungen und Grenzen vereinbaren wie zum Beispiel, nur geschützten Sex zu praktizieren und keine emotionale Beziehung zum / zur Sexualpartner*in einzugehen.[117] Andere Paare wiederum praktizieren in gegenseitigem Einvernehmen eine Form der Polyamorie, bei der Beziehungssicherheit nicht auf zwei Personen begrenzt ist. Wenn Sie sich näher für Polyamorie interessieren, empfehlen wir Ihnen, geeignete Selbsthilfeliteratur hinzuzuziehen, beispielsweise das Buch *Polysecure* von Jessica Fern.[118] Fern zeigt in ihrem Buch auf, wie wichtig eine gute Vorbereitung bei der Überführung einer monogamen in eine polygame Beziehung ist, da dieser Übergang mit irreversiblen Veränderungen sowohl für die bzw. den Einzelne*n als auch für die Beziehung verbunden ist; Veränderungen, die sowohl Entwicklungschancen als auch Verlust beinhalten. Um auch in polyamoren Beziehungen Sicherheit finden zu können, ist es wichtig, dass die Beteiligten sich immer wieder über ihre Bedürfnisse und Erwartungen austauschen und sich im Rahmen der miteinander als Teil ihrer Vision vereinbarten Regeln bewegen.

REFLEXION 8.1: Verletzung

Welche Art von Ereignissen verletzt mich in meiner gegenwärtigen Beziehung (bzw. hat mich verletzt)? Was geschieht in diesen Momenten? Was fühle ich? Wie verhalte ich mich in der Folge meinem / meiner Partner*in gegenüber?

____

____

Wodurch verletze ich die Gefühle meines Partners / meiner Partnerin (bzw. habe sie verletzt)? Wie reagiert er / sie darauf? Wie wirkt sich all das auf unsere Beziehung aus?

____

____

Tun wir etwas (und wenn ja, was tun wir), um den Schaden zu beheben? Wie erfolgreich waren unsere Bemühungen bisher?

____

____

Bitte bedenken Sie, wenn Sie sich über Ihre Überlegungen austauschen, dass Ihrer beider „Versionen" von ein- und demselben schmerzhaften Ereignis höchstwahrscheinlich sehr unterschiedlich sein werden. Partner*innen betrachten verletzende Ereignisse in der Regel aus sehr unterschiedlichen Perspektiven. Darauf sollten Sie sich einstellen. Auch wenn es nicht einfach ist: Versuchen Sie, Ihrem / Ihrer Partner*in zuzuhören, ohne zu „korrigieren", sich zu rechtfertigen oder Ihre eigene Sichtweise einzuwerfen. Sehen Sie das Gespräch als Gelegenheit, etwas Neues über Ihren / Ihre Partner*in zu lernen, während er / sie Ihnen von seinen Gefühlen und Erfahrungen berichtet. *Bei dieser Übung geht es nicht darum, dass Sie sich auf eine Version des betreffenden Ereignisses einigen, sondern darum, dass Sie Ihre unterschiedlichen Perspektiven anhören und verstehen.*

In Kapitel 10 finden Sie unter der Überschrift „Beziehungsverletzungen – und wie wir sie heilen können" Hinweise zum Umgang mit verletzten Gefühlen.

8.2 Schuld- und Schamgefühle

Wenn wir an gemeinsame Situationen mit Partner*innen, engen Freund*innen und Familienangehörigen zurückdenken, werden die meisten von uns sich gut daran erinnern können, wie es sich angefühlt hat, wenn wir uns für etwas, das wir getan bzw. unterlassen haben, geschämt haben. Wenn diese Schuld- bzw. Schamgefühle in einem angemessenen Verhältnis zu dem zugrunde liegenden Ereignis stehen, können wir sie dazu nutzen, Dinge wiedergutzumachen und unser Verhalten so zu ändern, dass wir weitere Verletzungen vermeiden. Hierzu eine Anregung: „Wer wir sind und was wir persönlich als gegeben ansehen, scheint ständigen Neuerungen und Umbauten zu unterliegen, deren Architektur und Gestaltung im Wesentlichen diejenigen bestimmen, denen wir uns eng verbunden fühlen.“[119] Gilt dieser Satz auch für Ihre Beziehung – und wenn ja, inwiefern? Sind Sie bereit, sich von Ihrem / Ihrer Partner*in sagen zu lassen, wann Sie ihn / sie verletzt oder ihm / ihr Schaden zugefügt haben? Versuchen Sie, Ihr Verhalten zu ändern, um ihm / ihr in Zukunft weniger wehzutun? Wären Sie beispielsweise bereit, Ärger Ihrerseits in Zukunft weniger heftig oder laut auszudrücken, wenn Ihr Gegenüber Ihnen sagen würde, dass Ihr wütendes Schreien ihm / ihr Angst bereitet? Oder andersherum: Können Sie sich vorstellen, Ihren eigenen Schmerz zu mindern, indem Sie Ihrem / Ihrer Partner*in offen und direkt sagen, womit er / sie Sie verletzt? Angenommen beispielsweise, Ihr Gegenüber würde sich andauernd über Ihre Mutter beschweren: Sind Sie bereit, ihm / ihr respektvoll, aber eindeutig zu sagen, wie sehr Sie diese Kritik verletzt? Viele Partner*innen sind durchaus schnell dabei, wenn es darum geht, einander zu sagen, was ihnen an dem, was der / die andere tut oder nicht tut, nicht gefällt. Nur leider gibt es Menschen, die dies in einer Weise tun, die eher zerstörerisch wirkt, als Umgestaltung anzuregen. Der Weg, den wir wählen, um unser Verhalten bzw. unsere Sichtweise in der Partnerschaft zu verändern, kann konstruktiv sein, ist es jedoch nicht immer. Schauen wir uns das einmal genauer an.

Schuldgefühle als Motivation für heilsame Beziehungsarbeit

Angesichts der Tatsache, dass sich die meisten Menschen, die in einer nahen Beziehung leben, zumindest zu einem gewissen Teil für das Wohlergehen und die Bedürfnisse des Partners / der Partnerin verantwortlich fühlen, können wir davon ausgehen, dass eine – absichtliche oder unbeabsichtigte – Verletzung des / der anderen beim Verletzenden mehr oder weniger große Schuldgefühle auslöst. Schuldgefühle dieser Art können sinnvoll sein, wenn sie uns veranlassen, etwas zu unternehmen, um den Schaden wiedergutzumachen, sei es in Form eines Schuldeingeständnisses oder indem wir der verletzten Seite signalisieren, dass wir unser Verhalten bereuen.

Es bietet uns die Möglichkeit, unserem Gegenüber Sicherheit zu vermitteln, indem wir uns nach einer durch uns verursachten Verletzung um die Beziehung bemühen.[120]

Jeder Mensch reagiert anders auf zwischenmenschliches Fehlverhalten: Während manche von Ihnen schon kleinste Beziehungskratzer als schwerwiegendes Vergehen empfinden werden, mögen andere selbst von schwerwiegendem Fehlverhalten vermeintlich unberührt wirken. Auf der anderen Seite gibt es Menschen, die sich weigern, selbst bei eindeutig schuldhaftem Verhalten Verantwortung für ihr Tun zu übernehmen, während andere sich für mehr als ihren Anteil am Geschehen verantwortlich fühlen.[121] Diese Unterschiede stehen in der Regel in direktem Zusammenhang mit unterschiedlichen Voraussetzungen wie persönlichem Temperament, familiärem Umfeld in der Kindheit, kulturell bedingter Bewertung zwischenmenschlicher Grenzüberschreitungen, Diskriminierungs- und Ausgrenzungserfahrungen und dem allgemeinen seelischen Wohlbefinden der Person.

Schuld- versus Schamgefühle

Schuldgefühle sind Emotionen, die aus dem Wissen resultieren, etwas falsch gemacht zu haben. Wenn wir zu Fehlverhalten stehen, daraus eine Lehre für die Zukunft ziehen und aufgrund unseres Schuldgefühls unser Verhalten ändern, hat Schuldgefühl etwas durchaus Konstruktives. Auch Scham kann ein sinnvolles Gefühl sein, zum Beispiel wenn sie uns hilft zu verstehen, dass wir gegen eine Gruppennorm oder eigene moralische Überzeugungen verstoßen haben, beispielsweise wenn wir den / die Partner*in betrogen oder missbraucht haben.

Wenn wir uns allerdings massiv und anhaltend über uns ärgern, enttäuscht sind bzw. uns gar verachten, kann das Gefühl der *Scham* destruktive Züge annehmen. So berichtete beispielsweise ein Mann, nachdem er eine Affäre gehabt hatte: „Ich könnte mich für das, was ich getan habe, ohne Ende ohrfeigen." Dieser Mann war in einer Form destruktiver Scham *stecken geblieben,* die zur Verachtung seiner selbst führte. Da er sich überhaupt nicht vorstellen konnte, dass er seiner Frau in irgendeiner Form dabei behilflich sein könnte, ihm zu verzeihen, ging er ihr so oft wie möglich aus dem Weg. Das wiederum führte dazu, dass der Prozess der Erholung der Beziehung sich erheblich verlangsamte und letztlich noch schmerzhafter gestaltete. Destruktive Scham wie in diesem Beispiel ist häufig mit massiven Minderwertigkeitsgefühlen anderen Menschen gegenüber verbunden und mit der Vorstellung, am liebsten davonlaufen oder sich verstecken zu wollen. Leider gibt es Menschen, die aufgrund früherer Lebenserfahrungen (Verachtung, unfaire Kritik, Demütigung, harte Strafen oder Ähnliches) mit einem permanenten Gefühl der Scham durchs Leben gehen.[122] Sie bezeichnen sich selbst als nicht wert, geliebt zu werden, und empfinden sich als einzigen *Fehlgriff.* Scham äußert sich häufig durch Niederschlagen der Augen und Senken des Kopfes, Formulierungen wie „ich habe mein Gesicht verloren“, „jetzt werde ich rot“, „mir wird ganz heiß“ oder Herzklopfen. Vielleicht erinnern Sie sich selbst an Situationen, in denen es Ihnen ähnlich ging?

Übermäßige Scham kann sich nicht nur negativ auf die betroffene Person auswirken, sondern auch der Beziehung schaden. Im Extremfall kann Scham Menschen derart lähmen, dass sie nicht in der Lage sind, ihrem / ihrer Partner*in angemessen zuzuhören, sich auf ihn / sie einzulassen und auf Gefühle des Gegenübers wie Trauer, Verletzung oder das Gefühl, im Stich gelassen worden zu sein, einzugehen. Scham kann die Verbindung zwischen zwei Menschen komplett lahmlegen, indem sie den Beschämten davon abhält, auf die Bedürfnisse seines Gegenübers zu reagieren. Dies ist zum Beispiel der Fall, wenn tief beschämte Partner*innen versuchen, sich vor diesem Gefühl zu schützen, indem sie ihr Tun leugnen, dem Gegenüber Vorwürfe machen, kontern oder in unkontrollierte Wut geraten – Reaktionsweisen, die einer Beziehung selten guttun.[123] Es kommt auch vor, dass Schuld- und Schamgefühle sich nicht klar voneinander trennen lassen und sich so überlappen, dass der / die Betroffene eine Mischung aus Schuld und Scham empfindet und zu dem Bedauern über das, was geschehen ist, das Gefühl hinzukommt, von Grund auf schlecht zu sein.

Zusammenfassend lässt sich sagen:

> Auch wenn es manchmal schmerzt, lohnt es, Schuld- und Schamgefühle nicht zu ignorieren, sondern sich der Verantwortung zu stellen und das eigene Handeln zu reflektieren, an ihm zu wachsen und den in der Beziehung entstandenen Schaden wiedergutzumachen durch aufrichtiges Bedauern und ehrliches Bemühen, unser verletzendes Verhalten zu ändern.

Deutlich zu machen, dass es uns nicht egal ist, wie sich unser Verhalten auf den / die Partner*in auswirkt, demütig zu Fehlern zu stehen und bereit zu sein, entstandenen Schaden wiedergutzumachen, stärkt die Beziehung. Umgekehrt lässt destruktive Scham in Form von Leugnen und Abwehr, fehlender Verantwortungsbereitschaft oder dem Versuch, dem Gegenüber die Schuld zuzuweisen, den durch das verletzende Verhalten entstandenen Schaden häufig noch größer werden.

Bevor wir Ihnen einige Übungen zu Schuld- und Schamgefühlen vorstellen, möchten wir mit Ihnen einen Blick auf Fredericka und Monty werfen – ein Paar, das einen äußerst negativen Umgang miteinander pflegte und dessen Beziehung stark durch einige der in diesem und den vorausgegangenen Kapiteln vorgestellten Emotionen belastet war. Wir stellen Ihnen die beiden an dieser Stelle vor, da sie unseres Erachtens ein gutes Beispiel dafür sind, dass Emotionen wie Schuld und Scham durchaus einen Zweck haben können, es aber wichtig ist, sie zu verstehen und konstruktiv zu nutzen. Die Auseinandersetzung mit sozialen Emotionen wie Verletzung, Scham und Schuldgefühlen birgt ein hohes Veränderungspotenzial, mithilfe dessen Paare ihre Liebe zueinander *wiederentdecken* können. In Kapitel 10 werden wir uns noch eingehender mit der Heilung von Beziehungsverletzungen beschäftigen.

8.3 Fredericka und Monty: Die Geschichte einer wiedergefundenen Liebe

Als Fredericka und Monty zur Therapie kamen, standen sie kurz vor der Trennung. Ein erstes Treffen mit ihren jeweiligen Scheidungsanwälten hatte bereits stattgefunden. Fredericka, eine aus Deutschland stammende Übersetzerin, arbeitete im Home-Office, Monty war Physiker und kam wie seine Frau aus einer europäischstämmigen Familie mit Wurzeln in unterschiedlichen europäischen Ländern. Die beiden erklärten offen, dass sie sich bereits erfolglos bemüht hatten, ihre Probleme in Einzeltherapie und einer Reihe paartherapeutischer Sitzungen in den Griff zu bekommen. Der erneute Anlauf zur Paartherapie war für sie der letzte Versuch und die letzte Hoffnung, ihre Beziehung noch zu retten. Hauptgrund dafür, an ihrer Beziehung zu arbeiten, waren ihre 11 und 13 Jahre alten Kinder sowie eine 17-jährige Tochter aus Frederickas vorheriger Ehe. Übereinstimmend beschrieben beide die Beziehung als seit Jahren kalt und lieblos, Körperkontakt und intimes Beisammensein hatte es schon seit mehr als zehn Jahren nicht mehr gegeben. Leider war das aber auch alles, worin sie sich einig waren. Monty berichtete, Fredericka neige zu wütenden, hochgradig verächtlichen Tiraden ihm gegenüber. Die gesamte Familie stand ihm zufolge unter ständiger Anspannung. Er und die Kinder bewegten sich auf Zehenspitzen, um den nächsten Ausbruch zu verhindern. Fredericka räumte ein, an einer tiefen, bisher therapieresistenten Depression zu leiden, die sie sehr reizbar gemacht habe. Aus ihrer Sicht wurde ihre Depression wesentlich durch die Distanziertheit und Kälte, die Monty an den Tag legte, befeuert. Ihr Unvermögen, ihn zu erreichen, fand Ausdruck in ihrer abschätzigen Beschreibung von Monty als „unfähig zu Gefühlen“. Zugleich tat es ihr weh zu sehen, wie leicht ihm der Umgang mit den Kindern fiel.

Der negative Kreislauf

Als das Paar zum Erstgespräch erschien, befand es sich in einer heftigen Ehekrise. Darüber hinaus litt Fredericka unter einer von ihrem Hausarzt diagnostizierten Depression. Es ist nicht ungewöhnlich, dass chronischer Beziehungsstress mit allgemeinen psychischen Problemen wie Depression, Angst, Schlaflosigkeit, Stress und Burn-out, niedrigem Selbstwertgefühl bis hin zu körperlichen Symptomen u. v. a. einhergeht – was wiederum zeigt, wie eng Beziehungsqualität und allgemeines Wohlbefinden miteinander verknüpft sind.

Der genaue Blick auf die Dynamiken in ihrer Beziehung (Abb. 8.1) half Fredericka und Monty zu verstehen, wie es zu der Kluft zwischen ihnen gekommen war und wie ihr Kampf Frederickas Depression aufrechterhielt. Fredericka fühlte sich von Monty und den Kindern ausgegrenzt. Wenn Sie Monty wutentbrannt ihre Verachtung entgegenschleuderte, stand dahinter der Versuch, ihn auf ihre Verzweiflung aufmerksam zu machen, da sie ihn als teilnahmslos und auf andere Art für sie nicht erreichbar ansah und empfand. Eine andere Variante des Versuchs, ihn aus der Reserve zu locken, waren sogenannte To-do-Listen (eine Auflistung anstehender Haushalts- und Reparaturarbeiten), die sie Monty allwöchentlich präsentierte. Monty betätigte sich gerne handwerklich und freute sich über die Möglichkeit, Fredericka wenigstens in dieser Form zufriedenzustellen, während Fredericka für kurze Zeit beruhigt war, da sie die Erledigung der Aufgaben als Zeichen seiner Liebe zu ihr empfand. Aber wie Sie sich vermutlich vorstellen können, war es nur ein schwacher Ersatz für echte Verbindung. Hinter ihren wütenden Tiraden verbarg sich ein trauriger, einsamer Mensch, der unter dem Selbstbild litt, in den Augen der Familie ein Drachen zu sein. Monty ging auf Distanz zu ihr und stellte sich auf die Seite der Kinder, um sich selbst vor ihrer Wut zu schützen. Ganz im Gegensatz zu Frederickas Wahrnehmung war Monty das, was sie tat, ganz und gar *nicht egal.* Wenn er zu ihr auf Distanz ging, war das seine Art, mit dem Gefühl umzugehen, dass er sich nach ihren erbitterten Auseinandersetzungen jedes Mal am Boden zerstört fühlte. Fredericka wiederum sah sich durch seinen Rückzug in ihrer Überzeugung bestätigt, ihn nicht erreichen zu können, was ihren Schmerz und ihre Traurigkeit weiter befeuerte.

Fredericka

Die protestierende Partnerin, für die eher Aufgaben und Pflichten als Gefühle im Vordergrund stehen

Verhalten
Frederickas Schmerz drückt sich in wütenden Tiraden aus. Wenn Monty anstehende Aufgaben erledigt und To-do-Listen abarbeitet, sieht sie darin einen Beleg für seine Liebe.

Gedanken
„Beziehungen sind sowieso nie von Dauer. Monty ist unfähig zu Gefühlen. Egal was ich tue – es berührt ihn nicht."

Reaktive Emotionen
Depression und Anspannung angesichts der eigenen Hilflosigkeit. Sie verachtet Monty dafür, dass er sich zurückzieht und sie auf Distanz hält.

Monty

Der Partner, der sich von Fredericka zurückzieht, den Kindern gegenüber jedoch Nähe leben kann

Verhalten
Monty hat sich emotional von Fredericka zurückgezogen. Er und die Kinder bewegen sich auf Zehenspitzen um Frederickas Depression und Reizbarkeit herum; bei ihm stehen rationale Abwehr und Kritik an seiner Frau im Vordergrund.

Gedanken
„Fredericka braucht mich als starken und kompetenten Partner. Meine Gefühle und Sorgen würden sie nur belasten. Ich muss mich vor ihrer Wut schützen."

Reaktive Emotionen
Vermeintliche Gefühllosigkeit zum Überdecken seiner Verzweiflung und Erschöpfung

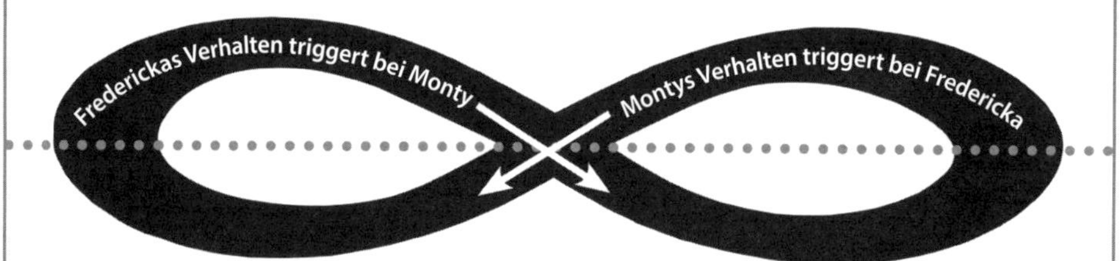
Frederickas Verhalten triggert bei Monty
Montys Verhalten triggert bei Fredericka

Fredericka

Kernemotionen
Trauer und Einsamkeit; die Beziehung empfindet sie als leer. Sie schämt sich für ihre Wutausbrüche und gerät in Panik bei der Aussicht, erneut einen Mann in ihrem Leben zu verlieren.

Unerfüllte Bindungsbedürfnisse
Das Gefühl, in der Beziehung sicher zu sein; sie braucht die Zusicherung, dass sie für Monty liebenswert ist und er auch auf lange Sicht für sie da sein wird.

Monty

Kernemotionen
Verletzung; er fühlt sich angegriffen; Frederickas Wut macht ihm große Angst; er ist traurig, dass es ihm trotz aller Bemühungen nicht gelingt, sie glücklich zu machen.

Unerfüllte Bindungsbedürfnisse
Das Gefühl, dass Fredericka ihn wirklich kennt und liebt; dass in der Beziehung Raum für seine Gefühle und Bedürfnisse ist.

Abbildung 8.1: Frederickas und Montys Beziehungstanz

Frühere Bindungserfahrungen

Sowohl Fredericka als auch Monty hatten eine relativ glückliche Kindheit mit guten Beziehungen zu ihren Eltern und Geschwistern. Von zentraler Bedeutung für Fredericka war ihre erste Ehe, die sie im Alter von 20 Jahren eingegangen war. Ihr damaliger Ehemann verstarb bereits zwei Jahre später infolge eines tödlichen Fallschirmsprungs. Nach dem plötzlichen Verlust ihres Mannes war sie am Boden zerstört und mit der Aufgabe, als junge Mutter allein ein Kind großzuziehen, völlig überfordert. Ihr Glaube an die Beständigkeit von Beziehungen war zerstört. Der Verlust ihres Geliebten in so jungen Jahren schmerzte so sehr, dass sie beschloss, nie mehr zuzulassen, einen Menschen so sehr zu lieben. Darüber hinaus versuchte sie, ihr Leben so sicher und vorhersehbar wie möglich zu machen, was sich selbst auf ihre Partnerwahl einige Jahre später auswirkte.

Als sie Monty kennenlernte, war sie auf der Suche nach einem zuverlässigen, beständigen Menschen für sich und ihr Kind. Anfangs hatten das geordnete Leben an Montys Seite und seine emotionale Zurückhaltung etwas Tröstliches für sie. Als sie jedoch feststellte, dass Monty sich, wenn ein Problem auftrat, zurückzog und sie nicht in seine innere Welt hineinließ, weckte das in ihr das Gefühl, den nächsten Mann in ihrem Leben zu verlieren.

Monty wiederum hatte schon zu einem frühen Zeitpunkt der Beziehung begonnen, viele Dinge mit sich selbst auszumachen, da er der Meinung war, Fredericka habe schon genug gelitten. Er wollte sie nicht zusätzlich mit Problemen seinerseits belasten und reduzierte seine Ansprüche auf ein Minimum. So entwickelte sich zwischen ihnen das Muster, dass Fredericka für die Organisation des Alltags zuständig war, während Monty den „Fels in der Brandung“ darstellte und versuchte, Vorhersagbarkeit und Stabilität sicherzustellen. In diesem Muster blieb wenig Raum für eine tiefgreifende emotionale Beziehung.

Mit der Zeit wurden aus Frederickas Panik, erneut einen Mann in ihrem Leben zu verlieren, zunehmend heftige, wütende und verzweifelte Versuche, Monty zu einer Reaktion zu bewegen. Als dieser Ansatz sich als erfolglos erwies, reagierte sie darauf mit Geringschätzung, aber auch mit Depression. Als der Arzt Fredericka eine Depression bescheinigte, war Monty umso mehr davon überzeugt, dass in dieser Beziehung kein Platz für seine eigenen Probleme bestand. Er verschloss seine Sorgen weiterhin vor Fredericka und konzentrierte sich darauf, sich und die Kinder vor ihrer Reizbarkeit zu schützen.

Durch Veränderung der Musik den Tanz verändern

Zu Beginn der Therapie war die Beziehung zwischen Fredericka und Monty hochgradig konfliktgeladen. In den ersten Sitzungen eskalierte die Situation schnell: Fredericka wurde laut und machte Monty Vorwürfe, während Monty in Abwehrhaltung ging, rational argumentierte, mit Gegenvorwürfen konterte und keinerlei Gefühle zuließ. In den Sitzungen zeigte sich deutlich, wie Fredericka ihre Anstrengungen, zu ihm durchzudringen, umso mehr verstärkte, je mehr er seine Gefühle verleugnete. Nach einem besonders heftigen Schlagabtausch wirkte Monty völlig erschöpft und entmutigt. Als die Therapeutin diesen Zustand ansprach, brach er verzweifelt zusammen und bekannte, wie sehr ihn der gegenwärtige Zustand ihrer Ehe schmerzte. Fredericka schaute ihn ungläubig an, als sie – zum ersten Mal – hörte, wie sehr ihn ihre Angriffe verletzten. Er gab zu, sich hinter einer undurchdringlichen Wand vermeintlicher Ruhe zu verschanzen, um sich zu schützen, während es ihn innerlich zerriss. Nach ihrer anfänglichen Ungläubigkeit begann Fredericka zu realisieren, dass ihre wütenden Tiraden Monty sehr wohl erreichten und tiefe Spuren in ihm hinterließen. Die Folge war, dass ihre Reaktivität sich zunächst in Mitgefühl wandelte, dann in Scham. Jetzt öffnete auch sie sich und erzählte, welch entsetzliche Angst ihr Montys vermeintliche Selbstgenügsamkeit machte, da sie sich aus seiner inneren Welt ausgeschlossen und in ihrer Überzeugung bestätigt fühlte, dass er sie nicht brauchte. Zu hören, dass sie für Monty sehr wohl von Bedeutung war, warf für sie ein neues Licht auf das Geschehen und stand in absolutem Gegensatz zu ihrer früheren Interpretation, dass seine zur Schau gestellte Ruhe bedeutete, dass er sich nicht für ihre Probleme interessierte.

Diese gegenseitige Offenlegung ihrer Kernemotionen in ihrem negativen Tanz war ein Wendepunkt für ihre Beziehung, in der es von nun an aufwärtsging. Die Spannung, die zwischen ihnen geherrscht hatte, ließ nach. Fredericka beruhigte sich und zeigte mehr Respekt; Monty entspannte sich und wurde mitteilsamer als vorher. Die Konflikte ließen nach und die damit verbundene Veränderung ihrer Interaktionsmuster ermöglichte es ihnen, eine mehr und mehr von guter Zusammenarbeit geprägte positive Beziehung zu führen, was die Gesamtsituation erheblich erleichterte. Aus EFT-Sicht hatten sie ihren negativen Zyklus deeskaliert und damit den Grundstein für tiefere emotionale Nähe und Intimität gelegt.

Bindungsbedürfnisse und ihre Bedeutung

Für Monty fühlte sich der Moment, in dem er sich seiner Frau gegenüber zum ersten Mal öffnete, wie ein Befreiungsschlag an. Das damit verbundene Gefühl gab ihm eine Ahnung von der Verbundenheit, die zwischen ihnen vorstellbar war. Vielleicht war die Entfremdung, die sich zwischen ihnen eingeschlichen hatte, gar kein unabänderliches Schicksal? War es denkbar, dass er bei Fredericka perspektivisch gar Unterstützung finden könnte? Er beschloss, es auf einen Versuch ankommen zu lassen. In einem ersten Schritt sprach er über die tiefe Traurigkeit *(Kernemotion)*, die sich in all den Jahren bei ihm angesammelt hatte, in denen er sich erfolglos bemüht hatte, Fredericka mit seinen intensiven Aktivitäten rund ums Haus zufriedenzustellen. Ein wenig verlegen erzählte er, dass die Angst vor Frederickas Wutausbrüchen und die Überzeugung, ein schlechter Ehemann zu sein, massiv an seinem Selbstwertgefühl genagt hatten. Er sicherte Fredericka zu, seine Emotionen zukünftig nicht mehr zu verschließen, und bat sie, ihn nicht länger zu beschimpfen, sondern ihm ebenfalls ihr Herz zu öffnen, wenn sie ihn brauchte. Er gestand ihr auch, dass es ihn traurig mache *(Kernemotion)* und er es leid sei, immer alles mit sich allein auszumachen. Ausdrücklich betonte er, dass er Fredericka, ihre Liebe und ihre Zuwendung brauche, und bat sie, ihm zu helfen, seinen Gefühlen in der Beziehung Raum zu geben *(Bindungsbedürfnis)*.

Anschließend war Fredericka an der Reihe, sich in die Tiefen ihrer inneren Welt zu begeben und die Blockaden, die einer vertrauensvollen Beziehung im Weg standen, zu beheben. Anfangs war es schwer (und beschämend) für sie zu hören, wie sehr ihre wütenden Versuche, Monty zu erreichen, diesen verletzt und erschüttert hatten. Ihr Bedürfnis, für ihn da zu sein, half ihr jedoch, ihre Scham in die Motivation zu verwandeln, Montys Selbstoffenbarungen offen zu begegnen. Sie benannte ihre Scham und zeigte aufrichtiges Bedauern über das, was geschehen war, und stieß damit bei Monty auf offene Ohren – der erste Schritt zur Wiedergutmachung und Heilung war getan. Bemerkenswert war, dass die Tatsache, dass Monty sie brauchte, Fredericka Sinn in ihrer Beziehung finden ließ und einen entscheidenden Wendepunkt darstellte. Sie fing an, sich selbst in einem besseren Licht zu sehen, und spürte, wie sich die Schatten der Depression lichteten. Es gelang ihr, den Zusammenhang zwischen ihrem Vorsatz, nie mehr jemanden tief zu lieben (um sich vor Verletzungen zu schützen), und ihrer Einsamkeit und Depression herzustellen. Sie trauerte *(Kernemotion)* um die vielen Jahre, in denen sie sich isoliert gefühlt hatte, wandte sich dann aber an Monty und ließ ihn an unterschiedlichsten Gefühlen teilhaben, die in ihr aufstiegen. Als Erstes sprach sie von ihrer Sehnsucht nach einer engen Bindung *(Bindungsbedürfnis)* und beendete ihre bisherigen Versuche, ihn über praktische Erledigungen – die To-do-Listen – zu erreichen. Außerdem erzählte sie ihm, wie aufregend und gleichzeitig ungeheuer beängstigend *(Kernemotionen)* es für sie war zu hoffen, die beiden ihr wichtigsten Dinge miteinander verbinden zu können und ihre Beziehung zu einem Ort sowohl der Intimität als auch des Schutzes und der Sicherheit werden zu lassen. Sie bat Monty, Geduld mit ihr zu haben, während sie sich auf den Weg machte, ihm emotional zu vertrauen *(Bindungsbedürfnis)*.

Obwohl Monty sofort bereit war, Fredericka in ihren Bemühungen zu unterstützen, dauerte es eine gewisse Zeit, bis die beiden ihre Bedürfnisse so miteinander ausgewogen hatten, dass Monty sich nicht wie in der Vergangenheit zurückzog. Letztendlich fanden sie aber ihren Weg, kamen Schritt für Schritt vorwärts und überprüften regelmäßig, ob sie sich noch auf dem richtigen Weg befanden – jeder Schritt ein neuer Bindungsmoment. Und ihre Hartnäckigkeit zahlte sich aus. Ihre Verbundenheit und ihr Vertrauen wurden stärker; die Schwere, die auf ihnen gelastet hatte, ließ nach. Sie genossen wieder das Beisammensein und auch Zärtlichkeit und spielerische Leichtigkeit hielten wieder Einzug in ihre Beziehung. Endlich hörte man in ihrem Haus wieder Lachen.

Lassen Sie uns jetzt den Schauplatz wechseln und einen Blick auf die Schuld- und Schamgefühle werfen, die Ihre eigene Beziehung möglicherweise belasten:

REFLEXION 8.2: Schuld- und Schamgefühle

Welche Art von Ereignissen hat in meiner gegenwärtigen Beziehung Schuldgefühle bei mir ausgelöst? Was ist vorgefallen? Was habe ich außerdem gefühlt? Wie habe ich mich danach verhalten? Was hat geholfen?

____

____

Gab oder gibt es in meinem Leben chronische, destruktive Schamgefühle? Wer hat in mir das Gefühl getriggert, wertlos, klein und bedeutungslos zu sein? *Überlegungen wie diese können schmerzhaft sein; lassen Sie sich Zeit und seien Sie nachsichtig mit sich.*

____

____

Was hätte ich in diesen Momenten am liebsten getan (z. B. mich verstecken oder wütend zurückschlagen)? Was geschah danach? Was geschieht heute in mir, wenn ich mir die genannten Gefühle in Erinnerung rufe?

____

____

Schäme ich mich manchmal in meiner aktuellen Beziehung? Wodurch werden diese Schamgefühle ausgelöst?

Welche Bemerkungen oder welches Verhalten meines Partners / meiner Partnerin triggern Schamgefühle bei mir? Wie reagiere ich normalerweise? Was bewirkt mein Verhalten bei meinem / meiner Partner*in? Ist das hilfreich?

Löse ich Schamgefühle bei meinem / meiner Partner*in aus? Wie ist das für ihn / sie? Ist das, was ich bewirke, hilfreich? Was will ich wirklich erreichen, wenn ich meinen / meine Partner*in beschäme?

In Kapitel 10 finden Sie eine weitere Reflexionsübung zum Thema Heilen von Beziehungen.

Nachstehend in Tabelle 8.1 haben wir ein paar Empfehlungen zusammengetragen zu der Frage, was hilfreich sein könnte, wenn Sie sich Vorwürfe machen, weil Sie Ihren / Ihre Partner*in verletzt haben bzw. etwas Hilfreiches unterlassen haben:

1. Fassen Sie Mut	Nehmen Sie sich Zeit und suchen Sie sich einen geeigneten Ort zum Nachdenken; nehmen Sie all Ihren Mut zusammen und seien Sie ehrlich zu sich.
2. Überlegen Sie, was Schuldgefühle bei Ihnen auslöst	Überprüfen Sie, ob es um Schuldgefühle geht, die Sie einer anderen Person gegenüber aus einem bestimmten Grund empfinden, oder um destruktive Schamgefühle, die darin begründet sind, dass Sie sich selbst innerlich als mangelhaft wahrnehmen. *Versuchen Sie, mithilfe der Reflexionsübungen herauszuarbeiten, was genau* an Ihrem Tun *kontraproduktiv, unfreundlich, rücksichts- oder gedankenlos war, und versuchen Sie Worte zu finden wie* „Ich bedaure zutiefst, dass ich (nicht) …“, anstatt sich in *Selbstvorwürfen* zu verlieren. Fertigen Sie gegebenenfalls eine Liste an, wenn es mehrere Dinge gibt, die Ihnen auf der Seele liegen.

3. Verzichten Sie auf Vorwürfe und bagatellisieren Sie nicht	*Widerstehen Sie der Versuchung, sich Ihrer unangenehmen Gefühle durch Vorwürfe bzw. das Herunterspielen des Geschehenen zu entledigen.* Bleiben Sie standhaft und bekennen Sie sich zu Ihren Fehlern.
4. Zeigen Sie Schamgefühlen die Rote Karte	*Begreifen Sie destruktive Scham als das, was sie ist: Wut und Verachtung, die sich gegen Ihr Selbst richtet.* Hinterfragen Sie, woher Ihre Schambotschaften kommen. Versuchen Sie sich vorzustellen, wie es wäre, wenn Sie der Wut und Verachtung, die Sie für sich empfinden, einen Riegel vorschieben würden. Fragen Sie sich selbst: „Bin ich bereit, mich ab jetzt darauf zu konzentrieren, das Geschehene *wiedergutzumachen* und dafür zu sorgen, dass es *in Zukunft* nicht mehr vorkommt?“
5. Konzentrieren Sie sich auf den Heilungsprozess	*Überlegen Sie, wie Sie den Schaden wiedergutmachen könnten.* Was würden Sie Ihrem / Ihrer Partner*in gerne sagen? Wenn Sie sich entschuldigen, stellen Sie sicher, dass es eine ehrliche Entschuldigung ist. Verwenden Sie einfache Worte und konzentrieren Sie sich auf das / die Ereignis(se), um das / die es Ihnen bei dem jeweiligen Gespräch geht ... Zeigen Sie Ihrem Gegenüber deutlich, dass Ihnen Ihr Verhalten leidtut und Sie aufrichtig Reue empfinden. Legen Sie den Schwerpunkt auf Ihre Empfindung von Bedauern und Schuld; sagen Sie Ihrem / Ihrer Partner*in, dass Sie es in Zukunft besser machen wollen. **Machen Sie deutlich, dass es Ihnen leidtut, was Sie Ihrem / Ihrer Partner*in angetan haben.**
6. Drängen Sie nicht auf Vergebung	*Akzeptieren Sie, dass Sie kein Recht haben, von Ihrem / Ihrer Partner*in Vergebung einzufordern.* Sie können um Vergebung *bitten,* sollten sich aber bewusst machen, dass es für Ihr Gegenüber unter Umständen noch zu schwer ist, Ihnen zu vergeben. Es kann gut sein, dass es eine Weile dauert, bis Ihr / Ihre Partner*in Ihnen vergeben kann (in Kapitel 10 gehen wir noch näher auf das Thema Vergebung ein).
7. Was braucht Ihr / Ihre Partner*in, um Ihnen vergeben zu können?	*Fragen Sie Ihr Gegenüber, wie Sie ihm / ihr helfen können, sich besser zu fühlen und Ihnen zu vergeben.* Zeigen Sie sich an den Antworten interessiert, aber drängen Sie Ihr Gegenüber nicht, etwas zu fühlen oder zu tun, was sich nicht ehrlich anfühlt. Zeigen Sie Demut, Interesse und Respekt.

Tabelle 8.1: Empfehlungen zum Umgang mit Schuld- und Schamgefühlen

8.4 Eifersucht

Eifersucht tritt bei Paaren im Allgemeinen dann auf, wenn die Beziehung als bedroht wahrgenommen wird, sei es aufgrund einer realen Gefahr oder lediglich in der Vorstellung. Wodurch Eifersucht ausgelöst wird, ist von Mensch zu Mensch und von Paar zu Paar unterschiedlich. Wo für die einen schon das Anlächeln oder Berühren eines anderen Menschen ausreicht, ist es für andere das Flirten oder Reden mit Dritten und für wieder andere das Treffen von Expartner*innen oder anderen Personen, die als potenzielle neue Partner*innen wahrgenommen werden. Auch Online-Beziehungen können, wie bereits im Zusammenhang mit dem Thema Untreue angesprochen, ein höheres Verletzungspotenzial bergen, als manche Internetnutzer*innen zugeben wollen. Sollten Sie online unterwegs sein – zum Beispiel in Form von Cybersex, Pornokonsum oder Flirts –, möchten wir Ihnen daher ans Herz legen, sich klarzumachen, dass diese Aktivitäten Eifersucht und andere heftige Gefühle bei Ihrem / Ihrer Partner*in hervorrufen können. Aktuelle Studien weisen zudem darauf hin, dass auch Aktivitäten in sozialen Netzwerken Misstrauen und Eifersucht hervorrufen können.[124]

Positive und negative Effekte

Eifersucht – in Maßen und mit Bedacht zum Ausdruck gebracht – kann durchaus nützlich für eine Beziehung sein. Sie zeigt unser natürliches Bedürfnis, die Beziehung vor dem Eindringen Dritter zu schützen. Eine leichte Anwandlung von Eifersucht dann und wann kann uns daran erinnern, wie wichtig der / die Partner*in uns ist, dass wir sein / ihr Dasein nicht als selbstverständlich ansehen sollten und wie wichtig es ist, die Beziehung gegen Eindringlinge zu schützen.[125] Aber leider bleibt es nicht immer bei leichten Anwandlungen. Eifersucht zieht oft ein breites Spektrum an negativen Folgen nach sich, von ängstlichem oder wütendem Grübeln über depressiven Rückzug oder obsessive Kontrolle bis hin zu verbaler Aggression oder sogar körperlicher Gewalt.[126, 127] Eifersucht kann, besonders dann, wenn sie starke Angst oder Wut triggert, Paare in eine destruktive Abwärtsspirale bringen. Eifersucht dieser Art weist in der Regel auf eine instabile Bindung in der Beziehung hin – sowohl aufseiten des Partners / der Partnerin, der / die eifersüchtig ist, als auch auf der Seite der Person, die sich so verhält, dass es Eifersucht weckt.

Wenn Ihre Beziehung anfällig ist für Eifersucht, raten wir Ihnen dringend, innezuhalten und darüber nachzudenken. Fragen Sie sich, worum es wirklich geht. Neige ich selbst zu Eifersucht oder dazu, sie in meiner Beziehung zu wecken? Hat die Eifersucht, die ich spüre, etwas mit persönlicher Unsicherheit oder dem Gefühl von Instabilität der aktuellen Partnerschaft zu tun oder beruht sie auf früheren Erfahrungen?

Manchmal liegt die Ursache aktueller Eifersucht in Ereignissen in der Vergangenheit. Wenn Sie beispielsweise in einer früheren Beziehung betrogen wurden, wäre es eine völlig natürliche Reaktion, in darauffolgenden Beziehungen besonders wachsam zu sein und empfindlich auf jedes eventuelle Anzeichen von Untreue zu reagieren. Eine Klientin beispielsweise, deren Vater zahlreiche Affären hatte und die selbst an ihrem Arbeitsplatz erlebt hatte, dass ihr schon mehrere ältere Kollegen unerwünscht viel Aufmerksamkeit entgegengebracht hatten, berichtete, dass es ihr schwerfiel, ihrem Mann zu vertrauen, als er eine Leitungsposition in seinem Unternehmen übernahm. Ihre Eifersucht wiederum war für ihren Mann, der sich grundlos verdächtigt fühlte, schwer erträglich.

Wenn Sie von sich wissen, dass frühere Lebenserfahrungen es Ihnen erschweren, Ihrem / Ihrer Partner*in zu vertrauen, sollten Sie versuchen, diese Erfahrungen und das Verhalten Ihres aktuellen Partners / Ihrer aktuellen Partnerin auseinanderzuhalten und zu unterscheiden. Als hilfreich erweist es sich in der Regel auch, *Ihren / Ihre Partner*in zu informieren, wenn Sie empfindlich auf bestimmte Dinge reagieren.* Neigt Ihr Gegenüber zu Eifersucht, *überlegen Sie, was Sie tun oder sagen können, um ihm / ihr zu versichern, dass Sie zu Ihrer Beziehung stehen.* Je besser es Ihnen gelingt, dem Menschen an Ihrer Seite Sicherheit zu geben, dass er / sie Ihnen vertrauen kann, desto leichter wird es für ihn / sie, die häufig mit Eifersucht verbundene Unsicherheit und Angst zu überwinden.

REFLEXION 8.3: Eifersucht

War ich in meiner aktuellen Beziehung schon einmal eifersüchtig? Wenn ja, was war der Auslöser?

___

___

Welche anderen Gefühle sind in dem Moment aufgetaucht? Wie bin ich mit der Situation umgegangen, wie habe ich mich verhalten? Welche Wirkung hat es bei meinem / meiner Partner*in hervorgerufen?

___

___

Was hat mir geholfen, was hat meine Gefühlslage eher verschlimmert?

____

____

Reagiert mein / meine Partner*in eifersüchtig auf meinen Umgang mit anderen Menschen? Wie verhält er / sie sich bei Eifersucht? Was hat er / sie mir über diese Gefühle gesagt?

____

____

Welches Verhalten meinerseits ruft Eifersucht bei meinem / meiner Partner*in hervor?

____

____

Wollte ich, wenn ich genauer darüber nachdenke, meinem / meiner Partner*in durch mein herausforderndes Verhalten eine Botschaft senden? Wenn ja, welche tieferen Emotionen meinerseits standen dahinter?

____

____

Welche Strategien zum Umgang mit Eifersucht in unserer Beziehung haben sich als hilfreich erwiesen?

____

____

Siehe auch Kapitel 9. *Dort stellen wir Ihnen Brad und Janine vor, ein Paar, das mit Eifersuchtsproblemen zu kämpfen hatte und dem es gelungen ist, Sicherheit miteinander zu entwickeln.*

In der folgenden Tabelle 8.2 finden Sie einige Tipps zum Umgang mit Eifersucht in Liebesbeziehungen.

1. Möglichst vorbeugen	Menschen, die sich lieben, verletzen sich in der Regel nicht absichtlich. Wenn Sie wissen, dass Ihr / Ihre Partner*in zu Eifersucht neigt, sprechen Sie miteinander darüber, um zu klären, welche Situationen Ihrem Gegenüber Schwierigkeiten bereiten. Das Wissen hierüber gibt Ihnen die Möglichkeit, Stress zu vermeiden, beispielsweise: „Ich habe kein Problem damit, wenn du über deine/n ‚Ex' sprichst, aber ich finde es überhaupt nicht in Ordnung, *im Nachhinein* zu erfahren, dass du dich mit ihm / ihr zum Essen getroffen hast." In einem solchen Fall könnten Sie als Paar z. B. vereinbaren, sich grundsätzlich im Vorhinein über geplante Treffen mit dem / der Ex zu informieren. Versuchen Sie, gemeinsam für Sie passende Lösungen zu finden (z. B. indem Sie überlegen: „Was würde dir helfen? Was kann ich tun, um deine Bedenken zu zerstreuen?").
2. Eifersucht als Zeichen sehen, dass jemand uns nicht egal ist	*Wenn Ihr / Ihre Partner*in zu Eifersucht neigt,* versuchen Sie, es als Zeichen für die große Bedeutung zu sehen, die Sie für ihn / sie haben. Wenn es ihm / ihr egal wäre, was Sie tun und mit wem Sie Ihre Zeit verbringen, könnte das darauf hindeuten, dass Ihre Beziehung ihm / ihr nicht so wichtig ist.
3. Was fühlen Sie?	*Wenn Sie einen Anflug von Eifersucht verspüren, halten Sie inne und nehmen das Gefühl zunächst einfach wahr.* Spüren Sie der Frage nach, wodurch Ihr Gefühl ausgelöst wurde. Schalten Sie einen Gang zurück und registrieren Sie mögliche weitere Gefühle neben der Eifersucht. Erinnert das aktuelle Gefühl der Eifersucht Sie nur daran, wie wichtig Ihnen Ihr / Ihre Partner*in ist? Oder tauchen stärkere Gefühle wie Schmerz, Verunsicherung oder Unzulänglichkeit auf?
4. Schalten Sie einen Gang zurück und überprüfen Sie Ihre Annahmen	*Wenn Sie eifersüchtig sind und feststellen, dass Sie angespannt,* wütend oder anderweitig gestresst sind, sollten Sie alles daransetzen, Ruhe zu bewahren. Atmen Sie einige Male tief durch, um Ihre Gedanken und Ihr Verhalten in ruhigeres Fahrwasser zu bringen. Machen Sie sich klar, dass Sie die Situation möglicherweise falsch verstanden haben. Bitten Sie Ihren / Ihre Partner*in um ein klärendes Gespräch, ohne ihn / sie zu beschuldigen.

5. Gehen Sie offen mit Ihrer Eifersucht um	*Wenn Sie sich entscheiden, mit Ihrem / Ihrer Partner*in über Ihre Eifersucht zu sprechen,* sprechen Sie von sich und Ihrem Empfinden, anstatt Ihrem Gegenüber Vorwürfe zu machen. Andernfalls ist die Gefahr groß, dass das Gespräch in einen Strudel von Angriff und Verteidigung gerät. Gehen Sie mit Bedacht vor und behalten Sie im Auge, dass es um verletzliche Gefühle geht und nicht darum, der Gegenseite Vorwürfe zu machen. Hier ein Beispiel: „Als ich dich gestern am Telefon mit deiner Ex lachen gehört habe, hatte ich einen ziemlich heftigen Anflug von Eifersucht. Ich weiß, du hörst das nicht gerne, aber ich will es dir lieber sagen, als endlos darüber zu brüten." In diesem Beispiel wird die Eifersucht ohne Schuldzuweisung einfach ehrlich benannt. Geben Sie Ihrem / Ihrer Partner*in Gelegenheit, Sie durch seine / ihre Reaktion zu unterstützen.
6. Kontrollieren Sie Ihre Reaktionen	*Wenn Ihr / Ihre Partner*in Ihnen mitteilt, dass er / sie eifersüchtig ist, kann das unter Umständen starke Reaktionen in Ihnen hervorrufen.* Möglicherweise fühlen Sie sich ungerechtfertigt beschuldigt oder angegriffen, und vielleicht sind Sie auch sehr frustriert, weil Sie schon oft beschuldigt wurden. Sie können Ihrem Gegenüber helfen, seine Eifersucht abzubauen, indem Sie ihm vermitteln, dass Sie seine Gefühle zur Kenntnis nehmen (auch wenn es aus Ihrer Sicht keinen Grund dafür gibt). *Sollten Sie Ihrem / Ihrer Partner*in tatsächlich Anlass zu Eifersucht gegeben haben* (z. B. durch einen Flirt, den Konsum von Internetpornografie oder heimliche Kontakte mit dem / der Ex-Partner*in), ist es, wie weiter oben bereits angesprochen, wichtig, dass Sie ihm / ihr aktiv helfen, die damit verbundenen Verletzungen zu überwinden.
7. Bleiben Sie wachsam	Verletzte oder eifersüchtige Partner*innen, deren Beziehung – zum Beispiel durch eine Affäre des Partners / der Partnerin – belastet wurde, berichten häufig verschämt, den / die Partner*in weiterhin zu *kontrollieren* (z. B. durch Überprüfung des Handys oder des Aufenthaltsorts des / der anderen). So verständlich dieses Verhalten direkt nach einem Vertrauensbruch sein mag, wirkt es sich auf Dauer mit hoher Wahrscheinlichkeit frustrierend und kontraproduktiv auf den / die Partner*in aus. Besser ist es, Ängste und Unsicherheiten mit dem / der Partner*in zu teilen und ihn / sie zu bitten, Ihnen beizustehen.

Tabelle 8.2: Tipps zum Umgang mit Eifersucht in Liebesbeziehungen

Austausch

Wenn Sie beide bereit sind, vereinbaren Sie eine feste Zeit, in der Sie sich über Ihre Überlegungen austauschen können (gegebenenfalls auch mehrere Termine).

- Nutzen Sie die Gespräche der LIEBE, um einander besser verstehen zu lernen.
- Nehmen Sie sich Zeit dafür, Ihre Gefühle in Worte zu fassen. Hören Sie Ihrem / Ihrer Partner*in aufmerksam zu.
- Eifersucht ist ein äußerst sensibles Thema; achten Sie umso mehr miteinander darauf, negative Verhaltensmuster zu vermeiden.
- Blättern Sie weiter, um noch mehr über sich selbst, Ihren / Ihre Partner*in und das Geheimnis glücklicher Beziehungen zu erfahren.

9. Bindungsverletzungen heilen

Wenn Sie bis hierhin gelesen und die Reflexionsübungen der vergangenen Kapitel durchgearbeitet haben, werden Sie sicherlich bereits vieles, was die Dynamik in Ihrer Beziehung betrifft, besser verstehen. In Kapitel 2 und 3 haben Sie gelernt, Ihre Beziehung als Bindungsbeziehung zu sehen, deren Funktion darin besteht, Ihre Bedürfnisse nach Vertrautheit, Sicherheit und Unterstützung zu erfüllen. In Kapitel 4 haben wir uns mit dem Tanz beschäftigt, in dem Sie sich gegenseitig triggern und der Sie immer weiter in negative Interaktionen hineinführt, und welchen Beitrag Sie beide dazu leisten. In Kapitel 5, 6 und 8 ging es darum, sich in die emotionale Welt des bzw. der anderen einzufühlen und sich darüber auszutauschen. Sie haben gelernt, die reaktiven Emotionen zu erkennen, die Ihren Teufelskreis befeuern (z. B. reaktive Wut oder Abwehr, Kontrollverhalten als Ausdruck von Sorge oder Angst, panikartiges Sich-Verschließen, von Resignation geprägte Hilflosigkeit oder Niedergeschlagenheit), und diese von den Kernemotionen zu unterscheiden, die Ihnen helfen, den Teufelskreis zu durchbrechen (z. B. Trauer über Verletzungen oder Angst, den Erwartungen nicht zu genügen oder verlassen zu werden). Vermutlich haben Sie festgestellt, dass Ihr Gegenüber Ihnen mitfühlsamer begegnet, wenn Sie diese weicheren Kernemotionen zum Ausdruck bringen. Und vielleicht hat die Lektüre von Kapitel 8 und das gemeinsame Reflektieren über besonders heikle Gefühle wie Kränkung, Schuld, Scham und Eifersucht Sie ja einander näherbringen können. In Kapitel 7 ist Ihnen zudem wahrscheinlich bewusst geworden, dass es Gründe für die negativen Verhaltensweisen in Ihrem täglichen Miteinander gibt, die in direktem Zusammenhang mit Beziehungsängsten auf beiden Seiten stehen (z. B. Angst, den Kontakt zueinander zu verlieren, Fehler zu machen, sich selbst oder die Gegenseite zu enttäuschen …). Mit großer Wahrscheinlichkeit haben Sie Dinge über sich selbst oder Ihren / Ihre Partner*in erfahren, die lange im Verborgenen lagen. Möglicherweise wissen Sie jetzt, dass Ihr Gegenüber Angst davor hat, den Kontakt zu Ihnen zu verlieren oder Sie zu enttäuschen. Und vielleicht haben Sie gelernt, dass Ihr*e Partner*in manchmal einfach verzweifelt ist und in Momenten, in denen Sie beide in Ihren negativen Tanz geraten, eigentlich nur Kontakt aufzunehmen versucht oder erstarrt, um eine Eskalation zu verhindern. Wir hoffen, dass all diese Erkenntnisse Ihnen helfen, die guten Absichten hinter leider nicht hilfreichem Verhalten zu erkennen.

Die eigenen Gefühle zu erkennen und die Dynamik der eigenen Beziehung zu verstehen hilft, sich selbst und den / die Partner*in mit mehr Mitgefühl zu sehen. Viele Klient*innen berichten uns, dass sie gelernt haben, sich besser in sich selbst und in Ihr Gegenüber einzufühlen und dadurch die verletzlichen Emotionen zu erkennen, die hinter ihren jeweiligen Schutzmauern liegen. Zu begreifen, dass hinter Vorwürfen der Ruf nach Kontakt stehen kann oder dass die Angst, etwas Falsches zu tun, der Grund für einen Rückzug sein kann, eröffnet eine neue Perspektive, aus der Sie einander betrachten und in Beziehung zueinander treten können. Diese veränderte Perspektive wiederum hilft, die Zweifel, Ängste, Unsicherheit etc. des / der anderen zu sehen – eine wichtige Voraussetzung dafür, neue Reaktionsmuster zu entwickeln und den vorherigen Teufelskreis zu durchbrechen. In diesem Kapitel zeigen wir Ihnen, wie Sie Ihre neue Art, einander wahrzunehmen und in Beziehung zueinander zu treten, vertiefen können. Wir schauen uns Ihre emotionalen „Achillesfersen" noch einmal an und helfen Ihnen, sich tiefer gehend mit ihnen zu befassen, um Zugang zu Ihren grundlegenden Beziehungsbedürfnissen und -sehnsüchten zu gewinnen und sich über diese austauschen und liebevoll aufeinander eingehen zu können.

9.1 Woran merke ich, dass der Zeitpunkt gekommen ist, weiter in die Tiefe zu gehen?

Sobald ein Paar in der Lage ist, die Dynamik seiner Beziehung zu durchschauen, und versteht, wie das Zusammenwirken von eigenem Tun, Absichten, reaktiven Emotionen und Kernemotionen auf beiden Seiten die Verwicklung in negative Interaktionsmuster befeuert, reduziert sich in der Regel automatisch das Konflikt- und Spannungspotenzial in der Beziehung. Unsere Erfahrung zeigt, dass die Ursache für diese Entspannung häufig ist, dass die Partner*innen gelernt haben, sich und ihr Verhalten zu reflektieren und auszudrücken, und gleichzeitig offener sind für das, was ihr Gegenüber ihnen anvertraut. Beides trägt wesentlich dazu bei, die Beziehung anders als vorher zu erleben und einander aus einer neuen Perspektive zu betrachten. Daher hoffen wir, dass das gemeinsame Durcharbeiten der Übungen in den voranstehenden Kapiteln Ihnen geholfen hat, sich gegenseitig in einem neuen Licht zu sehen – einem Licht, das Ihnen hilft, in Ihrem Alltag eine neue Art von Ruhe, Wärme und Stabilität zu empfinden.

Möglicherweise fragen Sie sich jetzt, was es überhaupt noch zu tun gibt, wo die Atmosphäre zwischen Ihnen sich doch bereits so viel besser anfühlt. Die meisten Paare empfinden die Entschärfung ihres Grundkonflikts bereits als wesentlichen Meilenstein in ihrem Prozess. Die Befreiung von negativen Gefühlen und Erfahrungen und ein besseres Miteinander-Auskommen bewirken jedoch nicht automatisch eine Vertiefung der Beziehung zueinander. Mit anderen Worten: Die Abwesenheit negativer Faktoren ist eine gute Basis dafür, genauer hinzuschauen, steht aber nicht unbedingt für tiefere Verbundenheit oder Beziehungssicherheit. Um die Bindung zueinander zu vertiefen, ist es unbedingt ratsam, sich intensiver über verletzliche Gefühle und Bedürfnisse auszutauschen.

Es ist ganz normal, wenn Sie Scheu oder Nervosität empfinden bei der Vorstellung, sich Ihre weicheren Kernemotionen anzuschauen, tiefere Schichten zu erkunden und einander noch näherzukommen. Sollte der Gedanke daran womöglich massivere Ängste bei Ihnen hervorrufen, könnte es auch ein ernst zu nehmender Hinweis darauf sein, dass Ihre Beziehung noch nicht bereit ist für den nächsten Schritt. Die Bereitschaft, die Dinge zu vertiefen, beruht in der Regel auf zunehmender emotionaler Sicherheit, dem Nachlassen von Reibungen und Spannungen sowie dem Entstehen eines tieferen Gefühls von Partnerschaft und gutem Willen auf beiden Seiten. All dies sind wesentliche Voraussetzungen. Unter Umständen kann es auch hilfreich sein, erst einmal einen Gang zurückzuschalten und nach bestimmten Indikatoren zu schauen, die normalerweise erkennen lassen, dass Ihre Beziehung nicht mehr von Ihrem negativen Tanz dominiert wird. Sollten Sie beispielsweise feststellen, dass Sie deutlich seltener in Ihren negativen Tanz geraten – und wenn doch, dann weniger intensiv –, ist dies ein wesentlicher Indikator dafür, dass der Zeitpunkt gekommen sein könnte, weiter in die Tiefe zu gehen. Sie können sich sicherlich vorstellen, dass Sie beide einiges an Vertrauen mitbringen müssen – Vertrauen darauf, dass sich durch das emotionale Wagnis, das Sie eingehen, die Dinge zwischen Ihnen nicht verschlimmern und nicht die nächste Abwärtsspirale droht.

REFLEXION 9.1: Checkliste Beziehungsstabilität

Kreuzen Sie an, welche der nachstehenden Indikatoren für eine stabile Beziehung auf Sie und Ihren/Ihre Partner*in zutreffen.

1. Ich erkenne, dass jede*r von uns auf eigene Art zur Abfolge unserer negativen Interaktionen beiträgt. ☐
2. Der Spitzname unseres negativen Kreislaufs lautet: ☐
   ____
3. Meinen Anteil am negativen Tanz würde ich wie folgt beschreiben: ☐
   ____
4. Den Anteil meines Partners/meiner Partnerin am negativen Tanz würde ich wie folgt beschreiben: ☐
   ____
5. Ich weiß, dass ich meinen/meine Partner*in mit bestimmten Verhaltensweisen reize, z. B. wenn ich folgende Dinge tue bzw. nicht tue: ☐
   ____

6. Ich weiß, dass ich auf folgende Verhaltensweisen meines Partners / meiner Partnerin empfindlich reagiere: ☐

 ___

7. Ich weiß, dass ich unseren negativen Tanz mit folgenden reaktiven Emotionen anheize: ☐

 ___

8. Ich weiß, dass die folgenden reaktiven Emotionen meines Partners / meiner Partnerin unseren negativen Tanz befeuern: ☐

 ___

9. Ich weiß, dass unser negativer Tanz bei mir folgende Kernemotionen weckt: ☐

 ___

10. Ich weiß, dass unser negativer Tanz bei meinem / meiner Partner*in folgende Kernemotionen weckt: ☐

 ___

11. Wir haben Strategien entwickelt, wie wir den negativen Tanz unterbrechen oder entschärfen können, zum Beispiel: ☐

 ___

12. Ich habe den Eindruck, dass es uns gelingt, in Konfliktsituationen flexibler zu sein. ☐
13. Wir können uns jetzt besser über unsere Gefühle austauschen. ☐
14. Ich glaube, unsere Probleme werden durch den negativen Tanz verursacht, zu dem wir *beide* beitragen und unter dem wir *beide* leiden. ☐
15. Wir machen uns in Gesprächen gegenseitig nicht mehr so häufig Vorwürfe. ☐
16. Ich sehe jetzt, dass hinter meinem Anteil an unserem negativen Tanz eine gute Absicht steht, und zwar: ☐

 ___

17. Ich sehe, dass hinter dem Anteil meines Partners / meiner Partnerin an unserem negativen Tanz eine gute Absicht steht, und zwar: ☐

 ___

18. Wir streiten uns seltener als früher. ☐
19. Wir sind beide entspannter in Anwesenheit des / der anderen. ☐
20. Unsere Beziehung fühlt sich stabiler an als vorher. ☐
21. Wenn wir doch noch einmal in unseren negativen Kreislauf geraten, finden wir schneller wieder heraus. ☐

Unter den Online-Materialien finden Sie ein Exemplar dieser Liste.

Wenn Sie die meisten der vorstehenden Aussagen ankreuzen konnten, spricht vieles dafür, dass Sie so weit sind, die Vertiefung Ihrer Bindung anzugehen. Sollte die Zahl der Aussagen überwiegen, die Sie noch nicht ankreuzen konnten, prüfen Sie, ob es bei den Punkten, die Sie nicht angekreuzt haben, um Verhaltensmuster geht (Punkte 1–6), um Emotionen (Punkte 7–13) oder um das Erkennen von Absichten (Punkte 14–17). Die Punkte 18–21 beziehen sich auf häufig zu beobachtende positive Auswirkungen, die ein zunehmendes Bewusstsein für Verhaltensmuster, Emotionen und das Erkennen von Absichten mit sich bringt. Sollten Sie sich nicht sicher sein, empfehlen wir Ihnen, je nach Schwerpunkt noch einmal einen Blick in die entsprechenden Kapitel zu werfen, beispielsweise Kapitel 4 zum Thema Verhaltensweisen, die Ihren negativen Kreislauf befeuern, Kapitel 5 und 6, wenn es Ihnen schwerfällt, zwischen reaktiven Emotionen, die Ihren negativen Kreislauf befeuern, und Kernemotionen, die ihn entschärfen, zu unterscheiden, oder Kapitel 7, wenn es darum geht, wohlgemeinte Bindungsabsichten zu erkennen, die Ihrem jeweiligen Anteil am negativen Kreislauf zugrunde liegen.

9.2 Wegweiser zum Aufbau einer sicheren Bindung

Wenn Sie der Meinung sind, dass sich Ihre Beziehung ausreichend stabilisiert hat, laden wir Sie zur nächsten Etappe Ihrer Beziehungsreise ein. Bei dieser Etappe geht es darum, Ihre Bindung so zu vertiefen und zu stärken, dass eine *sichere* Bindungsbeziehung entsteht.

Hierzu gehört unter anderem, dass die Person, deren Part es normalerweise ist, sich im Rahmen ihres negativen Kreislaufs zurückzuziehen, lernt, nach vorne zu treten und dem Gegenüber ihre Bedenken, Ängste und Unsicherheiten mitzuteilen, statt sie für sich zu behalten und dichtzumachen. Sie werden feststellen, wie enorm erleichternd es sein kann, Unsicherheiten offenzulegen, und wie dadurch die Isolation überwunden werden kann, in der Sie sich möglicherweise befunden haben. Partner*innen, die in der Lage sind, ihre Verletzungen und Ängste zu zeigen, statt auf Distanz zu gehen, ermöglichen es der / dem anderen, ihre Verletzlichkeit zu sehen und mitfühlend zu reagieren. Das wiederum bietet ehemaligen Rückzügler*innen die Möglichkeit, sich „vollwertiger“ zu fühlen, wenn sie Verantwortung für ihr Leben übernehmen, sich aktiv in die Beziehung einbringen und eindeutig benennen, was sie brauchen, um ihre Bindung als sicher zu empfinden.

Menschen, die den Protestler*innen-Part in der Beziehung innehaben, besitzen häufig ein gutes Gespür für das, was sie brauchen und wonach sie sich sehnen. Sie lernen in diesem Teil des Prozesses, ihre Bedürfnisse auf eine Art zu vermitteln, die sie zwar angreifbarer macht, das Gegenüber aber auch zu mehr Aufgeschlossenheit einlädt. Der/die ehemalige Verfolger*in lernt, seine bzw. ihre Schwachstellen offenzulegen und dadurch die andere Seite zum Näherkommen einzuladen. Auch hier werden Sie sehen: Das Gefühl der Verlassenheit und der Einsamkeit schwindet, wenn wir uns trauen, uns verletzlich zu zeigen, und es uns gelingt, darauf zu vertrauen, dass das Gegenüber mit Nähe und Zugewandtheit reagiert.

Wir möchten Ihnen jetzt Janine und Brad vorstellen. Ihre Geschichte zeigt, wie es aussehen kann, wenn ein Paar emotionale Risiken eingeht und es schafft, die frühere Bindungsbeziehung wiederherzustellen. Im ersten Teil beleuchten wir die Beziehung der beiden zu Beginn der Therapie sowie einige wichtige Lebenserfahrungen, die sie geprägt haben. Anschließend beschreiben wir ihren negativen Tanz und erläutern, wie es ihnen gelungen ist, ihn unter Kontrolle zu bekommen. Im letzten Teil gehen wir darauf ein, wie die beiden sich auf das Risiko eingelassen haben, ihre Bindungsängste und -bedürfnisse offenzulegen, um ihre Beziehung zu einem warmen, von Liebe geprägten, sicheren Hafen werden zu lassen.

9.3 Janine und Brad: Gemeinsam Sicherheit schaffen

Das Problem

Janine und Brad, ein bezauberndes australisches, heterosexuelles Cisgender-Paar mit britischen Wurzeln, hatten uns um Beziehungshilfe gebeten. Hinter der Fassade ihrer attraktiven, erfolgreich wirkenden Beziehung verbargen sich tiefe Gräben voller Kampf und Leid. Für Brad (groß gewachsen, gut aussehend, Vertriebsleiter) war Janine eine gut aussehende, intelligente und begehrenswerte Frau. Gleichzeitig nagte an ihm ein Gefühl der Unsicherheit, in der Tiefe ihres Herzens könne ihr weniger an der gemeinsamen Beziehung liegen als ihm. Er war sich nie ganz sicher, dass sie sich ihm hundertprozentig zugehörig fühlte. Manchmal lag er nachts sogar lange wach und fragte sich besorgt, ob sie ihn eines Tages verlassen könnte; Gedanken, die vor allem dann aufkamen, wenn sie den vorangegangenen Abend mit anderen Leuten verbracht hatten. Es stellte sich heraus, dass Janine auf Partys gerne flirtete – nicht übertrieben, aber ausreichend, um Brad tiefgreifend zu verunsichern.

Hinzu kam, dass jedes Gespräch über Janines Party-Verhalten im Streit endete: Streits, in deren Folge tagelang angespannte, qualvolle Funkstille zwischen ihnen herrschte. Beide hassten es zu streiten, hassten das Schweigen und auch das für beide spürbare Gefühl der Distanz, kamen aber nicht heraus aus ihrer jeweiligen Sicht des Problems. Sowohl er als auch sie fühlte sich im Recht und zu Recht verärgert.

Beide waren sie voll und ganz ihrer Sicht der Dinge verhaftet und nicht in der Lage, ausreichend Abstand zu ihrem jeweiligen Standpunkt zu gewinnen, um wirklich zu verstehen, worum es dem / der anderen ging.

Brad empfand Janines Verhalten, wenn sie ausgingen, als unangemessen und wollte, dass sie damit aufhörte. Deutete sie nur entfernt an, dass er eifersüchtig, besitzergreifend, kontrollsüchtig, überempfindlich oder schwierig sei, wies er das weit von sich. Jedes dieser ausgesprochenen Worte löste bei Brad das Gefühl aus, belächelt und kleingemacht zu werden (was Janine allerdings nicht wusste), und stürzte ihn in tagelanges Grübeln. Schon oft hatten sie erbittert gestritten, wenn Janine eines dieser Worte gewählt hatte. Wagte Janine dann noch zu behaupten, das Problem existiere ausschließlich in seiner Fantasie, war das für Brad unerträglich schmerzhaft, manchmal sogar so sehr, dass er in bittere Tränen ausbrach.

Janine ihrerseits (attraktives Aussehen, Lehrerin) konnte sich keinen Reim auf Brads Reaktion machen und verstand den Wirbel, den er machte, schlichtweg nicht. Seine Kritik an ihr nach jeder Party war für sie mittlerweile absehbar, ermüdend und regelrecht nervtötend. Für sie stand außer Frage, dass er ein wunderbarer Mann war, den sie liebte und bewunderte; aber sie gab auch zu, dass das Problem, das sie hatten, für sie schwer erträglich war. Sie verstand auch nicht wirklich, worum es ihm bei der Frage, was die Beziehung ihr bedeutete, ging. „Ich war mein Leben lang ich selbst. Ich brauche meine Eigenständigkeit; ich verstehe nicht, worum du dir Sorgen machst“, war im Wesentlichen das, was sie ihm auf seine Beschwerden hin antwortete, die er immer und immer wieder in ermüdenden Gesprächen vorbrachte, die nie wirklich zu einer Lösung führten.

Der negative Kreislauf

Nachdem Janine und Brad eine Weile mit ihrer Paartherapeutin gearbeitet hatten, war ihnen ein wichtiger Punkt klar geworden, nämlich: *Was sich auf den Partys abspielte, war wichtig, aber was noch viel wichtiger war, war das,* was sich zwischen ihnen abspielte, *wenn sie versuchten, über das zu reden, was dort geschah.* Nach viel intensiver Arbeit und beiderseitigem Bemühen, einander zuzuhören, gelang es ihnen zu erkennen, dass sie in einer vorhersagbaren, schmerzhaften und negativen Interaktionsspirale gefangen waren, die sich endlos weiterdrehte. Der Ablauf war im Wesentlichen immer der gleiche: Je mehr Brad Janine für ihr „Flirten“ kritisierte und je mehr er ihre Einstellung zu ihrer Beziehung infrage stellte, desto stärker wurde in ihr das Gefühl von Einengung, Frustration und Verärgerung. Je eingeengter, frustrierter und verärgerter Janine sich fühlte, desto vehementer bestritt sie die Berechtigung seiner Bedenken bezüglich ihres Party-Verhaltens und ihrer Einstellung zu ihrer Beziehung, was wiederum bei Brad noch mehr Verletzung, Wut und Unterstellungen auslöste. Und je verletzter er sich fühlte, desto stärker bedrängte er sie mit Vorwürfen und kritisierte sie. Entsprechend festgefahren war die Endlosschleife, in der sie beide gefangen waren und nicht mehr vor noch zurück konnten. Brad und Janine steckten fest.

Ihr negativer Tanz (bzw. ihre Endlosschleife) erzählte eine ganz eigene Geschichte (vgl. auch Abb. 9.1); eine Geschichte voller schmerzlicher Gefühle und unerfüllter Bindungsbedürfnisse. Ihr negativer Kreislauf hatte sich verselbstständigt. Je mehr das Paar mit seinem Problem kämpfte, desto massiver wurden die Verletzungen und die Frustration auf beiden Seiten. Ihr negativer Interaktionskreislauf spiegelte und verstärkte ihre belastete Bindungsbeziehung.

Frühere Bindungserfahrungen

Um das Problem von Brad und Janine genauer erfassen zu können, stellte die Therapeutin ihnen eine Reihe von Fragen zu ihren Erfahrungen in früheren engen Beziehungen. So erfuhr sie unter anderem, dass Brad verheiratet gewesen war und einen Sohn hatte, den er sehr liebte. Nach 14 Jahren Ehe hatte seine Frau unerwartet eine Affäre, verließ ihn mitsamt dem gemeinsamen Sohn und forderte hohe Geldsummen von ihm für den Unterhalt des Kindes. Brad war vollkommen geschockt und überrascht. Er gab zu, dass er Jahre gebraucht hatte, bis er akzeptieren konnte, was geschehen war. Hinzu kam, dass Brad eine schwierige Kindheit hatte: Sein Vater war Alkoholiker und sein Verhalten Brad gegenüber unvorhersehbar. An manchen Tagen war er nett und forderte Brads Zeit und Gesellschaft geradezu ein; an anderen Tagen war er betrunken, unberechenbar und gewalttätig. Brads Mutter tat ihr Bestes, war aber häufig überfordert und verängstigt. Für Brad hatte es niemals in seinem Leben eine nahe Beziehung gegeben, in der er sich wirklich sicher gefühlt hatte. Wachsamkeit und Auf-der-Hut-Sein vor Gefahren war das Einzige, was er kannte, um zu überleben.

Janine ihrerseits war ebenfalls schon einmal verheiratet gewesen – mit einem Mann, der sie wegen einer anderen Frau verließ. Die spätere Trennung verlief zwar gütlich, erschütterte aber dennoch ihr Vertrauen in Männer und die Institution Ehe. Hinzu kam, dass ihre Eltern eine sehr unglückliche Ehe geführt hatten und ihre Mutter an einer chronischen Erkrankung starb, als Janine noch ein Teenager war. Janines Aussage hierzu war: „Ich habe früh gelernt, mich selbst um mich zu kümmern, selbst dafür zu sorgen, dass ich meinen Spaß hatte, und meinen eigenen Weg zu gehen."

Janine	**Brad**
Die Rückzüglerin	Der protestierende Partner
Verhalten Janine weicht Gesprächen über die Beziehung aus; wenn er ihr vorwirft zu flirten, verteidigt sie sich	**Verhalten** Brad bringt seine Beziehungsängste zum Ausdruck, indem er Janine ihr Flirtverhalten vorwirft
Gedanken „Er macht aus jeder Mücke einen Elefanten. Ich begreife nicht, was die ganze Aufregung soll!"	**Gedanken** „Sie begreift nicht, wie sehr ich es hasse, wenn sie flirtet. Es ist ihr egal, wie sehr mich das ärgert."
Reaktive Emotionen Frustration angesichts der zahlreichen Fragen und Anschuldigungen; genervt, weil sie sich kontrolliert fühlt	**Reaktive Emotionen** Frustration, wütendes Grübeln über ihre Vorwürfe angesichts seiner Eifersucht; Angst, Janine könnte ihn von jetzt auf gleich verlassen

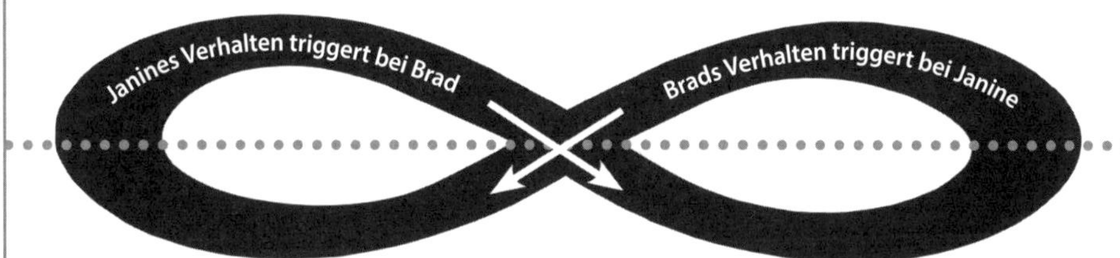
Janines Verhalten triggert bei Brad
Brads Verhalten triggert bei Janine

Kernemotionen Angst, kontrolliert oder von Brads Bedürfnissen erdrückt zu werden	**Kernemotionen** Angst, ihr könne weniger an der Beziehung liegen als ihm; Verletztsein darüber, dass sie ihn nicht versteht
Unerfüllte Bindungsbedürfnisse Sich in der Beziehung geliebt und sicher zu fühlen und dabei ausreichend Raum für sich selbst zu haben	**Unerfüllte Bindungsbedürfnisse** Sich darauf verlassen und sicher sein zu können, dass er Janine wichtig ist und von ihr geliebt wird

Abbildung 9.1: Janines und Brads Beziehungstanz

In den vorangegangenen Kapiteln haben wir bereits dargelegt, wie sich Beziehungserfahrungen mit nahestehenden Menschen auf die Entwicklung von Sicherheit bzw. Unsicherheit auswirken. Vor diesem Hintergrund ist es nicht schwer zu erkennen, was dazu geführt hat, dass Brad und Janine derart in Beziehungsstress gerieten. Sie haben vermutlich erkannt, dass hinter Brads Verhalten frühere Erfahrungen und Angst standen. Brad war hin- und hergerissen: Einerseits hatte er Sorge, dass Janine ihn verlassen oder verletzen könnte, andererseits wünschte er sich ihre Nähe und bedingungslose Liebe. Die Kombination aus unvorhersehbaren und zum Teil gewaltvollen Erfahrungen in seiner Kindheit und dem unerwarteten Zerbrechen seiner Ehe hatten in ihm *verständlicherweise* Zweifel an seinem Selbstwert und an der Sicherheit naher Beziehungen ausgelöst. „Andere Menschen lassen dich fallen, es ist doch immer das Gleiche", war seine traurige Quintessenz zum Thema Beziehungen. Unglücklicherweise erhöhte Brad mit seinem wütenden Grübeln und seinen aggressiven Kommentaren selbst die Gefahr, dass genau das eintreten könnte, was er am meisten fürchtete: von Janine verlassen zu werden.

Auf der anderen Seite ist auch Janines Unbehagen nachvollziehbar, das durch die Diskrepanz zwischen Brads Wunsch nach Nähe und ihren Vorstellungen von Paarbeziehungen hervorgerufen wurde. Sie verfügte zwar über ein vergleichsweise hohes Selbstwertgefühl und wurde nicht von Zweifeln geplagt, Brad könne sie verlassen, fühlte sich aber erdrückt und überfordert von Brads Bedürfnis nach mehr Nähe, mehr Rückversicherung und ausdrücklicher Verbindlichkeit. Aus Janines Sicht waren ihre Gefühle *verständlich*: Die Erwachsenen, denen sie im Laufe ihres Lebens nahegestanden hatte, hatten sie allein gelassen – nicht alle freiwillig, aber mit dem Effekt, dass Janine stets damit rechnete, dass andere Menschen nicht immer bereit oder fähig waren, verlässlich für sie da zu sein. Deshalb hielt sie es auch nicht für klug, sich komplett auf andere zu verlassen. Ihre Maxime „Der einzige Mensch, auf den du dich wirklich verlassen kannst, bist du selbst" war ihre psychologische Überlebensgarantie.

Bindungsbedürfnisse und ihre Bedeutung

Sowohl Brad als auch Janine kamen mit unerfüllten Bindungsbedürfnissen in die Beziehung. Bei Brad war es das – ihm möglicherweise gar nicht bewusste – sehnliche Bedürfnis, sich in der Beziehung geliebt, bestärkt, wichtig und sicher zu fühlen. Auch Janine hatte das Bedürfnis, sich sicher und geschützt zu fühlen und auf die Unterstützung und Verlässlichkeit des Partners zählen zu können, ohne dafür ihre Eigenständigkeit zu opfern. Sichere Bindungsbeziehungen bieten in der Regel flexible, ausreichende Freiräume für beide Beteiligten. Der Raum zwischen Janine und Brad allerdings fühlte sich weder angemessen noch flexibel an. Wo aus Brads Sicht der Abstand zu groß war, war er für Janine nicht groß genug. Brad verfolgte sie mit dem Wunsch nach mehr Nähe, während Janine sich zurückzog, um mehr Raum zu haben.

Janines Verhalten auf Partys, verbunden mit ihrer Zurückhaltung, Brad regelmäßig mit Worten ihre Verbundenheit zuzusichern, trafen einen schmerzhaften Punkt tief in seinem Inneren, der direkt mit seinen unerfüllten Bindungsbedürfnissen in Verbindung stand. Jede Berührung dieses empfindsamen Punktes löste tief sitzende Gefühle der Angst und des mangelnden Selbstwerts aus, die wiederum reaktive Emotionen wie Wut und Verzweiflung in ihm hervorriefen. Diese Wut fand dann ihren Ausdruck in kritischen und abwehrenden Äußerungen. Brads Strategie bestand im Wesentlichen darin, seinen tief sitzenden Schmerz und seine unerfüllten Bindungsbedürfnisse in Schach zu halten und verzweifelt zu versuchen, Einfluss auf Janines Verhalten zu nehmen.

Bei Janine wiederum berührten Brads Kritik und seine Art, sie zu bedrängen, ein tief in ihr verankertes Unbehagen (ihre eigenen unerfüllten Bindungsbedürfnisse nach Sicherheit und Schutz), das bei ihr tief sitzende Angst vor Einengung und Kontrolle hervorrief. Ihre Reaktion hierauf waren entweder Reserviertheit und Appelle an Brads Vernunft („Es gibt überhaupt keinen Grund, dir Sorgen zu machen!") oder aber Verärgerung und Abwehr („Um Himmels willen, hör endlich auf, mich besitzen zu wollen"). Eigentlich hätte sie gerne etwas an ihren eigenen Gefühlen geändert, doch was dabei herauskam, war, dass sie versuchte, etwas bei Brad zu ändern, indem sie seine Sorgen und Ängste herunterspielte.

Dem Paar erging es wie so vielen anderen unglücklichen Paaren: Reaktionen aufgrund unerfüllter Bindungsbedürfnisse auf der einen Seite triggerten Reaktionen aufgrund unerfüllter Bindungsbedürfnisse auf der anderen Seite. Brad und Janine mangelte es nicht an gegenseitiger sexueller Anziehung, sie konnten die Arbeiten im Haushalt gut untereinander aufteilen, miteinander ausgehen und sich über alltägliche Anliegen, Träume und Wünsche für die Zukunft austauschen. Ihr Problem war vielmehr, dass sie beide unter massiven Ängsten litten, wertlos zu sein und verlassen zu werden, und sich nach einem Gefühl von Sicherheit irgendeiner Art sehnten. Unglücklicherweise kollidierten ihre jeweiligen Reaktionen im Rahmen ihres negativen Tanzes mit den Schmerzpunkten ihrer unerfüllten Bindungsbedürfnisse.

Durch Veränderung der Musik den Tanz verändern

Emotionen sind, so Sue Johnson, Mitbegründerin der Emotionsfokussierten Paartherapie, *die Musik des Bindungstanzes.* Emotionen sorgen dafür, dass wir uns für unsere Bedürfnisse einsetzen. Manchmal jedoch überwältigen sie uns und bewirken zusätzlichen Stress bei uns selbst und unserem / unserer Partner*in. Wenn wir die Bindungsbedürfnisse des / der anderen verstehen, ernst nehmen und ihnen gerecht werden, ändert sich die Musik und mit ihr auch der Tanz.

Brad und Janine gelang es, ihre Musik und ihren Tanz zu verändern. Zunächst eher mühsam, dann aber immer leichter lernten sie, weniger impulsiv aufeinander zu reagieren. Stattdessen schufen sie sich einen Raum, in dem sie einander offener zuhören konnten, wenn sie über belastende Erfahrungen in der Vergangenheit und noch nicht überwundene Schmerzen in ihrem Inneren sprachen. Statt einander als Gegner zu sehen, begriffen sie irgendwann, dass der eigentliche Feind ihr negativer Interaktionskreislauf war. Sie lernten, sich die Auslöser ihrer Reaktionen bewusst zu machen und auch die Wirkung, die ihre Reaktionen bei dem / der anderen hervorriefen. Schritt für Schritt halfen sie sich gegenseitig, ihre früheren, sich stets wiederholenden Interaktionsmuster abzulegen und den ausgetretenen Pfad zu verlassen. Indem sie das Wagnis eingingen, neue Muster auszuprobieren, gelang es ihnen, eine neue, positive Beziehung zu entwickeln.

Mit Unterstützung ihrer Therapeutin fanden Janine und Brad den Mut, einander offen ins Gesicht zu schauen und sich gegenseitig ruhig und deutlich ihre Bindungsängste und -sehnsüchte anzuvertrauen. Sie lernten, ihre eigenen verletzlichen Gefühle zu verstehen und in Worte zu fassen (statt sich in Frustration und Wut zu flüchten), und stellten fest, dass es nun gar keine Notwendigkeit mehr gab, die / den andere*n zu kontrollieren oder zu verändern. Der neue Raum der Sicherheit, den sie sich geschaffen hatten, ermöglichte es ihnen, einander ihre Schmerzen zu lindern, Ängste zu nehmen und sich gegenseitig darin zu unterstützen, ihre Sehnsüchte zu erfüllen.

So konnte Brad darüber reden, wie er sich fühlte, wenn Janine auf Partys flirtete, und wie er in das Erleben des Kindes zurückversetzt wurde, das immer auf der Hut sein musste, um nicht verletzt werden zu können. Janine wiederum musste sich keine Kritik und Angriffe mehr anhören. Dadurch war sie nun in der Lage aufzunehmen, was Brad sagte, und ihn in einem völlig neuen Licht zu sehen. Er zeigte sich nun verletzlich und war nicht mehr die kontrollierende, aufdringliche Kraft, der sie sich widersetzen musste. Brad seinerseits lauschte mit neuer Bereitschaft Janines Erläuterungen, wie eingesperrt und beengt sie sich fühlte, wenn er mehr Verbindlichkeit und Nähe von ihr forderte. Sie war nun sowohl in der Lage, ihm ihre Liebe und Zuneigung mitzuteilen, als auch, ihre Worte mit der ruhigen und von Herzen kommenden Bitte zu verbinden, ihr zu vertrauen, dass sie ihn niemals fallen lassen wolle. Das ermöglichte es Brad, seine Angst und das Gefühl abzulegen, ständig auf der Hut sein zu müssen. Er fühlte sich jetzt sicher, dass Janine an einer langfristigen Beziehung zu ihm gelegen war. Außerdem gelang es ihm, Janine als eigene Person und losgelöst sowohl von seiner Ex-Frau als auch von seinem Vater zu sehen.

Am Ende ihrer Therapie hatten sie neue Lösungen für alte Probleme gefunden. Sie konnten entspannt über die nächste Party sprechen und Ideen schmieden, wie sie *gemeinsam* mit der Situation dort umgehen würden. Darüber hinaus fanden sie neue Lösungen für alte Probleme mit Brads Sohn und für Janines berufliche Karriere. Sie hatten gelernt, sich ineinander einzufühlen und ihre Bindungsbedürfnisse in Worte zu fassen. Janine und Brad hörten nun eine ganz andere Musik und hatten einen neuen Tanz für sich gefunden! Bei einem Folgeanruf nach 18 Monaten konnte die Therapeutin feststellen, dass es mit der Beziehung der beiden immer weiter bergauf ging!

Janine ist ein gutes Beispiel dafür, wie Partner*innen, die üblicherweise mit Rückzug reagieren, *lernen, auf ihr Gegenüber zuzugehen, sich einzubringen, ihr Inneres und ihre Bedürfnisse offenzulegen – und sich voll und ganz auf die Beziehung einzulassen.* Für klassische „Verfolger*innen", in diesem Fall Brad, bedeutet es, das Wagnis einzugehen, *Gefühle und Bedürfnisse in sanfte und von Herzen kommende Worte zu fassen und sich verletzlich zu zeigen.*

Die berührende Geschichte von Brad und Janine zeigt einmal mehr, dass die Bereitschaft, aufeinander zuzugehen und sich auf die Bedürfnisse des / der anderen einzulassen, *Ihre Beziehung grundlegend verändern* und zu einem Ort der Sicherheit werden lassen kann, an dem Sie sich *voll und ganz aufeinander verlassen können. Gemeinsam können Sie einen sicheren Hafen schaffen, der Ihnen hilft, miteinander in Austausch zu bleiben und stets Rückhalt bei Ihrem / Ihrer Partner*in zu finden.*

9.4 Gespräche, die die Bindung stärken: Eintauchen in Kernemotionen und -bedürfnisse

Vorbereitung

In dem nun vor Ihnen liegenden Teil Ihres Prozesses geht es um die Erweiterung und Vertiefung der eigenen emotionalen Wahrnehmung. Hierfür möchten wir Ihnen zwei Empfehlungen mit auf den Weg geben. Erstens: Vereinbaren Sie für Ihre Gespräche einen festen Ablauf, bei dem jeweils eine*r von Ihnen die Möglichkeit bekommt, das eigene Erleben zu reflektieren, mit dem Gegenüber zu teilen und in Worte zu fassen, während der / die andere intensiv zuhört, ohne zu unterbrechen oder die eigene Sichtweise einzubringen (siehe Kap. 1.4, *Gespräche der LIEBE*). Das gibt der Person, die spricht, die Zeit und den Raum, sich dem eigenen Erleben in all seiner Tiefe zu widmen. Der zuhörenden Person wiederum wird der Druck genommen, direkt reagieren, Lösungen anbieten oder andere Dinge tun zu müssen, die das Gegenüber in seinem Redefluss unterbrechen könnten. Es mag sich zunächst seltsam anfühlen, wenn jeweils nur eine Person sprechen und der / die andere zuhören soll. Die Idee ist jedoch, die Rollenverteilung beim nächsten Gespräch umzukehren, sodass Sie sich sicher sein können, dass Sie beide alles sagen können, was Sie bewegt, und dass Ihnen zugehört wird.

Zweitens: Sollte es in der Vergangenheit so gewesen sein, dass immer nur eine*r von Ihnen das Gespräch gesucht hat (in der Regel die Person, die die Rolle des / der Verfolgenden bzw. des / der Protestierenden innehat), empfehlen wir, dass an diesem Punkt des Prozesses die andere Person das Gespräch beginnt (in der Regel der / die Rückzügler*in). Der Grund hierfür ist denkbar einfach – das Gespräch von der Person beginnen zu lassen, die diese Rolle von sich aus nicht unbedingt übernähme (unabhängig davon, welches der drei in Kapitel 4 beschriebenen Beziehungsmuster auf Ihre Beziehung zutrifft), bietet eine konkrete Möglichkeit, die alte Dynamik zu verändern und einen neuen Tanz zu beginnen. Im Laufe der Zeit wird es Ihnen beiden mit großer Wahrscheinlichkeit immer leichter fallen, das Gespräch zu beginnen, und Sie werden feststellen, dass der Verlauf des Gesprächs sich automatisch und wie von selbst ergibt. So kann der Austausch zu einem Quell der Vertrautheit und Nähe werden.

Anregungen für Rückzügler*innen

Wenn Sie an der Reihe sind zu sprechen, versuchen Sie, sich bei Ihren Überlegungen ganz auf sich zu konzentrieren und darauf, *Ihre Gefühle*, Erfahrungen und Bedürfnisse in Worte zu fassen. Es geht nicht darum, Ihrem Gegenüber Vorwürfe zu machen oder ihn / sie für Ihr Leid oder Ihr Glück verantwortlich zu machen. Tatsächlich werden Sie feststellen, dass Sie schon damit, dass Sie tiefer in sich hineinspüren, Verantwortung für Ihre Gefühle übernehmen und dadurch aktiv zur Gestaltung der Beziehung beitragen. Es kann durchaus sein, dass es sich für Sie so anfühlt, als legten Sie zum ersten Mal Ihr ganzes Ich in die Waagschale Ihrer Beziehung.

Lassen Sie uns an dieser Stelle kurz einen Blick auf die langfristigen Auswirkungen negativer Interaktionskreisläufe werfen. Hierzu gehört sowohl die Art, wie Ihr*e Partner*in versucht, Sie zu erreichen – beispielsweise durch Wut oder Kritik – als auch Ihre Reaktion in Form von Rückzug, Ausweichen, Verteidigung oder Nachgeben. Die meisten Klient*innen haben den Eindruck, dass der jahrelange, sich stets wiederholende Negativkreislauf einen hohen emotionalen Preis von ihnen gefordert hat. Nicht wenige von ihnen neigen dazu, so sehr darauf zu achten, den / die Partner*in nicht zu enttäuschen, dass sie ihre eigenen Gefühle ignorieren und gar nicht mehr spüren. Sollte das auf Sie zutreffen, kann es durchaus sein, dass es sich hierbei um ein Muster handelt, das Sie schon entwickelt hatten, bevor Sie Ihre*n jetzige*n Partner*in kennengelernt haben. Teil dieses Musters kann es sein, bestimmte Ansichten oder Gefühle nicht anzusprechen, wenn Sie sich emotional nicht sicher genug fühlen, diese preiszugeben. Der Vorteil ist klar: Sie vermeiden Unstimmigkeiten. Der Preis hierfür ist jedoch, dass Sie nicht wahrgenommen werden. Ein mögliches Szenario hierfür wäre beispielsweise das Gefühl, dass es keinen Raum für

Ihre Empfindungen und Bedürfnisse gibt, sei es, weil der/die Partner*in unablässig mit seinen/ihren Anliegen zu Ihnen kommt, oder weil er/sie das Gefühl bei Ihnen weckt, dass seine/ihre Anliegen wichtiger sind als Ihre.

Ebenfalls schmerzhaft ist es, das Gefühl vermittelt zu bekommen, den/die Partner*in zu enttäuschen bzw. die Dinge nur nicht richtig zu verstehen. Oder das Gefühl zu haben, irgendwie seinen/ihren Vorstellungen und Bedürfnissen nicht zu genügen. In all diesen Fällen kann Rückzug eine Möglichkeit sein, sich zu schützen, sei es vor schmerzhaften Rückmeldungen oder vor Gefühlen der Unzulänglichkeit, die daraus entstehen können. Uns ist bewusst, dass es Situationen gibt, in denen die Wahl, sich abzuschotten und bestimmte Themen zu meiden, sich anfühlen kann wie die bestmögliche Lösung. Der Preis dafür ist jedoch, dass Sie mit Ihren schmerzlichen Gefühlen allein sind und diese so lange in Ihrem Inneren fortbestehen, bis Sie eine Gelegenheit bekommen, sich mitzuteilen, gehört zu werden und sich beachtet zu fühlen. Das bevorstehende Gespräch, zu dem wir Sie einladen, bietet die Möglichkeit, den erforderlichen Raum dafür zu schaffen, Gefühle in Worte zu fassen, die Sie bisher verborgen gehalten haben. Außerdem bietet es Ihrem/Ihrer Partner*in die Möglichkeit, Sie besser kennenzulernen und zu verstehen, und damit die Möglichkeit, auf Ihre beziehungsspezifischen Bedürfnisse zu reagieren und Ihnen zu helfen, sich sicherer zu fühlen.

Hier einige wichtige Fragen, die Sie sich selber stellen können: Wie war es bisher für mich, in unserer Beziehung stets …

- Angst davor zu haben, dir nicht zu genügen oder dich zu enttäuschen?
- zu befürchten, du könntest ablehnend oder wütend reagieren?
- so viel Angst vor möglicherweise peinlichen Fehlern zu haben, dass ich lieber nichts als etwas Falsches tue?
- das Gefühl zu haben, besser nichts zu sagen, um dich nicht zu belasten?
- traurig und einsam zu sein, weil ich glaube, dich nicht verdient zu haben?
- verletzt zu sein, weil niemand mich jemals wirklich akzeptiert hat, wie ich bin?

Lesen Sie die obigen Aussagen in Ruhe durch. Versuchen Sie, die durch die jeweilige Frage hervorgerufenen Gefühle wahrzunehmen und zuzulassen. Lassen Sie sich nicht ablenken von möglichen Stimmen in Ihrem Inneren, die Sie von Ihren Gefühlen ablenken wollen, indem sie diese kleinreden, wegdiskutieren, analysieren und entkräften, oder die Ihnen weismachen wollen, dass das doch alles keinen Sinn hat. Nehmen Sie reaktive Emotionen, die sich einschleichen, wahr und akzeptieren Sie sie, aber versuchen Sie, darunter nach tieferen, verletzlichen Gefühlen Ausschau zu halten. Wenn Sie auf tiefer liegende, verletzliche Kernemotionen stoßen, richten Sie Ihre ganze Aufmerksamkeit auf sie. Erschrecken Sie nicht, falls die Erkenntnis, wie viel Einsamkeit und Schmerzen es Ihnen bereitet hat, diese belastenden Gefühle in

Ihrer Beziehung mit sich herumzutragen, Gefühle oder Gedanken der Trauer auslöst, beispielsweise:

Diese Angst lähmt mich manchmal geradezu. Ich wäre so gerne ein guter Partner/eine gute Partnerin und gebe wirklich mein Bestes. Wenn ich dann doch wieder etwas falsch mache, tut das unglaublich weh. Ich laufe in unserer Beziehung immer mit dem Gefühl herum, dass ich dir nichts wert bin; das ist einfach schrecklich.

Welche Kernemotionen auch immer auftauchen: Geben Sie ihnen Raum und versuchen Sie, ihnen mit Mitgefühl zu begegnen. Wenn Sie lange genug bei Ihren Gefühlen verweilen, gelangen Sie höchstwahrscheinlich irgendwann an einen Wendepunkt, ab dem Sie diese Gefühle als berechtigt annehmen und sich selbst ehrlicher entgegentreten können. Dann entsteht so etwas wie das Gefühl „Ich bin es wert, mich so, wie ich bin, in dieser Beziehung wohlzufühlen". Beobachten Sie, ob sich Ihre Gefühle im Lauf des weiteren Prozesses in Richtung Selbstakzeptanz verschieben. Hier ein Beispiel dafür, wie das klingen könnte:

*Ich habe mich als totale*r Versager*in gefühlt. Wenn ich jetzt darüber nachdenke, macht mich das unglaublich traurig. Langsam wird mir klar, wie demoralisierend es für mich war, mich so klein zu fühlen. Ich bin regelrecht wütend auf mich selbst, dass ich mich so tief habe sinken lassen. Ich will nicht mehr so weitermachen … als wäre ich nicht gut genug.*

Versuchen Sie, dem Auf und Ab Ihrer Gefühle zu folgen und zu erkennen, ob sie Ihnen Hinweise geben, was Sie brauchen, um sich in Ihrer Beziehung wohler zu fühlen. Der Weg zu Ihren tiefer liegenden Beziehungsbedürfnissen führt über Ihre Kernemotionen. Folgen Sie Ihren Gefühlen und schauen Sie, wohin sie Sie führen. Überlegen Sie für sich:

Was würde mir helfen, das Gefühl, das ich habe (z. B. Versagen, Unzulänglichkeit, Einsamkeit, Wertlosigkeit, Unsicherheit, ob du mich überhaupt richtig akzeptierst oder wirklich an mir interessiert bist), ablegen zu können?

Was brauche ich von dem Menschen an meiner Seite, um mich sicher zu fühlen?

Häufig genannte Bindungsbedürfnisse unserer Klient*innen[128]

Wählen Sie zwei oder drei Aussagen aus, die am ehesten auf Sie zutreffen:

- So akzeptiert zu werden, wie ich bin
- Von dir Bestätigung zu bekommen
- Dass du meine guten Seiten siehst
- Mich dir nah zu fühlen
- Mich von dir geachtet zu fühlen und dir wichtig zu sein
- Mich wertgeschätzt zu fühlen
- Mich von dir geliebt zu fühlen
- Das Gefühl zu haben, eine Bereicherung für dein Leben zu sein
- Das Gefühl zu haben, dass du meine Bemühungen anerkennst und schätzt
- Mir sicher sein zu können, dass du wirklich hören willst, wie ich mich fühle
- Zu wissen, dass du für mich da bist
- In unserem Zusammenleben echte Partnerschaft zu empfinden
- Mich bei dir sicher zu fühlen
- Das Gefühl zu haben, dass du für mich da bist
- Von dir getröstet, in den Arm genommen oder gehalten zu werden

Überlegen Sie sich, wie Sie Ihre Bedürfnisse Ihrem / Ihrer Partner*in gegenüber ausdrücken könnten. Hier ein Beispiel:

> *Ich glaube, ich sollte mich in unserer Beziehung besser sichtbar machen, um von dem Gefühl wegzukommen, weniger wichtig zu sein als du. Es fühlt sich zwar etwas gewagt für mich an, aber ich bin bereit, das Risiko einzugehen, weil es sich einfach viel besser anfühlt, wenn ich mich nicht verbiege. Um mich zu trauen, das Risiko einzugehen, muss ich mich unbedingt darauf verlassen können, dass du mich so akzeptierst, wie ich bin. Ich weiß, dass wir viele Dinge unterschiedlich angehen, und das ist auch okay so, aber das darf nicht heißen, dass ich weniger zähle. Was ich brauche, ist deine Zusicherung, dass du mein „wahres Ich" tatsächlich willst – nicht nur den Menschen, der es dir recht zu machen versucht.*

In der nachstehenden Reflexionsübung haben wir eine Reihe von Anhaltspunkten als Orientierungshilfe für den oben erläuterten Prozess für Sie zusammengestellt:

REFLEXION 9.2: Geleitete Reflexion für Rückzügler*innen

____

(Name)

1. In welcher Weise hat Ihr negativer Tanz Sie verletzt oder belastet? Erläutern Sie konkret. Nehmen Sie sich ausreichend Zeit für die Beantwortung der Frage. Spüren Sie in sich hinein und nehmen Sie die Gefühle in Ihrem Inneren wahr (beispielsweise körperlich spürbare Anspannung in bestimmten Teilen Ihres Körpers, Gefühl der Entfremdung von sich selbst, eventuelle Stimmungsschwankungen, schwindendes Selbstvertrauen ...).

2. Falls Sie Herausforderungen auf der Arbeit, in der Familie oder in Ihrer Beziehung allein bewältigen mussten: Wie war das für Sie? Welche Vorteile hatte es, vieles allein zu regeln?

3. Welche Nachteile hatte es, vieles allein zu regeln?
   Gab es Momente, in denen Sie sich überfordert, angespannt, niedergeschlagen oder allein gefühlt haben?

4. Bei welchen Erfahrungen und Gefühlen in Ihrer Beziehung ist es Ihnen schwergefallen, diese Ihrem / Ihrer Partner*in anzuvertrauen? Was ist Ihnen daran schwergefallen – und wovor hatten Sie Angst?

5. Welche negativen Botschaften oder Glaubenssätze *zu Ihrer Person* haben Sie verinnerlicht, die Sie verunsichern und es Ihnen erschweren, sich offen zu zeigen (beispielsweise „Ich habe das Gefühl, nicht gut genug für dich zu sein“, „Ich bin ein derartiger Versager / eine derartige Versagerin, dass niemand mich mag“ oder „Verwundbarkeit ist grundsätzlich ein Zeichen von Schwäche und wird dich abschrecken und / oder mich verletzbar machen“)?

6. Welche Ängste haben Sie *im Hinblick auf Ihre*n Partner*in oder Ihre Beziehung* verinnerlicht (beispielsweise „Ich habe Angst, dass du irgendwann genug von mir hast und mich verlässt", „Meine Probleme belasten dich nur unnötig" oder „Du willst mich gar nicht wirklich – oder zumindest nicht alles, was dazugehört")?

____

____

7. Welche Unterstützung oder Sicherheit brauchen Sie genau in diesem Augenblick von dem Menschen an Ihrer Seite, um in der Lage zu sein, mehr von Ihrem „wahren Ich" in die Beziehung einzubringen? Wonach sehnen Sie sich?

   a) Was brauche ich in diesem Augenblick, um mich in mir selbst sicherer zu fühlen?

   ____

   ____

   b) Was brauche ich in diesem Augenblick, um mich bei dir sicherer, emotional geschützt und dir näher zu fühlen?

   ____

   ____

Versuchen Sie, Ihr Gegenüber anzusehen, ihm in die Augen zu schauen und Ihre Gedanken und Sehnsüchte in Worte zu fassen. Sollten Sie vor oder während dieses Gesprächs nervös sein, ist das völlig in Ordnung. Sie können sich auch überlegen, Ihre Nervosität direkt zu Beginn anzusprechen und zu sagen, welche Befürchtungen für Sie mit dem Gespräch verbunden sind und was Ihnen den Einstieg erleichtern könnte.

9.5 Anweisungen für den / die Zuhörer*in

Wenn Sie an der Reihe sind zuzuhören, versuchen Sie, das Gesagte unter dem Gesichtspunkt zu betrachten, dass Ihr*e Partner*in Ihnen gerade etwas sehr Wichtiges über sich anvertraut. Machen Sie sich bewusst, dass der Wunsch, sich Ihnen anzuvertrauen, ein Zeichen dafür ist, wie wichtig Sie Ihrem Gegenüber sind. *Dass dieser Mensch in der Beziehung mit Ihnen mit zum Teil schwierigen Emotionen ringt, ist das Ergebnis des negativen Tanzes zwischen Ihnen – es heißt* nicht, *dass Sie ein schlechter Mensch oder ein/e schlechte/r Partner*in sind.* Versuchen Sie unbedingt, diese Perspektive zu bewahren, während Sie den Ausführungen Ihres Gegenübers folgen. Versuchen Sie außerdem, im Hinterkopf zu behalten, dass diese Form des Austauschs für viele Menschen mit Angst, Verletzlichkeit, dem Gefühl, sich bloßzustellen, oder auch Scham verbunden ist. Für andere wiederum kann ein solcher Austausch befreiend und erleichternd sein.

Gehen wir kurz noch einmal den Ansatz unserer Gespräche der LIEBE durch:

***L**auschen* Sie allem, was Ihr*e Partner*in Ihnen mitteilen möchte, ohne ihn / sie zu unterbrechen oder zu korrigieren. Indem Sie lediglich zuhören, ermöglichen Sie es Ihrem Gegenüber, sich ganz in das eigene Erleben zu begeben und zu den oben erläuterten tiefer liegenden Gefühlen und Bindungsbedürfnissen vorzudringen.

*Einander mit **I**nteresse und Offenheit begegnen:* Es ist wichtig, dass Ihr Gegenüber sich sicher fühlt, wenn er / sie das Wagnis eingeht, diejenigen Seiten von sich zu zeigen, die er / sie als schwach oder nicht liebenswert empfindet. Wirkliches Vertrauen beinhaltet, sich ganz und gar in die Beziehung hineinbegeben zu können.

***E**inander wertschätzend zuhören, **b**ereit sein, die Gefühle des Gegenübers anzunehmen.* Schon die Gewissheit, dass Sie alles, was Sie hören, aufnehmen und als wichtig erachten, ist eine wichtige Ermutigung für Ihr Gegenüber, das sich traut, sich Ihnen gegenüber zu öffnen.

Denken Sie daran, Gedanken und Gefühle mit einfachen Worten, sanfter Stimme und ruhig vorzutragen. Nehmen Sie sich ausreichend Zeit und Raum für diese neue Erfahrung. Versuchen Sie, in irgendeiner Form – und sei es auch noch so dezent – auf Ihr Gegenüber einzugehen. Überlegen Sie sich, was Sie sagen wollen.

Wenn du mich so an deinem Erleben teilhaben lässt, …

- fühle ich mich zu dir hingezogen
- berührt es etwas in mir
- gibt es mir das Gefühl, von dir gebraucht zu werden
- fühle ich mit dir
- macht es mich ganz traurig, dass unsere Beziehung für dich mit so viel Kampf verbunden war
- löst das ein ganz warmes Gefühl in mir aus
- habe ich das Gefühl, dich endlich voll und ganz zu sehen
- fühle ich mich dir ganz nah und verbunden
- tut es mir leid / macht es mich traurig, dass ich gar keine Chance hatte, deine Verletzlichkeit zu sehen und darauf zu reagieren
- bewundere ich dich dafür, dass du dich traust, dich diesen schwierigen Gefühlen zu stellen
- gibt es mir Hoffnung, dass wir zukünftig offener miteinander umgehen und uns wieder näherkommen können

Irgendwann kommt der Punkt, an dem es Ihre Aufgabe ist, auf Ihr Gegenüber zu reagieren und ihm zu sagen, was seine Worte bei Ihnen auslösen. *Vergessen Sie nicht, auf die Bedürfnisse Ihres Partners / Ihrer Partnerin einzugehen.* Können Sie ihm / ihr die Sicherheit, Anerkennung oder sonstigen Dinge geben, die er / sie als Bedürfnisse genannt hat? Wenn ja, wäre jetzt eine gute Gelegenheit, es zu tun. Wenn nicht, sagen Sie ehrlich, dass Sie das Gehörte noch verdauen müssen und etwas Zeit brauchen, um das, was gerade geschieht, zu sortieren. Geben Sie Bescheid, wenn Sie bereit sind.

9.6 Gemeinsamer Rückblick

Gab es verbindende Momente, schöne Erlebnisse, ein Gefühl der Vertrautheit? Unsere Empfehlung: Nehmen Sie sich einige Augenblicke Zeit, um sich darüber auszutauschen, wie Sie beide das Gespräch erlebt haben. Die meisten Paare berichten, dass das Gespräch sie einander nähergebracht hat und sie danach eine stärkere Verbundenheit fühlen. Sollte es Ihnen nicht so gehen, überlegen Sie, was Sie sich anders gewünscht hätten. Seien Sie behutsam, wenn Sie sich über Ihrer beider Sichtweise austauschen. Es ist gut möglich, dass Sie sich im Nachgang des Gesprächs noch etwas verletzlich oder schutzlos fühlen.

Im nächsten Schritt übernimmt der / die Partner*in, der / die üblicherweise den protestierenden Part innehat, die Aufgabe, in sich hineinzuspüren und seine / ihre tieferen Gefühle und Bedürfnisse offenzulegen. Auch bei diesem Schritt werden wir Sie begleiten und Ihnen helfen, sich über Ihr Erleben mitzuteilen. Wir raten Ihnen allerdings, *vorher eine Pause einzulegen* und nach der intensiven Arbeit, die Sie gerade hinter sich haben, nicht direkt weiterzumachen.

Anregungen für Protestler*innen

Lassen Sie uns jetzt einen Blick darauf werfen, wie sich der negative Kreislauf und seine permanente Wiederholung im Laufe der Jahre auf Sie und Ihr Sicherheitsgefühl ausgewirkt haben. Es kann gut sein, dass das von Rückzug und Abwehr geprägte Verhalten Ihres Partners / Ihrer Partnerin Ihnen das Gefühl gegeben hat, sich jede Art von Reaktion von ihm / ihr erkämpfen zu müssen – ein Gefühl, das bei Ihnen dazu geführt haben kann, überall Anzeichen dafür zu sehen, dass die Beziehung an Nähe verliert oder, noch schlimmer, auseinanderzubrechen droht. Vielleicht gab es auch Situationen, in denen Sie aus lauter Verzweiflung provoziert, protestiert oder gar Streit vom Zaun gebrochen haben, um die Aufmerksamkeit des Menschen an Ihrer Seite zu bekommen oder eine Bestätigung dafür, dass es ein Problem gibt? Oder vielleicht fanden Sie, dass Ihr*e Partner*in sich nicht ausreichend engagiert und Sie deshalb übermäßig in Beziehung und Familie investieren mussten – nach dem Motto „Alles bleibt an mir hängen"? In solchen Situationen entsteht schnell der Eindruck, dass der/die andere nicht da ist, wenn man ihn/sie braucht. Die Folge sind nicht selten Gefühle der Verunsicherung, der Angst und des Verlassenseins. Und sollten Sie zu den Menschen gehören, die in ihrer Kindheit und Jugend niemanden hatten, der oder die sich um ihre Bedürfnisse gekümmert hat und immer für sie da war, können Gefühle dieser Art umso schwerer wiegen.

Die meisten von uns wünschen sich eine Beziehung, in der wir uns von dem Menschen an unserer Seite geschätzt fühlen. Das Empfinden, um die Zuwendung des Partners/der Partnerin buhlen zu müssen, kann sehr schmerzhaft sein und tiefe Trauer und Gefühle der Zurückweisung bewirken. Im Laufe der Zeit können hierdurch Selbstzweifel entstehen und Ängste, möglicherweise nicht liebenswert oder attraktiv genug zu sein: „Wenn ich wirklich interessant, attraktiv oder in sonstiger Hinsicht von besonderer Bedeutung für dich bin – warum muss ich dann so hart um deine Aufmerksamkeit ringen?" Das Leben von Menschen, die in ihrer Beziehung den Verfolger*innen-Part innehaben, ist häufig von Ängsten und Nöten geprägt, seien es Angst und Kontrollbedürfnisse wie „Bist du im Ernstfall für mich da?" oder die Angst, nicht liebenswert zu sein: „Bin ich dir zu anstrengend, verlange ich zu viel? Bin ich es überhaupt wert, geliebt zu werden?" Umso wohltuender ist es, wenn es gelingt, dem/der Partner*in zu vermitteln, welche Ängste und Zweifel Sie bewegen, denn: Es gibt Ihnen die Möglichkeit, die Rückversicherung zu bekommen, die Ihre Unsicherheit lindern kann.

Hier einige wichtige Fragen, die Sie sich selber stellen können:

Wie war es bisher für mich, in unserer Beziehung das Gefühl mit mir herumzutragen, …

- nicht von dir gesehen zu werden?
- nicht von Bedeutung für dich zu sein?
- unerwünscht zu sein?
- Angst haben zu müssen, abgewiesen zu werden?
- traurig und einsam zu sein, weil ich glaube, dich nicht verdient zu haben?
- befürchten zu müssen, verlassen zu werden?

Gestatten Sie sich, die obigen Aussagen in Ruhe zu lesen, die Gefühle wahrzunehmen, die die jeweilige Frage hervorruft, und diese Gefühle zuzulassen. Hören Sie nicht auf Stimmen in Ihrem Inneren, die sich möglicherweise einschleichen und Ihnen einreden wollen, dass bei Ihnen etwas nicht stimmt, wenn Sie diese Art von Gefühlen in sich verspüren, oder die Ihnen weismachen wollen, dass Sie zu anspruchsvoll sind, sowieso alles sinnlos ist oder Ihre Gefühle nicht zählen. Widerstehen Sie auch der Versuchung, die Verantwortung für Ihre Gefühle auf Ihr Gegenüber abzuwälzen (z. B. durch Aussagen wie „Es geht mir nicht gut, weil du …"). Nehmen Sie entsprechende Gedanken zur Kenntnis und lassen Sie sie vorüberziehen, um sich Ihre tiefer liegenden Emotionen anschauen zu können. Sollten sich reaktive Emotionen einschleichen, nehmen Sie sie zur Kenntnis und akzeptieren Sie sie, aber versuchen Sie, ihnen keine Beachtung zu schenken. Halten Sie weiter Ausschau nach anderen primären, verletzlichen Gefühlen in Ihnen, um die es sich zu kümmern gilt. Wenn Sie auf zartere, primäre Emotionen treffen, rücken Sie diese in den Vordergrund. Sollte angesichts der Einsamkeit und der Schmerzhaftigkeit problematischer Aspekte Ihrer Beziehung Trauer in Ihnen aufkommen, ist das eine ganz natürliche Reaktion. Hier ein mögliches Beispiel: „Wenn ich dich nicht erreichen kann, fühle ich mich als dein*e Beziehungspartner*in sehr verletzt und abgewiesen. Ich weiß, du siehst nur meine Wut, aber darunter bin ich eigentlich unendlich traurig, weil ich das Gefühl habe, nicht wirklich von dir gesehen zu werden."

Gefühle sind wie Wellen – unablässig im Wandel und gekennzeichnet durch ein stetiges Auf und Ab. Wie fühlt es sich an, wenn Sie anfangen, die weniger harten Emotionen zuzulassen, die bisher von Ihrem negativen Tanz überdeckt waren? Für Protestler*innen bedeutet es in der Regel einen enormen Vertrauensvorschuss, das Wagnis einzugehen, einem anderen Menschen ihre wunden Punkte und tief liegenden Unsicherheiten zu zeigen und noch dazu darauf zu vertrauen, dass er / sie sie nicht fallen lässt. Wenn Sie lange genug bei Ihren Kernemotionen verweilen, kommen Sie mit großer Wahrscheinlichkeit irgendwann an einen Punkt, an dem Sie feststellen: Der Preis, den es kostet, im Selbstschutzmodus und in Einsamkeit zu verharren, ist deutlich höher als das Risiko des Sich-Anvertrauens. Häufig ist mit einem solchen Vertrauenssprung ein innerer Wendepunkt verbunden, wie zum Beispiel: „Ich ertrage diese Leere in meinem Dasein nicht mehr. Ich muss das Wagnis eingehen, meine Schutzmauer einzureißen und darauf zu vertrauen, dass es gut geht." Achten Sie auf mögliche Veränderungen Ihrer Gefühle im Verlauf Ihres Prozesses. Es ist gut möglich, dass an irgendeinem Punkt das Bedürfnis aufkommt, Ihre Schutzmauer niederzureißen und Ihren / Ihre Partner*in Ihre tiefer liegenden verletzlichen Gefühle sehen zu lassen. Hier ein Beispiel dafür, wie das klingen kann:

> *Ich finde es zwar selbst erschreckend, aber wenn ich jetzt in mich hineinfühle, wie es mir ergangen ist, wird mir bewusst, wie unendlich einsam ich bin. In Momenten wie diesen fühle ich mich, als würde ich von einer großen Welle von Traurigkeit überrollt. Und dann gerate ich in Panik, dass irgendetwas mit mir nicht stimmt und sich im Ernstfall möglicherweise niemand um mich kümmert. Ich kenne dieses Gefühl und weiß, dass ich an diesem Punkt sehr verletzlich bin. Die Gründe dafür liegen weit zurück in meiner Vergangenheit, aber das ändert nichts daran, dass es in unserer Beziehung unglaublich schnell getriggert wird.*

Versuchen Sie, bei Ihren Kernemotionen zu bleiben, während diese sich verändern, und beobachten Sie, ob sie Ihnen möglicherweise Hinweise geben auf das, was Sie brauchen und was Ihnen guttäte, um sich in Ihrer Beziehung wohler fühlen zu können. Der Weg zu Ihren tiefer liegenden Bindungsbedürfnissen führt über Ihre Gefühle. Lassen Sie sich auf sie ein und schauen Sie, wohin sie Sie führen. Überlegen Sie für sich: Was würde mir helfen, das Gefühl, das ich habe (z. B. Versagen, Unzulänglichkeit, Einsamkeit, Wertlosigkeit, Unsicherheit, ob du mich noch willst und da sein wirst, wenn ich auf dich zugehe), ablegen zu können? Was wünsche ich mir von dem Menschen an meiner Seite?

Schauen Sie sich noch einmal die weiter oben stehende Liste der „Bindungsbedürfnisse“ an (Seite 187) und wählen Sie zwei oder drei Aussagen aus, die besonders auf Sie zutreffen. Versuchen Sie sich vorzustellen, wie Sie Ihrem Gegenüber Ihre Bedürfnisse mitteilen. Hier ein Beispiel, wie es klingen könnte:

> *Ich weiß, dass ich auf dich zugehen und weniger fordernd auftreten sollte, wenn es um meine Bedürfnisse geht. Dadurch mache ich mich zwar verletzlicher, könnte es dir aber leichter machen, auf mich einzugehen. Der Gedanke daran macht mir sehr viel Angst, da ich dafür meinen Schutz aufgeben muss, deshalb brauche ich unbedingt deine Zusicherung, dass ich liebenswert für dich bin und du wirklich für mich da sein* möchtest. *Für mich ist es wichtig zu wissen, dass du mir entgegenkommst und mich nicht fallen lässt, wenn ich dir zeige, dass ich dich brauche.*

Die nachstehende Reflexionsübung gibt Anregungen zur Gestaltung des Prozesses, um den es jetzt geht.

REFLEXION 9.3: Geleitete Reflexion für Verfolger*innen

____

(Name)

1. Inwiefern hat der negative Tanz Schmerz oder Unsicherheit in Ihnen ausgelöst? Erläutern Sie konkret:
   Wie / an welcher Stelle in Ihrem Körper haben Sie das entsprechende Gefühl wahrgenommen? Nehmen Sie sich ausreichend Zeit für die Beantwortung der Frage und gestatten Sie es sich, in sich hineinzuspüren und die Gefühle in Ihrem Inneren wahrzunehmen (zum Beispiel körperlich spürbare Angstsymptome in bestimmten Teilen Ihres Körpers; Gefühle der Rastlosigkeit oder der Antriebslosigkeit; die Art, wie Sie sich selber sehen).

   ____

   ____

2. Falls Sie Herausforderungen auf der Arbeit, in der Familie oder in Ihrer Beziehung allein bewältigen mussten: Was hat das für Sie bedeutet? Welche Vorteile hatte es, vieles allein zu regeln?

___

___

3. Welche Nachteile hatte es, vieles allein zu regeln? Gab es zum Beispiel Momente, in denen Sie sich überfordert, unsicher, verzweifelt oder allein gefühlt haben?

___

___

4. Welche Zweifel oder Ängste im Hinblick auf *Ihre Beziehung* oder die Bereitschaft Ihres Partners / Ihrer Partnerin, für Sie da zu sein, haben Sie verinnerlicht (z. B. „Ich habe Angst, dass du dich abwendest, wenn du erfährst, wie ich mich fühle", „Ich habe Angst, dass du gar nicht willst, dass ich dich brauche, weil es noch nie jemanden gab, der sich um mich gekümmert hat" oder „Ich bin schon so oft verlassen worden, warum sollte es bei dir anders sein; Beziehungen sind doch sowieso nie von Dauer")?

___

___

5. Welche Zweifel oder Ängste haben Sie verinnerlicht, die *Sie selbst, Ihre Einschätzung als liebenswerter Mensch oder Ihre Sicherheitsbedürfnisse betreffen* (zum Beispiel „Der Gedanke tut mir zwar sehr weh, aber es ist bestimmt schwer, mich zu lieben – bestimmt bin ich viel zu anstrengend / zu aggressiv / zu bedürftig / nicht attraktiv / nicht klug genug. Ich habe Angst, dass mich so, wie ich bin, niemand wirklich lieben oder schätzen kann)?

___

___

6. Bei welchen Erfahrungen oder Gefühlen ist es Ihnen (aus Sorge, sich verletzlich zu machen) in Ihrer Beziehung schwergefallen, diese Ihrem / Ihrer Partner*in anzuvertrauen? Was ist Ihnen schwer daran gefallen, dem Menschen an Ihrer Seite Ihre Verletzlichkeit oder Unsicherheit zu zeigen – wovor hatten Sie Angst?

___

___

7. Welche Art von Unterstützung oder Bestätigung bräuchten Sie jetzt, in diesem Moment, von Ihrem / Ihrer Partner*in, um sich zu trauen, ihm / ihr Ihre wirkliche Unsicherheit und Verletzlichkeit zu offenbaren? Wonach sehnen Sie sich?

   a) Was brauche ich jetzt, in diesem Moment, um mich bei dir sicherer / emotional geschützt und dir näher zu fühlen?

   ____

   ____

   b) Was brauche ich jetzt, in diesem Moment, um mich in unserer Beziehung sicherer / mit mir selbst in Einklang zu fühlen?

   ____

   ____

Versuchen Sie, Ihr Gegenüber anzusehen, ihm in die Augen zu schauen und Ihre Gedanken und Sehnsüchte in Worte zu fassen. Sollten Sie vor oder während des Gesprächs nervös sein, ist das völlig in Ordnung. Sie können auch überlegen, Ihre Nervosität direkt zu Beginn anzusprechen und zu sagen, welche Befürchtungen für Sie mit dem Gespräch verbunden sind und was Ihnen den Einstieg erleichtern könnte.

9.7 Anweisungen für den / die Zuhörer*in

Wenn Sie an der Reihe sind zuzuhören, versuchen Sie, das Gesagte unter dem Gesichtspunkt zu betrachten, dass Ihr*e Partner*in Ihnen gerade etwas sehr Wichtiges über sich anvertraut. Machen Sie sich bewusst, dass es Ihr Gegenüber möglicherweise Überwindung gekostet hat, Ihnen seine verletzlichen Gefühle und Bedürfnisse zu zeigen. Es ist nicht einfach, Anteile von sich zu offenbaren, die man selbst nicht mag, vor allem, wenn man bereits die Erfahrung gemacht hat, keinerlei Erwartungen haben zu dürfen, von anderen gesehen und geliebt zu werden. Versuchen Sie unbedingt, diese Perspektive zu bewahren, während Sie den Ausführungen Ihres Gegenübers folgen. Versuchen Sie außerdem im Hinterkopf zu behalten, dass diese Art des Austauschs für viele Menschen mit Angst, Verletzlichkeit, dem Gefühl, sich bloßzustellen, oder auch Scham verbunden ist. Ihre Aufgabe besteht nicht darin, irgendetwas zu beheben oder zu verbessern. Alles, was von Ihnen erwartet wird, ist, sich zugewandt und mit offenem Herzen auf das Gespräch mit Ihrem Gegenüber einzulassen.

Versuchen Sie, in irgendeiner Form – und sei es auch noch so dezent – auf Ihr Gegenüber einzugehen. Überlegen Sie sich, was Sie sagen wollen. Schauen Sie sich eventuell noch einmal die Beispiele an, die Sie weiter oben in diesem Kapitel zum Thema „Gespräche der LIEBE“ (Abschn. 9.4) finden. Ihre Aufgabe besteht jetzt darin, sich Ihrem Gegenüber zuzuwenden und in Worte zu fassen, was dessen Offenlegungen in Ihnen ausgelöst haben. *Vergessen Sie nicht, auf die Bedürfnisse Ihres Partners / Ihrer Partnerin einzugehen.* Können Sie ihm / ihr die Sicherheit, Nähe oder sonstigen Dinge geben, die er / sie als Bedürfnisse genannt hat? Wenn ja, wäre jetzt eine gute Gelegenheit, es zu tun. Wenn nicht, sagen Sie ehrlich, dass Sie das Gehörte noch verdauen müssen und etwas Zeit brauchen, um das, was gerade geschieht, zu sortieren. Geben Sie Bescheid, wenn Sie bereit sind.

9.8 Gemeinsamer Rückblick

Hinter Ihnen liegt ein sehr bedeutsames Gespräch. Gespräche wie dieses helfen den Beteiligten in der Regel, aktiv zu werden und sich stärker miteinander verbunden zu fühlen. Es kann sein, dass Sie sich etwas „nackt“ fühlen. Unsere Empfehlung: Nehmen Sie sich einige Augenblicke Zeit, um sich darüber auszutauschen, wie Sie beide das Gespräch erlebt haben. Die meisten Paare berichten, dass das Gespräch sie einander nähergebracht hat und sie danach eine stärkere Verbundenheit spüren. Sollte es Ihnen nicht so gehen, überlegen Sie, was Sie sich anders gewünscht hätten. Bedenken Sie, dass die Art, wie wir unsere Gefühle und Beziehungsbedürfnisse ausdrücken, in nicht geringem Maße durch frühere Erfahrungen geprägt ist, abhängig von unserer Herkunftsfamilie, Kultur und sozialen Stellung. Könnte es sein, dass unterschiedliche Erwartungen, die Sie haben, sich besser verstehen ließen, wenn Sie sich diese Faktoren gemeinsam anschauen würden? Eine Möglichkeit wäre zum Beispiel, dass Sie sich Ihre Antworten auf die Reflexionsfragen in Kapitel 3 und 5 noch einmal anschauen und gemeinsam überlegen, ob bei Berücksichtigung Ihrer Lebenserfahrungen der Verlauf des Gesprächs in einem anderen Licht erscheint. Seien Sie behutsam, wenn Sie sich über Ihrer beider Sichtweise austauschen. Es ist gut möglich, dass Sie sich im Nachgang des Gesprächs noch etwas verletzlich oder schutzlos fühlen.

Die Erfahrung zeigt: Bei Paaren, die diese Art von Gesprächen häufiger führen, fühlen diese sich mit der Zeit zunehmend natürlicher an und die Partner*innen entwickeln ein tieferes Verständnis füreinander.

Sollten Sie bei dem Versuch, Ihren weicheren Emotionen und Bedürfnissen Ausdruck zu geben, oder bei dem Versuch, angemessen auf die Offenlegungen Ihres Partners / Ihrer Partnerin einzugehen, an Ihre Grenzen gestoßen sein, seien Sie nachsichtig mit sich. Ein Grund hierfür könnte ein tiefgehender Riss in Ihrer Beziehung sein, der separater Betrachtung bedarf. Im nächsten Kapitel werden wir uns näher mit dieser Möglichkeit befassen. Außerdem gibt es auch andere Faktoren, die es erschweren können, sich zu öffnen und dadurch angreifbar zu machen bzw. sich im Gegenzug emotional auf den / die Partner*in einzulassen, der / die auf Sie zugeht. Hierzu gehören beispielsweise Missbrauchserfahrungen, Bindungstraumata in der Familie oder Traumata aufgrund von Diskriminierung oder Repression, die es verständlicherweise erschweren können, das Vertrauen und die Nähe aufzubauen, die normalerweise durch Gespräche wie diese angeregt werden. In diesem Fall kann es ratsam sein, sich therapeutische Hilfe zu suchen, um sich bei der Wiederherstellung Ihrer Beziehung unterstützen zu lassen.

Die Begleitung vieler Paare im Lauf der Jahre hat uns gezeigt, dass tiefgehende und intime Gespräche wie die hier vorgestellten ein wirksames Gegenmittel gegen alte negative Interaktionsmuster darstellen.[129] Die Erfahrung zeigt: Wenn Ihr Part in Ihrem negativen Kreislauf normalerweise darin besteht, sich zurückzuziehen, kann das Gespräch Ihnen helfen, sich auf den Menschen an Ihrer Seite einzulassen und sowohl Gefühle als auch Bedürfnisse umfassender mit ihm zu teilen. Wenn Sie zu den Menschen gehören, die auf Verletzungen normalerweise mit Protest oder Forderungen reagieren, kann es Ihnen helfen, Ihre Bedürfnisse auf weniger aggressive Weise zu vermitteln. Hierzu gehört unter anderem, Ihre besonders wunden, verletzlichen Stellen anders als sonst zu offenbaren, indem Sie beispielsweise eindeutige Hilferufe aussenden, wenn Sie unter Stress geraten und sich eine liebevolle Reaktion wünschen. Ganz gleich, ob sich die Auswirkungen dieser Gespräche allmählich oder schlagartig zeigen – wenn Sie dabeibleiben, sich auf diese Art auszutauschen, wird Ihre Beziehung sich mit großer Wahrscheinlichkeit in eine sichere Bindung verwandeln. Eine Bindung, in der Sie neue positive Kreisläufe und Möglichkeiten des In-Kontakt-Gehens entdecken werden, die es Ihnen ermöglichen, sich einander zuzuwenden und aufeinander einzulassen. Eine Bindung, in der Sie sich von dem Menschen an Ihrer Seite wirklich akzeptiert, mit ihm verbunden und für ihn wertvoll fühlen können.

10. Beziehungsverletzungen – und wie wir sie heilen können

Im Lauf dieses Buchs haben wir mehrfach auf die grundlegende Bedeutung hingewiesen, die nahe Beziehungen für die Gesundheit und das Wohlbefinden von Menschen haben. Eine wesentliche Rolle für viele von uns spielt hierbei die emotionale Bindung in einer Partnerschaft – die Fürsorge, die wir einander geben können (der sichere Hafen) und die Kraftquelle (sichere Basis), die Partner*innen füreinander darstellen können … Aber: Nähe zuzulassen birgt auch Risiken. Einander nahe kommen heißt auch, das Risiko einzugehen, verletzt zu werden oder zu verletzen, und die meisten von uns wissen, dass auch verletzte Gefühle sehr schmerzhaft sind. Vielleicht sind Sie und Ihr*e Partner*in beim Durcharbeiten der geleiteten Reflexionen in den voranstehenden Kapiteln selbst schon auf das eine oder andere schmerzhafte Ereignis im Lauf Ihrer Beziehung gestoßen? Solche Ereignisse bedürfen unbedingt der Heilung – was sich jedoch manchmal als gar nicht so einfach erweist. Schmerzhafte Ereignisse, die übergangen und nicht erfolgreich aufgearbeitet werden, können unter der Oberfläche weiter schwelen und die emotionale Bindung untergraben. In diesem Kapitel befassen wir uns daher eingehender mit der Heilung kleiner und großer Verletzungen, die sich in nahen Beziehungen ereignen können. Mit unseren Anregungen möchten wir Ihnen helfen, in kleinen, machbaren Schritten Ihren eigenen Heilungsprozess zu vollziehen.

Bevor wir uns mit schwerwiegenderen Verletzungen in nahen Beziehungen befassen, sollten wir uns bewusst machen, dass auch vermeintlich „kleine" Verletzungen sehr wehtun können. Schon eine gedankenlose Bemerkung oder ein Moment, in dem Ihr Gegenüber sich nicht wahrgenommen fühlt, kann ihm einen Stich versetzen. Auch mutmaßlich unbedeutende Verletzungen können, wenn sie sich häufiger ereignen, das Vertrauen in die Liebe und Loyalität innerhalb der Beziehung schmälern. Schließlich möchte niemand sich nicht wertgeschätzt oder nicht beachtet fühlen, schon gar nicht von einem Menschen, den wir lieben. Je mehr unser*e Partner*in uns bedeutet, desto anfälliger sind wir für emotionale Verletzungen, wenn er/sie sich uns gegenüber unachtsam oder abwertend verhält.

Im Rahmen der weiter oben bereits erwähnten australischen Studie über verletzte Gefühle in Paarbeziehungen („Hurt-Feelings-Projekt") wurden Paare, die erst wenige Jahre zusammen waren, gebeten, sich darüber auszutauschen, wie sie mit verletzenden Situationen in ihrer Beziehung umgingen. Die Gespräche waren auf fünf Minuten begrenzt und wurden aufgezeichnet. Bemerkenswert war, dass 63 Prozent der über 100 beteiligten Paare feststellten, dass der *richtige Zeitpunkt* für Gespräche über verletzende Ereignisse für sie wichtig war.[130] Ein Teil der Paare war sich einig, dass es hilfreich sei, Probleme schnell zu bereinigen, andere hingegen gaben an, etwas Zeit zu brauchen, um sich erst einmal zu beruhigen und dann miteinander zu sprechen. Schwierig kann es werden, wenn eine Seite alles lieber schnell besprechen würde, die andere Seite aber Zeit braucht, bevor sie gesprächsbereit ist. Paare, bei denen dies der Fall ist, müssen an dieser Stelle besonders viel Geduld und Toleranz aufbringen, um eine Lösung zu finden, bei der sich beide Seiten wahrgenommen und gut aufgehoben fühlen.

10.1 Affären und andere schmerzhafte Ereignisse

Die schmerzhaften Ereignisse, die von den Teilnehmer*innen der oben genannten australischen Studie beschrieben wurden, waren sehr unterschiedlicher Art. Hier einige Beispiele:

- „Sie kam von einer Auslandsreise zurück und eröffnete mir, dass sie beschlossen hatte, unsere Beziehung zu beenden. Ich war am Boden zerstört."
- „Ich litt während der Schwangerschaft unter schrecklicher Morgenübelkeit und blieb deshalb länger im Bett. Mein Mann warf mir vor, ich wolle mich damit nur vor der Hausarbeit drücken."
- „Wir waren auf einer Party und meine Verlobte kritisierte vor anderen Leuten meine Art, etwas zu erzählen. Auf dem Nachhauseweg hatten wir deshalb einen heftigen Streit."
- „Er hatte mir gesagt, er wolle seine Tochter anlässlich ihres Geburtstags in ein Café einladen. Später fand ich den Kartenzahlungsbeleg eines teuren Restaurants und erfuhr noch dazu, dass er auch seine ‚Ex' eingeladen hatte!"
- „Ich fuhr für ein paar Wochen zu meiner Tochter, die gerade ein Baby bekommen hatte, und als ich zurückkam, stellte sich heraus, dass er eine Beziehung mit einer Frau aus unserer Kirchengemeinde angefangen hatte!"[131]

Beachten Sie, dass in zwei Beispielen die Paare auf unmittelbare Folgen hinwiesen, die das Geschehen hatte: in einem Fall eine emotional-körperliche Reaktion („Ich war am Boden zerstört"), im anderen Fall eine schwerwiegende Auseinandersetzung („Auf dem Nachhauseweg hatten wir einen riesigen Streit"). Solche Reaktionen sind nicht selten und können die Beziehung nachhaltig belasten, sei es einseitig oder für beide.

Eine ernsthafte Belastung für die Betroffenen und die Beziehung kann es sein, wenn ein*e Partner*in mit einer dritten Person eine Beziehung eingeht. Obwohl außerehelicher Sex in monogamen Beziehungen gesellschaftlich in der Regel als Normverstoß verurteilt wird, ergaben landesweite Befragungen heterosexueller Paare in den USA, dass fast ein Viertel der verheirateten Männer sowie jede zehnte verheiratete Frau irgendwann im Lauf ihrer Ehe außerehelichen Geschlechtsverkehr hatten.[132] Vielleicht haben Sie dieses Buch ja auch deshalb gewählt, weil Sie und Ihr*e Partner*in die Folgen einer außerehelichen Affäre zu bewältigen versuchen? Und Sie fragen sich nun möglicherweise, wie Sie „jemals darüber hinwegkommen sollen" oder wie es „überhaupt dazu kommen konnte".

Ungeachtet der vielen möglichen Gründe für das Eingehen einer Affäre (niedriges Selbstwertgefühl, Langeweile, Mangel an Nähe oder sexueller Befriedigung, Affären als „normales Modell" in der Ursprungsfamilie …) zeigten Untersuchungen, dass die Wahrscheinlichkeit einer Affäre um 28 Prozent höher lag, wenn die Befragten sich selbst nur als „sehr" glücklich in ihrer Ehe bezeichneten und nicht, wie die Vergleichsgruppe, als „außerordentlich" glücklich.[133] Das ist eine interessante Erkenntnis und ein Hinweis darauf, wie wichtig die Bedeutung ist, die Paare ihrer Beziehung in ihrem Leben einräumen: Hohe Beziehungsqualität wird hier zu einem Bollwerk gegen Untreue. Paare, die sich einander wirklich nah und sicher miteinander fühlen, sind weniger offen für das Eindringen Dritter.

Untreue verletzt

Außereheliche sexuelle Kontakte bergen grundsätzlich ein hohes Verletzungspotenzial für den / die Partner*in und lösen häufig erhebliche zwischenmenschliche Konflikte und Spannungen aus. Eine mögliche Ausnahme von dieser Regel sind Paare, die sich darin einig sind, nicht monogam leben zu wollen, und ausdrücklich vereinbart haben, sich auf sexueller Ebene nach außen orientieren zu dürfen, oder Paare, bei denen beide Beziehungspartner*innen voneinander wissen, dass sie sich nicht uneingeschränkt festlegen wollen. Ansonsten gilt: Für viele Paare stellt Untreue eine massive Verletzung der betrogenen Person dar. Wie bereits in Kapitel 8 ausgeführt, wurden Außenbeziehungen von Studienteilnehmer*innen als das schwerwiegendste schmerzhafte Ereignis eingestuft mit langfristigen Auswirkungen sowohl auf den / die verletzte*n Partner*in als auch auf die Beziehung.[134] Weitere Untersuchungen zeigen, dass Außenbeziehungen in vielen Fällen hochgradig negative Gefühle und Gedanken sowie Racheimpulse triggern.[135]

Weitere Untersuchungen haben – wenig überraschend – ergeben, dass Partner*innen, die einen Vertrauensbruch (wie beispielsweise einen Seitensprung) begangen hatten, unter stärkeren Schuldgefühlen litten als nach anderen Formen negativen Verhaltens dem / der Partner*in gegenüber.[136] Schuldgefühle und Angst vor den Folgen, die ihr

Betrug nach sich ziehen könnte, veranlassen viele Menschen dazu, sexuelle Affären unter zum Teil hohem Aufwand und über lange Zeit zu vertuschen. Ungünstigerweise geben hierzu viele verletzte Partner*innen an, dass die Tatsache des Verheimlichens sie genauso oder sogar noch stärker verletzt hat als die Affäre selbst und ihr Vertrauen massiv untergraben hat: „Wie soll ich meinem / meiner Partner*in jemals wieder vertrauen?“ Bei den meisten Paaren gestaltet sich die Zeit nach einer Affäre turbulent bis chaotisch, da *beide* Seiten mit erheblichen negativen Gefühlen zu kämpfen haben.

10.2 Verletzende Ereignisse überwinden

Mehr als 100 Paare, die ihre Beziehung als glücklich einstuften und an dem oben erwähnten australischen Hurt-Feelings-Forschungsprojekt (siehe auch Kapitel 8) teilnahmen, wurden gefragt, wie sie die dort aufgeführten schmerzhaften Ereignisse erfolgreich bewältigt hatten. Die Antworten ergaben, dass es hilfreich für die Beteiligten ist, wenn …

- beide das Problem wirklich lösen wollen,
- beide bereit sind, sich auf positive, konstruktive Gespräche einzulassen,
- die Standpunkte und Gefühle beider Seiten Berücksichtigung finden,
- der / die „Verursacher*in“ durch konkretes Tun zeigt, dass er / sie das Geschehene wirklich bereut und ihm / ihr die Beziehung wichtig ist.

Die Befragten gaben insbesondere an, dass es hilfreich ist, wenn der / die *verletzende Partner*in* bereit ist, …

- der Seite, die sich verletzt fühlt, zuzuhören,
- den Standpunkt des Gegenübers zu verstehen und den Schaden, der entstanden ist, wirklich anzuerkennen,
- verletzendes Verhalten als solches einzusehen und
- sich zu entschuldigen.

Darüber hinaus ist es hilfreich, wenn der / die *verletzte Partner*in* in der Lage ist, …

- die eigenen Gefühle so ruhig wie möglich zu kommunizieren,
- Gefühle klar zu benennen,
- das Ausmaß des Geschehenen im Blick zu behalten und
- sich die Sichtweise der Person anzuhören, die ihre Gefühle verletzt hat.[137]

In unserer Arbeit mit Paaren in Stresssituationen haben wir die Erfahrung gemacht, dass es harte Arbeit ist, eine Beziehung, die durch eine Affäre zerrüttet wurde, wieder ins Lot zu bringen. Viele Paare geraten in eine Krise, wenn eine Affäre ans Tageslicht kommt. Es ist hilfreich, sich bewusst zu machen, dass die Reaktion auf eine Affäre sich häufig deshalb wie eine Krise anfühlt, weil es genau das *ist*: eine Krise, und viele Beziehungen überleben die Offenlegung einer Affäre nicht. Aber: Es gibt auch viele Paare, denen es *gelungen* ist, eine solche Krise zu überstehen. In der Regel haben diese Paare eine Menge Arbeit in den Heilungsprozess investiert. Viele dieser Paare haben uns zudem berichtet, dass sie nach Abschluss des Heilungsprozesses einander näher waren denn je. Nachstehend noch einige Anregungen zum Umgang mit einer Affäre:

- Beide Seiten sollten sich ärztlich untersuchen lassen, um sexuell übertragbare Infektionen auszuschließen.
- Wenn sich die Frage stellt, ob andere Menschen (beispielsweise Kinder) eingeweiht werden sollen, ist es wichtig, zwischen dem Bedürfnis nach Authentizität und Unterstützung einerseits und dem Risiko möglicher Kollateralschäden andererseits abzuwägen.
- Wenn Sie die Person sind, die verletzt wurde, ist es nachvollziehbar, wenn Sie möglicherweise Genaueres über die Affäre erfahren möchten. Bedenken Sie jedoch, dass zu weitreichende Details (beispielsweise zu Sexualpraktiken oder darüber, wie genau die Affäre verheimlicht wurde) den Schmerz der Verletzung wieder aufleben lassen können (Retraumatisierung) und dem Heilungsprozess in der Regel nicht zuträglich sind. Hilfreich ist hingegen, wenn die Person, die eine Affäre hatte, Verständnis zeigt für den Wunsch des Gegenübers, mehr erfahren zu wollen, und bereit ist, Fragen zu grundsätzlichen Aspekten, Gefühlen und ihrer psychischen Verfassung zum Zeitpunkt der Affäre zu beantworten. Ebenfalls hilfreich ist es, wenn die Fragen respektvoll und nicht wie bei einem Verhör gestellt werden.
- Wut ist eine vollkommen nachvollziehbare Reaktion. Hält sie jedoch zu lange an, wird das Problem, mit dem Sie und Ihr*e Partner*in kämpfen, in der Regel noch größer. Angesichts des erlebten Vertrauensbruchs und des tiefen Schmerzes, der Schamgefühle, der Angst und der Trauer, die ein Vertrauensbruch bei der betrogenen Person auslöst, ist es völlig legitim, Wut zu empfinden. Langfristig ist es jedoch produktiver, über Ihre Verletzung, Angst und Trauer zu sprechen und die zugrunde liegende Verärgerung dazu zu nutzen, angemessene Grenzen zu ziehen.
- Wenn Sie die Person sind, die die Affäre hatte, und Sie in Ihrer bisherigen Beziehung unglücklich waren, kann es sein, dass es aus Ihrer Sicht berechtigte Gründe für Ihr Verhalten gab. Sollte dies der Fall sein, kann es zwar wichtig sein, sich mit den Gründen für Ihr Unglücklichsein in der Beziehung zu befassen. Sich damit zu rechtfertigen und/oder Ihrem Gegenüber die Schuld zuzuweisen erschwert den Prozess der Heilung Ihrer Beziehung jedoch erheblich.
- Nicht hilfreich ist: von Ihrem Gegenüber zu erwarten, er/sie solle die Affäre „am besten vergessen“, und es so darzustellen, als sei das etwas, womit das Gegenüber allein fertigwird. Nur wenn die verletzte Person die Möglichkeit hat, *Ihnen ihren Schmerz mitzuteilen,* und *sie spürt, dass Sie für sie da und tief betroffen sind und Sie das Geschehene bereuen,* kann im Laufe der Zeit wieder Vertrauen entstehen.

Dauerhafte Erholung nach einer Affäre

Viele Paare, die die erste schmerzliche Krise und die Nachwirkungen einer Affäre erfolgreich hinter sich gebracht haben, stellen später fest, dass in ihrer Beziehung vorher etwas gefehlt hat oder falsch lief. In vielen Fällen war aus irgendeinem Grund irgendwo zwischen den Beteiligten ein Vakuum entstanden, das Platz schuf für eine dritte Person. Was nicht heißt, dass die Person, die den Vertrauensbruch begangen hat, deshalb weniger Verantwortung trägt, sondern als Hinweis auf einen wichtigen Aspekt des Heilungsprozesses zu verstehen ist:

> Paare, die sich dauerhaft von einer Affäre erholen wollen, sollten sich den Zustand ihrer Beziehung vor Beginn der Affäre genau anschauen.

Für manche Paare kann das heißen, problematisches Verhalten wie Vorwürfe oder Kontrollverhalten anzugehen, andere müssen sich mit überzogenen Erwartungen oder mangelndem Selbstwertgefühl auseinandersetzen, und für wieder andere kann es heißen, ihre Angst überwinden zu müssen, sich verletzlich oder schwach zu zeigen. Manche Paare stellen fest, dass sie daran arbeiten müssen, mehr Möglichkeiten für emotionale Verbindung und Nähe zu schaffen, und manche, dass sie möglicherweise medizinische oder psychologische Hilfe zum Lösen von Problemen in ihrer sexuellen Beziehung benötigen. Ganz gleich jedoch, was das Problem ist: Es ist wichtig, es als solches zur Kenntnis zu nehmen und anzugehen. Die Alternative, ein erkanntes Problem zu ignorieren, macht die Beziehung anfällig für zukünftige Risiken.

Vergeltung statt Heilung

Der Impuls, eine persönliche Verletzung am liebsten direkt vergelten zu wollen, ist ebenso nachvollziehbar wie der Gedanke, am liebsten so zu tun, als wäre nichts geschehen: Bei beiden Reaktionen handelt es sich um Selbstschutzstrategien, die in manchen Situationen wichtig für das eigene Überleben sein können, insbesondere bei Bedrohungen oder Gefahren körperlicher Art. Und vermutlich würden die meisten Menschen die Frage, ob sie selbst schon einmal das Gefühl von Genugtuung nach einem Akt der Rache verspürt haben, bejahen. Häufig ist diese Genugtuung jedoch von kurzer Dauer, wie schon Charlotte Brontë in ihrem Roman *Jane Eyre* feststellte:

> Zum ersten Mal hatte ich von der Rache gekostet. Wie ein kräftiger Wein schmeckte sie mir, der während des Trinkens süß und feurig ist, dem aber ein herb-metallischer Nachgeschmack folgt, als ob er vergiftet wäre.[138]

Auf eine Verletzung mit Vergeltung, Rache, Beleidigtsein oder Hinhalten des Partners / der Partnerin zu reagieren kann vorübergehend durchaus Genugtuung bewirken – birgt jedoch das Risiko, negative und möglicherweise weniger schnell vorübergehende Folgen für Ihre Beziehung nach sich zu ziehen. Die meisten Paare stellen fest, dass ein Zuviel an emotionaler Kontrolle (kalte Zurückweisung oder „Bestrafung" durch Schweigen) ebenso wie unkontrollierte Emotionen (ungezügelte Rache) Probleme sehr schnell eskalieren lassen können. Die Frage lautet: Was ist der für Sie richtige Weg, den Schaden so zu beheben, dass es für Sie beide wirklich gut ist? So hilfreich konstruktiver Austausch, Offenlegung der Fakten und Sich-Kümmern um verletzte Gefühle für den Heilungsprozess sind – irgendwann kommt der Punkt, an dem Sie sich nach einem schmerzhaften Ereignis die Frage stellen müssen, ob Sie bereit sind zu vergeben und / oder ob die Beziehung wieder ein Maß an Sicherheit bietet, das Vergebung gefahrlos zulässt.

Vergeben?

Vergebung wird seit jeher gerne als Mittel zur Heilung zwischenmenschlicher Probleme empfohlen. Fakt ist jedoch, dass es leichter ist, über Vergebung zu sprechen, als es zu tun. Wenn wir Vergeben als Bestandteil einer möglichen Strategie zur Heilung einer Beziehung erwägen, sollten wir uns klarmachen, was Vergebung heißt und was nicht. Robert Enright,[139] ein amerikanischer Psychologe, der sich seit vielen Jahren wissenschaftlich mit dem Thema Vergeben befasst, definiert Vergebung als *Wahlmöglichkeit,* also etwas, das uns nicht auferlegt wird, sondern eine Option darstellt, für die wir uns entscheiden können. In Tabelle 10.1 finden Sie weitere Überlegungen des Autors.

Vergeben bedeutet *nicht* …	Duldung (etwas erdulden bedeutet häufig, schlechtes Verhalten stillschweigend zu ertragen oder uns einzureden, dass wir das schlechte Verhalten verdient haben, oder so zu tun, als sei das Verhalten des / der anderen entschuldbar)
	Vergessen (Vergebung löscht die Erinnerung nicht aus; was sie unter Umständen bewirken kann, ist, dass sich die Perspektive ändert, aus der wir Vergangenes betrachten)
	Beruhigung (Wut oder Verärgerung können im Lauf der Zeit nachlassen; das ist jedoch nicht dasselbe wie die aktive Entscheidung, jemandem zu vergeben)
	Pseudo-Vergebung (beispielsweise zu sagen „Ich vergebe dir", ohne es wirklich zu meinen)

	Versöhnung (Vergebung ist etwas, das im Kopf und im Herzen eines Menschen passiert; Versöhnung hingegen ist etwas, das zwischen zwei Menschen geschieht; es ist durchaus möglich, einem Menschen, der mir geschadet hat, zu vergeben, mich aber nicht mit ihm versöhnen zu wollen)
Vergeben ist außerdem *mehr* als …	etwas, das geschehen ist, zu akzeptieren (im Sinne von „Weitermachen", aber um den Preis von innerer Kälte und Gleichgültigkeit) einander neutrale Gefühle entgegenzubringen

Tabelle 10.1: Klarstellungen zum Thema Vergebung

Andere Wissenschaftler vertreten die Ansicht, dass Vergebung nicht ein einmaliger Akt ist, sondern ein Prozess[140], dass Vergeben Zeit braucht[141] und dass Vergebung voraussetzt, dass wir aufhören, andere nur aus dem Blickwinkel unserer eigenen Bedürfnisse, Wünsche und Sehnsüchte zu sehen.[142] Vergebung ist diesem Ansatz zufolge ein förderlicher Prozess, der sich nach und nach vollzieht und beinhaltet, dass das Bedürfnis der verletzten Person nach Vergeltung oder Zurückweisung nachlässt (selbst wenn diese Reaktionen gerechtfertigt wären) und ihre Bereitschaft zunimmt, der verletzenden Person Wohlwollen entgegenzubringen.[143] Hierzu gehört diesem Ansatz zufolge auch, gegebenenfalls einen Schritt zurückzutreten und eine breitere Perspektive einzunehmen bzw. bereit zu sein, das Geschehene genauer zu betrachten, wie im nächsten Absatz erläutert.

Eine Gruppe südafrikanischer Psychologen stellt zum Thema Vergeben folgende Überlegungen an: „Eine reife, erwachsene Form der Vergebung ist gekennzeichnet durch eine ganzheitliche, realistische Sichtweise, die beinhaltet, bei sich und beim anderen gleichermaßen positive wie negative Aspekte wahrzunehmen."[144] Für Paare, die damit kämpfen, ein schmerzhaftes Ereignis zu bewältigen, hieße das anzunehmen, dass beide Beteiligten, anders als im Märchen, weder uneingeschränkt gut noch furchtbar böse sind. Sie sind *beide* Teil ihrer Geschichte und *beide* menschliche Wesen. Sie sind beide nicht perfekt. Sie haben beide gute Seiten und besitzen beide das Potenzial, sich schlecht zu verhalten. Für die Person, die verletzt wurde, heißt vergeben, eine Perspektive einzunehmen, aus der heraus sie alle Beteiligten im Blick hat. So werden sowohl die eigenen guten und schlechten Seiten als auch die des Partners / der Partnerin berücksichtigt.

Erzbischof Desmond Tutu, ebenfalls aus Südafrika, schreibt, dass Vergebung weder heißt, kein Rückgrat zu haben, schwach zu sein oder niemals Wut zu empfinden, noch, die Gerechtigkeit zu unterlaufen oder Dinge einfach vergessen zu wollen. In

Das Buch des Vergebens[145] blicken Desmond und Mpho Tutu auf die traumatischen Erfahrungen ihrer eigenen Familie zurück und bieten Reflexionen, Meditationen und Übungen an, die den Heilungsprozess erleichtern können.

Positive Aspekte von Vergebung

Ungeachtet der nachvollziehbaren Schwierigkeiten, die mit dem Prozess des Vergebens oft einhergehen, kann es gesundheitlich von Vorteil sein, Schmerzen und Ärger loszulassen. Ärger, Groll oder Ressentiments loszulassen heißt vor allem, uns von dem Impuls zu verabschieden, innerlich „hochzufahren" und in Kampfhaltung zu gehen. Wenn unser Körper sich auf Konflikt einstellt, steigen der Blutdruck und die Herzfrequenz, und wenn diese körperlichen Erregungszustände über lange Zeit andauern (sich chronifizieren), kann Ihr Herz darunter leiden. Negative Gefühle loszulassen bewirkt einen messbaren Rückgang der physiologischen Erregung.[146]

Darüber hinaus wirkt sich Vergeben vorteilhaft auf die Beziehung insgesamt aus. Eine Untersuchung zu den Charakteristika langjähriger heterosexueller Ehen stellte die Vorteile des Vergebens für die Zufriedenheit in der Beziehung und die Langlebigkeit von Beziehungen heraus.[147] In der Studie wurde eine große Gruppe von Paaren, die länger als 20 Jahre verheiratet waren, gebeten, die wichtigsten Eigenschaften zu benennen, die sie als vorteilhaft für die Langlebigkeit ihrer Beziehung betrachteten und die sie selbst oder der/die Partner*in besaßen. Für die Auswertung wurden die zehn am häufigsten genannten Eigenschaften festgehalten. Es überrascht nicht, dass die Paare Qualitäten wie Verbindlichkeit, Respekt und sexuelle Treue nannten sowie den Wunsch, gute Eltern zu sein. Zu den „Top Ten" gehörte aber auch: die *Bereitschaft zu vergeben und Vergebung anzunehmen*. Sowohl für die eigene Gesundheit und innere Ruhe als auch für die Beziehung kann Vergebung eine wichtige Rolle spielen – aber ist es deshalb einfach? Für manche Menschen vielleicht, für andere aber möglicherweise nicht.

Was hilft Paaren zu vergeben?

Wenig überraschend ist, dass eine Entschuldigung für den Betrug den Prozess des Vergebens begünstigt. Die möglichen Gründe hierfür sind vielfältig. So kann eine ernst gemeinte Entschuldigung *der verletzten Person eventuell helfen, dem/der Verursacher*in einer Verletzung gegenüber weichere Gefühle zu entwickeln*[148]; sie kann unter Umständen signalisieren, dass der/die Täter*in gelitten und so in gewisser Hinsicht zumindest ein bisschen seine/ihre Strafe abgebüßt hat[149]. Sie kann auch *die Absicht signalisieren, dass das Geschehene sich nicht wiederholt*, was die

Angst vor Wiederholung mindert[150]. Versetzt sich das Opfer dabei in die Sichtweise des Gegenübers, tauchen unter Umständen Erinnerungen an Zeiten auf, in denen es selbst die Täterrolle innehatte, was wiederum unangenehme Gefühle hervorrufen kann.[151] Was auch immer die Gründe sind – eine ernst gemeinte Entschuldigung für Fehlverhalten und die Bitte um Vergebung signalisieren die positive Absicht, auf die verletzte Person zuzugehen.

Wenn Sie verletzt worden sind und zögern, dem / der anderen zu vergeben, kann es unter Umständen daran liegen, dass Sie Angst haben, erneut verletzt zu werden. Viele Partner*innen, die verletzt wurden, fragen verständlicherweise: „Wie kann ich sicher sein, dass er / sie mich nicht wieder betrügt?“ Was wir hierzu sagen können, ist:

> Niemand ist besser geeignet, einem verängstigten Menschen die Angst vor der Zukunft zu nehmen, und es diesem Menschen zu erleichtern, Vergebung zu üben, als der Mensch, der die Verletzung verursacht hat.

Viele Menschen, die ihren / ihre Partner*in verletzt haben, reagieren überrascht auf die vorstehende Aussage, da sie (fälschlicherweise) annehmen, Vergeben sei einzig und allein Sache der Person, die verletzt wurde. Wenn aber die Person, die sich verletzend verhalten hat, realisiert und eingesteht, was sie getan hat und welche Auswirkungen ihr Handeln hat, und wenn sie die Verantwortung für die Folgen übernimmt, ist sie in der Lage, eine ernst gemeinte und angemessene Bitte um Entschuldigung vorzubringen.[152] Nachstehend ein Beispiel:

Mir wird jetzt klar, wie sehr ich dich verletzt habe. Ich fürchte, ich habe lange nicht verstanden, wie sehr ich dir wehgetan habe, aber jetzt sehe ich es. Ich fühle mich ganz schrecklich deswegen. Es fällt mir schwer, die richtigen Worte zu finden. Es tut mir sehr leid und ich hoffe, dass du irgendwann annehmen kannst, dass ich es sehr bereue.

Den Schaden, den Sie verursacht haben, zuzugeben ist eine wichtige Voraussetzung dafür, dass die verletzte Person wieder Vertrauen zu Ihnen fassen kann.

Frühere Untersuchungen mit Paaren mit Untreue-Erfahrung ergaben, dass Partner*innen, die ihren Partner bzw. ihre Partnerin verletzt hatten, sehr viel Einsatz zeigen mussten, um der / dem anderen zu beweisen, dass es ihnen „wirklich leidtat“, dass die Beziehung für sie von größter Bedeutung war und sie der Vergebung würdig waren.[153] Als Beispiele für konkrete Bemühungen, den Schaden, den die Beziehung genommen hat, zu reparieren, nannte diese Gruppe von Paaren wiederholte „Beweise“ wie Rücksichtnahme oder Entgegenkommen, Aufsuchen einer Beratungsstelle (bei Alkohol- oder Spielsucht) sowie die konsequente Beendigung der außerehelichen Beziehung. In einer Behandlungsstudie[154] wurden Teilnehmende, die jemanden verletzt hatten, aufgefordert, dem / der verletzten Partner*in einen Brief zu schreiben, aus dem klar hervorgehen sollte, dass sie *bedauerten*, was sie getan hatten (was konkret sie bedauerten und dass sie verstanden hatten, welche Art von Verletzung ihr Verhalten bewirkt hatte), ihre *Verantwortung* sahen (dass sie bereit waren, Verantwortung für ihren Anteil an der Verletzung zu übernehmen) und das, was geschehen war, *wiedergutmachen* wollten (konkrete Ideen, was sie tun wollten, um dem / der Partner*in zu helfen, die Verletzung zu überwinden). Die Partner*innen wiederum, die verletzt worden waren, wurden aufgefordert, einen Antwortbrief zu verfassen, aus dem hervorgehen sollte, dass sie *daran arbeiteten, die Verletzung heilen zu lassen und dem / der anderen zu vergeben,* was für sie *bereits abgeschlossen war,* was ihnen *noch Probleme bereitete* und *welche Unterstützung sie aktuell von ihrem Partner bzw. ihrer Partnerin brauchten,* um ihre Verletzung / Wut endgültig zu überwinden und dem / der anderen zu vergeben.

REFLEXION 10.1: Unsere Verletzungen untersuchen und verstehen

Was bringt dieses Kapitel unserer Beziehung?

Welche (großen oder kleinen) Verletzungen in Ihrer Beziehung gibt es, die noch nicht verheilt sind? Sollten Ihnen spontan gleich mehrere Dinge einfallen, wählen Sie ein Ereignis aus, das Sie sich aktuell anschauen möchten. Mein Thema heute ist:

___

Was mich verletzt hat …

Was genau hat mich verletzt? (Erläutern Sie so konkret wie möglich, welche Bedeutung das Geschehene für Sie hat.)

___

___

Gibt es Aspekte, die bei der Erinnerung an das, was geschehen ist, immer noch schmerzen? Welche weiteren Gefühle sind damit für mich verbunden (Wut, Trauer, Angst, Sonstiges)?

___

___

Was kann ich vergeben? Was nicht? Was brauche ich von meinem/meiner Partner*in an dieser Stelle? Was würde mir helfen, die Verletzung zu überwinden?

Hat mein*e Partner*in ihren/seinen Anteil an meiner Verletzung eingestanden und sich dafür entschuldigt (weiß er/sie überhaupt, dass er/sie mich verletzt hat)? Gibt es etwas, das meine*n Partner*in möglicherweise daran hindert, sich für den Vorfall zu entschuldigen bzw. die Verletzung anzuerkennen? Könnte es sein, dass mein Umgang mit der Situation den Konflikt und die Schwierigkeiten zwischen uns am Leben hält?

Welche Einschränkungen oder Hindernisse gibt es meinerseits, die es mir erschweren, die zurückliegende Verletzung heilen zu lassen und meinem Gegenüber zu vergeben? Was könnte mir helfen, diese Hindernisse zu überwinden?

10.3 Unverzeihliches verzeihen

Bindungsverletzungen überwinden

Schwerwiegende Verletzungen, die die Bindung zwischen zwei Menschen beeinträchtigen, werden in der EFT als „Bindungsverletzungen" bezeichnet.[155] Hierbei geht es nicht um alltägliche, kleinere Verletzungen. Der Begriff bezieht sich auf Ereignisse, die die emotionale Bindung eines Paares so stark beeinträchtigen, dass die Beziehungssicherheit darunter leidet. Solche Ereignisse können dazu führen, dass der/die verletzte Partner*in grundsätzlich beschließt, dem/der Partner*in künftig nicht mehr zu vertrauen und sich nicht mehr auf ihn/sie verlassen zu wollen, zum Beispiel: „Ich bin in dieser Beziehung ganz auf mich allein gestellt und muss selbst für mich sorgen" – eine Entscheidung, die dauerhaft Spuren in der Beziehung hinterlässt.

Verletzungen dieser Art zu überwinden und entstandene Wunden zu heilen erfordert enorme Anstrengungen. Vielleicht haben auch Sie in Ihrer Beziehung eine Erfahrung gemacht, die die emotionale Bindung zwischen Ihnen und dem Menschen an Ihrer Seite massiv geschädigt hat? Ursachen hierfür kann es viele geben – sei es ein Seitensprung oder ein Ereignis, das bei Ihnen das Gefühl hinterlassen hat, von Ihrem / Ihrer Partner*in in einem Moment im Stich gelassen worden zu sein, in dem Sie ihn / sie besonders gebraucht hätten – Beispiele hierfür gibt es viele, wie wir aus der Praxis wissen: Komplikationen während der Geburt eines Kindes, Verlust eines Elternteils, schwere Erkrankung eines Kindes, Aufnahme einer Chemotherapie …

Wenn ein Mensch in einer Situation, die ihn verletzlich macht, sich nicht traut, um Unterstützung zu bitten, oder aber diese nicht erhält, können sich daraus tiefgreifende Bindungsverletzungen entwickeln.

Gestaltet es sich zu schwierig, mit dem / der Partner*in über das, was geschehen ist, zu sprechen, besteht die Gefahr, dass die Verletzung dauerhaft anhält und zusätzliche negative Gefühle wie Frustration, Wut oder tiefe Erschöpfung hinzukommen. Dann kann der Schmerz sich auch lange Zeit später noch sehr frisch anfühlen. Das nachstehende Beispiel handelt von einem Paar, das über viele Jahre unter Eheproblemen litt, die unter anderem auf eine Verletzung ihrer Bindungsbeziehung am Tag der Geburt des ersten Kindes zurückgingen. Wir stellen Ihnen die Geschichte der beiden vor, um einerseits zu veranschaulichen, wie schwer Verletzungen wiegen können, aber auch, weil der Heilungsprozess, den sie durchlaufen haben, Hoffnung geben kann für eigene Heilungsprozesse.

10.4 Georgie und Sylvester

Georgette – bzw. Georgie, wie sie sich lieber nennen ließ – und Sylvester waren ein heterosexuelles Cisgender-Paar aus den Niederlanden, deren Eltern nach dem Zweiten Weltkrieg nach Australien ausgewandert waren. Nach außen hin wirkten sie sehr erfolgreich: Sie verdienten gut, waren Eltern gesunder Kinder und schufen sich ein nettes Zuhause samt Garten. Unter der Oberfläche jedoch litten sie unter Konflikten, die immer wieder aufbrachen und ihnen Stress bereiteten. Nach 22 Jahren Ehe beschlossen sie daher, eine Paartherapeutin aufzusuchen.

Ein entscheidendes Ereignis, das Georgies Bild von Sylvester und ihrer Ehe stark beeinträchtigt hatte, war ihre Erfahrung am Tag der Geburt ihres ersten Kindes Mark. Hier eine Kurzfassung der Geschichte: An einem frühen Montagmorgen setzten bei Georgie die Wehen ein – ein Tag, an dem bei Sylvester der Start eines herausfordernden neuen beruflichen Projekts anstand. Aus Sylvesters Sicht hätte das Timing nicht schlechter sein können. Er war frustriert und wütend darüber, dass er zwischen Familie und beruflichen Pflichten entscheiden musste, und ließ sich darüber auf der

Fahrt zur Klinik in Georgies Beisein ausgiebig aus. Während Sylvester am Steuer saß und lamentierte, versuchte Georgie, nicht zu stark zu reagieren und sich darauf zu konzentrieren, ihren Körper während der Wehen zu entspannen und so ruhig wie möglich zu bleiben.

Nach Georgies Aufnahme in die Klinik war Sylvester hin- und hergerissen zwischen dem Anspruch, sie zu unterstützen, und den Erwartungen seines Arbeitsteams. Das Ergebnis war, dass er relativ viel Zeit im Klinikbistro verbrachte, um von dort aus mit den Kolleg*innen per Telefon über das neue Projekt zu sprechen. Ungefähr einmal pro Stunde kehrte er kurz zu Georgie zurück und war zum Glück bei der Geburt des Kindes zugegen. Aus seiner Sicht hatte Sylvester alles getan, was von ihm erwartet wurde: Er hatte seine Frau zur Klinik gefahren, war über viele Stunden immer wieder zu ihr gegangen und war bei der Geburt seines Sohnes anwesend.

Für Georgie hingegen waren die Dinge völlig anders gelaufen, als sie es erwartet oder gebraucht hätte. Als die Wehen stärker wurden, geriet sie zunehmend unter Stress und fragte sich, wie sie die stundenlangen Schmerzen aushalten sollte. Auf der anderen Seite wollte sie nicht zu viel Aufhebens machen und bat ihren Mann nicht eindeutig darum, bei ihr zu bleiben. Während der vielen Stunden im Kreißsaal, in denen Sylvester immer wieder fortging, um mit seinem Team zu telefonieren, fühlte Georgie sich schrecklich allein. In dem Film, den sie im Geburtsvorbereitungskurs angeschaut hatten, hatte der angehende Vater die ganze Zeit bis zur Geburt bei seiner Frau gesessen, ihr über den Rücken gestreichelt und ihre Hand gehalten. Die ganze Zeit über fragte Georgie sich, wo *ihr* Mann in diesem Moment war. Sie war zutiefst enttäuscht, fühlte sich schmerzlich im Stich gelassen, verletzt und allein. „Mir wurde klar, dass ich mich nicht darauf verlassen konnte, dass meine Bedürfnisse für ihn Vorrang vor seiner Arbeit haben, noch nicht einmal in dem Moment, in dem ich unser Kind zur Welt gebracht habe!"

Einige Wochen nach der Geburt des Kindes brachte sie ihre Wut und Enttäuschung Sylvester gegenüber zur Sprache. Er war vollkommen überrascht darüber, dass sie so außer sich war, und beeilte sich hervorzuheben, dass doch alles gut gegangen sei. Das Klinikpersonal habe sich großartig verhalten und sich um sie gekümmert, das Baby sei süß und gesund, und sie habe sich doch gut erholt. Er war nicht in der Lage, ihren Stress nachzuvollziehen, und führte diesen auf ihren postnatalen „Zustand" zurück. Als Georgie ihm aufgebracht vorhielt, dass er ihre Sicht der Dinge vollkommen ausblende, reagierte Sylvester mit Rückzug und verließ das Haus. Georgie saß allein mit ihrem Baby zu Hause und weinte still vor sich hin. In diesem Moment beschloss sie, sich nie wieder so abhängig von Sylvester machen zu wollen. 20 Jahre später berichtete sie ihrer Therapeutin: „An dem Tag entschied ich, dass ich, wenn wir noch weitere Kinder bekämen, meine Mutter bitten würde, mich zur Klinik zu begleiten. Ich wollte mich nie wieder so im Stich gelassen fühlen. Er war eindeutig unfähig, mich zu unterstützen."

Die Bindung zwischen ihr und Sylvester hatte, was Georgie betraf, erheblichen Schaden genommen. Ihre Erwartung, er werde jederzeit für sie da sein, wenn es erforderlich wäre, war nicht erfüllt worden. Was sich in ihr ereignet hatte, war mehr als ein kurzer Schmerz oder Ärger wie zum Beispiel, wenn er ihren Geburtstag vergaß oder kritische Bemerkungen über ihre Mutter machte. In den Stunden vor der Geburt ihres Babys hätte sie Sylvesters Trost und Beistand mehr gebraucht als je zuvor. Er aber war nicht für sie da, und als sie kurze Zeit später mit ihm über das, was geschehen war, und die Verletzung ihrer Gefühle sprechen wollte, war er nicht bereit, ihr zuzuhören und seinen Beitrag dazu zur Kenntnis zu nehmen. Für Georgie verschlimmerte das die Lage nur noch mehr.

In den darauffolgenden Jahren erwähnte Georgie das Ereignis nur selten. Wenn sie es jedoch tat, klang ihre Stimme hart und kalt. Dann war es, als breche die alte Wunde unerwartet auf, und der Schmerz überkam sie erneut. Sylvester reagierte dann jedes Mal äußerst gereizt, erklärte ihr, sie solle über etwas, das so lange zurücklag, doch bitte hinwegkommen, und ließ sie stehen. Die Verletzung aber wollte nicht „weggehen", und die Beziehung der beiden wurde einerseits bestimmt von dem für Georgie massiven Vertrauensbruch und dem daraus resultierenden Mangel an Vertrauen („Ich werde mich nie mehr so von ihm abhängig machen, weil er im Ernstfall doch nicht da ist") und andererseits auf Sylvesters Seite von dem Gefühl der Unzulänglichkeit („Nie bin ich ihr gut genug").

Bindungsverletzungen überwinden

Es ist wichtig, starke Verletzungen unter dem Aspekt der *Bindung* zwischen Ihnen und dem Menschen an Ihrer Seite zu betrachten, da sie die emotionale Bindung zwischen Ihnen stark beeinträchtigen und dazu führen, dass die Beziehung sich nicht mehr sicher anfühlt. Das wiederum erhöht die Wahrscheinlichkeit, dass das Vertrauen zwischen Ihnen stark gelitten hat, Sie dem / der anderen nicht mehr wirklich vertrauen und Sie immer wieder in Konflikt miteinander geraten oder eine*r von Ihnen sich hilflos zurückzieht.

Prof. Sue Johnson und ihre Kolleginnen haben für diese Art von Verletzungen hilfreiche Anregungen erarbeitet, die auch für Ihre aktuelle Situation und Auseinandersetzung hilfreich sein können.[156, 157, 158] Hier ihre Empfehlungen:

An diesem Punkt des Gesprächs wäre es wünschenswert, dass die verletzte Person ihre Wut ablegt, sich öffnet und den bohrenden Schmerz, der sich um dieses Ereignis rankt, zulässt und in Worte fasst (vgl. Tab. 10.2).

Was verletzte Partner*innen sich klarmachen sollten – Empfehlungen von Prof. Sue Johnson und Kolleg*innen	Zitate hierzu aus dem Beispiel von Georgie und Sylvester
Was durch das schmerzhafte Ereignis verloren ging:	„Meine Schlussfolgerung war, dass ich mich nicht darauf verlassen konnte, dass meine Bedürfnisse für dich Priorität vor deiner Arbeit haben, sogar als ich unser Kind zur Welt brachte!“
Negative Gefühle (bzw. Hoffnungslosigkeit), die daraus folgten:	„Ich fühlte mich total allein und musste weinen.“
Wie der/die Betroffene versucht hat, sich selbst zu schützen:	„An dem Tag entschied ich, dass ich, wenn wir noch weitere Kinder bekämen, meine Mutter bitten würde, mich zur Klinik zu begleiten. Ich wollte mich nie wieder so im Stich gelassen fühlen. “
Außerdem …	
… ist es wichtig zu benennen, welche Vorstellungen in puncto Beziehungssicherheit erschüttert wurden:	„Ich kam für mich zu dem Schluss, dass du nicht in der Lage warst, mich in einem Moment, in dem ich dich besonders gebraucht hätte, zu unterstützen.“
… ist es hilfreich, sich als Paar bewusst zu machen, wie sich durch das schmerzhafte Ereignis der gemeinsame negative Interaktionskreislauf verändert oder möglicherweise intensiviert hat:	„Je mehr Wut und Verbitterung ich fühlte und zeigte, desto stärker wurde dein schlechtes Gewissen und umso mehr zogst du dich zurück. Das führte dazu, dass ich immer frustrierter und einsamer wurde und dich noch mehr kritisiert habe.“
… und was getan wurde, um den Schaden zu beheben:	„Natürlich habe ich gehört, dass du gesagt hast, dass es dir leidtut, nur kam dann hinterher jedes Mal deine Frage: ‚Was willst du denn noch?‘ Und wenn das kam, bin ich innerlich zusammengesunken und hatte das Gefühl: ‚Er hat keine Ahnung, worum es geht. Es ist fast so, als würden meine Gefühle keine Rolle spielen.‘“
Auch wenn es wehtun kann, es einzugestehen: In der Regel ist es hilfreich, in Worte zu fassen, wenn Hoffnungen und Bedürfnisse nach Nähe unterdrückt wurden:	„Ich gab es auf, überhaupt noch mit dir darüber zu sprechen. Ich sah keinen Sinn mehr darin, mir etwas zu wünschen, wovon ich überzeugt war, es doch nie zu bekommen.“

Tabelle 10.2: Schritte im Heilungsprozess für verletzte Partner*innen

Was die Person betrifft, die den Schmerz verursacht hat, ist zu hoffen, dass sie erkennt, dass sich der bzw. die andere nicht etwa „unangemessen verhält" oder „immer nur meckert", sondern verletzbar und bedürftig ist. Außerdem wäre es wünschenswert, dass der / die verletzende Partner*in sich bewusst macht, welche Bedeutung er / sie für das Gegenüber hat, wie außerordentlich wichtig seine / ihre Unterstützung ist und dass diese Unterstützung von der anderen Seite zutiefst geschätzt wird. *Die Tiefe, mit der die Betroffenen sich auf ihre eigenen weicheren Kernemotionen einlassen und aufeinander eingehen, macht den Unterschied aus zwischen Paaren, die sich von Bindungsverletzungen erholen, und solchen, denen es nicht gelingt.*[159] Hat ein Paar sich erst einmal auf den Weg gemacht, eröffnen heilende Gespräche neue Möglichkeiten: der Seite, die verletzt wurde, sich zu trauen, Bedürfnisse zu äußern, und der Seite, von der die Verletzung ausging, echtes Bedauern zu empfinden, Verantwortung für ihr Tun zu übernehmen und aufrichtig um Entschuldigung zu bitten. Eine Bitte um Entschuldigung ohne Ausflüchte, ausgefeilte Erklärungs- und Selbstverteidigungsversuche – die zeigt, dass die Person, die sich entschuldigt, in der Lage ist, das Ausmaß ihres Tuns zu erfassen und die damit verbundene Scham und Reue in Worte zu fassen – bewirkt in der Regel, dass das Gegenüber, das verletzt wurde, die Verletzung anders einordnen und mehr Mitgefühl für den / die Partner*in entwickeln kann. Damit ist der Weg offen, einander im Laufe der Zeit vergeben und wieder Vertrauen fassen zu können. Im Folgenden finden Sie eine Zusammenfassung der wichtigsten Punkte, wie Sie, wenn Sie Ihren / Ihre Partner*in verletzt haben, zur Heilung der Beziehung beitragen können.

Versuchen Sie,

- sich aufmerksam anzuhören, wie Ihr*e Partner*in das, was geschehen ist, empfunden hat und was daran so schmerzhaft für ihn / sie war;
- zuzulassen, dass der Schmerz, der Ihr Gegenüber bewegt, Sie berührt, und
- sich klarzumachen, wie wichtig Sie für den Menschen an Ihrer Seite sind – wenn Sie Ihrem / Ihrer Partner*in nicht wichtig wären, wäre sie / er nicht so verletzt;
- Ihre Verteidigungshaltung aufzugeben und Verantwortung für Ihr Tun (bzw. Nicht-Tun) zu übernehmen;
- Ihr Bedauern / Ihre Reue in aufrichtige Worte zu fassen, die zeigen, dass Ihnen der Schmerz, den Sie verursacht haben, bewusst ist. Zeigen Sie Demut und lassen Sie erkennen, dass das, was Sie von Ihrem Gegenüber hören, Sie traurig macht oder beschämt;
- Ihren / Ihre Partner*in zu fragen, was Sie tun können, um ihm / ihr Trost zu geben und die Heilung zu erleichtern.

Wie es Georgie und Sylvester gelang, ihr Problem zu lösen

Nach einer Reihe von Sitzungen, in denen Georgie und Sylvester lernten, ihre negativen Interaktionskreisläufe und emotionalen Bedürfnisse zu verstehen und mit ihnen umzugehen, kündigte Georgie an, dass sie über etwas reden müsse, das sich vor langer Zeit ereignet habe. Hatte sie bisher, wenn die Sprache auf das Geschehen rund um Marks Geburt kam, vor allem über ihre Wut und Enttäuschung gesprochen, gelang es ihr nun, ihren Schmerz und ihre Trauer zum Ausdruck zu bringen. Während Sylvester ihr zuhörte – richtig zuhörte, ohne sie zu unterbrechen oder sein Herz zu verschließen –, als sie in klaren Worten und mit trauriger Stimme schilderte, welche Gefühle sein Verhalten am Tag von Marks Geburt bei ihr ausgelöst hatten, schämte er sich.

Zum ersten Mal seit 20 Jahren schob er seinen Stolz beiseite und traute sich, seiner Frau gegenüber zuzugeben, wie schlecht er sich oft gefühlt hatte angesichts der Tatsache, dass er an dem besagten Montag vor so langer Zeit ihr Bedürfnis nach Unterstützung und Fürsorge ignoriert hatte. Mit Tränen in den Augen und Reue, die ihm ins Gesicht geschrieben stand, bat Sylvester aufrichtig um Entschuldigung. „Ich schäme mich und bin traurig, dass ich dich damals so im Stich gelassen habe. Ich kann nur erahnen, wie sehr du gelitten hast. Ich hätte bei dir bleiben sollen. Es tut mir unbeschreiblich leid. Die Tatsache, dass es lange zurückliegt, gibt mir nicht das Recht, von dir zu erwarten, dass alles gut ist und du mir vergeben kannst." Es folgte eine ganze Weile, in der sie einfach nur schweigend beieinandersaßen.

Dann aber – vollkommen unerwartet für Sylvester – richtete Georgie sich auf ihrem Stuhl auf, sah erkennbar entspannter aus als vorher und erklärte: „Du kannst dir gar nicht vorstellen, was für eine Erleichterung es für mich ist zu hören, dass du *zugibst*, dass du mich hast hängen lassen. Es ist unglaublich hilfreich, das von dir zu hören!" Als Sylvester sie später vorsichtig fragte, wie er ihr helfen könne, sich besser zu fühlen, antwortete sie ruhig:

> *Eigentlich brauchst du heute gar nichts weiter zu sagen. Jahrelang hat es sich so angefühlt, als wenn diese Wunde in meinem Herzen nur grob geflickt war, nicht wirklich geheilt. Das gemeinsame Arbeiten an unserer Beziehung in den letzten Monaten, vor allem heute, und zu hören, dass du deinen Anteil an meiner Enttäuschung und dem damit verbundenen Verlust an Vertrauen annimmst, hat mir sehr geholfen. Es fühlt sich so an, als könne die Wunde, die in mir geklafft hat, jetzt endlich heilen.*

Nach einer erneuten längeren Pause und einigen lautlosen Tränen fügte Georgie hinzu: „Ich bin mir sicher, dass es mir mit der Zeit gelingen wird, dir zu vergeben.

Ich spüre schon jetzt, dass ein großes Gewicht von mir abgefallen ist." In diesem Moment war Sylvester anzusehen, dass auch von ihm eine schwere Last abgefallen war.

Unsere Erfahrung zeigt, dass es manchen Paaren hilft, wenn sie, *nachdem* sie sich der Auswirkungen ihres Tuns vollauf bewusst geworden sind und eine aufrichtige Bitte um Entschuldigung ausgesprochen und angenommen wurde, weitere Gespräche miteinander führen, um nachzuvollziehen, wodurch das Verhalten der Person, die die Verletzung verursacht hat, zum Zeitpunkt des Ereignisses bestimmt wurde. Georgie und Sylvester beispielsweise waren anschließend in der Lage, miteinander darüber zu reden, dass Sylvester jahrelang das Gefühl hatte, auf der Arbeit erfolgreich sein und finanzielle Erfolge vorweisen zu müssen (um beinahe jeden Preis), und welche Kindheitserfahrungen ihn diesbezüglich geprägt hatten. Er traute sich Georgie zu erzählen, dass schulischer und beruflicher Erfolg für ihn die einzige Möglichkeit war, von seinen Eltern Aufmerksamkeit und Anerkennung zu erhalten. Als er Georgie heiratete, war er daher fest entschlossen, ihr zu beweisen, wie unglaublich erfolgreich er sein konnte. Das Management des Projekts, das am Tag von Marks Geburt startete, war aus seiner Sicht *die* Gelegenheit, sein Erfolgspotenzial unter Beweis zu stellen.

Am Ende dieses Kapitels finden Sie Übungen zur Reflexion, die Ihnen und Ihrem/Ihrer Partner*in helfen können, sich gemeinsam mit Ereignissen innerhalb Ihrer Beziehung zu befassen, die mit ein- oder beidseitigen Verletzungen verbunden waren. Wir würden uns freuen, wenn dieses Kapitel und das gemeinsame Durcharbeiten der Übungen Ihnen helfen, diese Verletzungen zu heilen.

Zwei abschließende Anmerkungen

Wann ist Vergeben nicht angemessen?

Niemand hat das Recht, von einem Menschen, der verletzt wurde, Vergeben *einzufordern*. Jemandem zu vergeben ist eine Entscheidung. Kein Mensch, der verletzt wurde, ist verpflichtet zu vergeben. Insbesondere Missbrauchs- oder Gewalttäter*innen haben keinerlei Recht, Vergebung von dem/der betroffenen Partner*in zu verlangen, da Vergeben heißen könnte, dass das Opfer dem Risiko neuer Verletzungen ausgesetzt wäre. Dass hier durchaus Anlass zur Sorge besteht, zeigt die Feststellung, dass Frauen, die ihrem gewalttätigen Partner vergeben, eher dazu neigen, die Beziehung fortzuführen.[160] Weiter oben haben wir bereits herausgestellt, dass Vergeben nicht zu verwechseln ist mit Dulden oder Vergessen.[161] Zugleich kann „vorschnelles" Vergeben[162] als Duldung aufgefasst werden und ist daher *nicht* hilfreich, solange das Thema Gewalt in der Beziehung nicht thematisiert wurde.

Sollten Sie in einer von Missbrauch oder Gewalt geprägten Beziehung leben, raten wir Ihnen dringend, sich schnellstmöglich professionelle Hilfe zu suchen, um sich mit dem massiven Angriff auf Ihr Wohlergehen und Ihre Sicherheit zu befassen. Veränderung ist möglich. Probleme können gelöst werden. Es ist möglich, als Paar seine Beziehung zu verändern. Eine wesentliche Voraussetzung hierfür sind jedoch Sicherheit und Respekt.

Sich selbst vergeben – pro und kontra

Wenn es um das Thema Vergeben geht, sollten wir uns zumindest kurz auch mit dem Aspekt des Sich-selbst-Vergebens befassen. Es gibt Menschen, die viel Empathie für andere aufbringen können, denen sie eine Verletzung zugefügt haben, sich selbst gegenüber aber nur sehr wenig.[163, 164] Menschen hingegen, die sich schnell selbst verzeihen und nicht über die Konsequenzen ihres Tuns nachdenken, tendieren dazu, wenig Sensibilität und Empathie für die Person aufzubringen, die sie verletzt haben.[165] Hierzu ist festzustellen: Schuldgefühle können durchaus gesund und hilfreich sein, insbesondere wenn sie uns motivieren, uns zu entschuldigen und etwas dafür zu tun, den Schaden zu beheben.[166] Uns einen Schaden, den wir verursacht haben, wirklich bewusst zu machen kann außerdem unsere Bereitschaft fördern, unser Verhalten zu verändern. Es kann also durchaus angebracht sein, sich nicht übereilt selbst zu verzeihen.

Irgendwann jedoch, wenn Sie Ihr ernst gemeintes Bedauern zum Ausdruck gebracht, Ihren Willen zu Veränderung demonstriert und von Herzen das Ihre getan haben, um das, was geschehen ist, wiedergutzumachen, kommt der Punkt, an dem es „moralisch angemessen“ sein kann, sich selbst zu vergeben.[167] Vor allem dann, wenn der / die Partner*in bereit ist zu vergeben, ist zu bezweifeln, dass anhaltendes „Sich-selbst-nicht-vergeben-Können“ noch hilfreich ist. Vergeben ist, wie weiter oben bereits festgestellt, eine Wahlmöglichkeit und setzt einen Sinneswandel voraus. Sich selbst zu vergeben kann ein wichtiger Heilungsschritt sein, wenn es darum geht, ein schwieriges Kapitel in Ihrer Beziehung abzuschließen. Wie beim Vergeben anderen Menschen gegenüber kann es auch für den Prozess des Sich-selbst-Vergebens förderlich sein, uns selbst in einem breiteren Kontext zu betrachten (also den ganzen Menschen und nicht nur eine einzige Tat) und unsere Stärken genauso wahrzunehmen wie unsere Schwächen – verbunden mit der Frage „Wie lange muss ich mich (noch) selbst bestrafen?“ und der Überlegung, welche Bedeutung der Fehler, den ich begangen habe, und das dadurch ausgelöste Leid für mich persönlich hat und was ich daraus gelernt habe.

REFLEXION 10.2: Bindungsverletzungen

Nachdem es in der letzten Reflexion darum ging, sich eine schwerwiegende Verletzung bewusst zu machen, laden wir Sie nun ein, noch einen Schritt weiter zu gehen und sich mit den nachstehenden Fragen zu befassen.

Was ist für mich durch das schmerzhafte Ereignis verloren gegangen?

____

____

Welche Gefühle hat es in mir ausgelöst (negative Gedanken, Hilflosigkeit, Hoffnungslosigkeit, Sonstiges)?

____

____

Wie habe ich seither versucht, mich selbst zu schützen?

____

____

Welche Vorstellungen von Sicherheit in unserer Beziehung wurden damals in mir erschüttert?

____

____

Welche negativen Interaktionsmuster haben sich in der Folge zwischen uns entwickelt?

____

____

Was haben wir versucht, um den entstandenen Schaden zu beheben?

____

____

Welche Wünsche und Nähebedürfnisse habe ich unterdrückt?

*Bevor Sie mit Ihrem / Ihrer Partner*in über Ihre Antworten auf diese Fragen sprechen, überlegen Sie, ob Sie sich wirklich sicher genug fühlen, sie / ihn an Ihren Gedanken teilhaben zu lassen. Schauen Sie bei Bedarf noch einmal in Kapitel 9, Reflexion 9.1., um Ihre Bereitschaft zu prüfen, über ein Thema zu sprechen, das noch „wunde Punkte“ berühren könnte.*

REFLEXION 10.3: Mit dem / der Partner*in reden

Wie fühlt es sich für mich an, mit dem Menschen an meiner Seite über etwas zu sprechen, das lange zurückliegt, mir aber immer noch wehtut? Was würde ich gerne sagen?

Wie kann ich die damit verbundenen Gedanken und Gefühle so ausdrücken, dass es verständlich, aber nicht verletzend ist und unserer Beziehung nicht schadet?

Wie kann ich das Gespräch so eröffnen, dass sich mein*e Partner*in nicht angegriffen fühlt?

Wie kann ich es bewerkstelligen, meine Verletzung eindeutig zu benennen, ohne in Wut zu geraten oder mich aufzuregen?

Habe ich Bedenken, diese Art von Gespräch zu führen?

Falls ja, empfehlen wir, noch einmal in die vorherigen Kapitel zu schauen, in denen es um den negativen Kreislauf und die Unterscheidung zwischen reaktiven Emotionen und Kernemotionen geht. Erinnern Sie sich, was Sie über Ihre Gefühle gelernt haben, Ihre Möglichkeiten, diese auszudrücken, und Ihren Anteil an negativen Interaktionskreisläufen. Und rufen Sie sich noch einmal die Grundsätze für Gespräche der LIEBE in Erinnerung: lauschen mit Interesse und Offenheit, einander wertschätzend zuhören, bereit sein, Gedanken und Gefühle ruhig und in einfachen, verständlichen Worten zum Ausdruck zu bringen.

Es kann hilfreich sein, zu Beginn eines solchen Gespräches zunächst eventuelle Unsicherheiten bezüglich des Vorgehens anzusprechen, anstatt inhaltlich direkt „mit der Tür ins Haus zu fallen". Das könnte sich beispielsweise so anhören: „Ich würde gerne mit dir über etwas reden, das mir wichtig ist, bin aber ganz unsicher und habe ein bisschen Angst, keinen kühlen Kopf bewahren zu können. Das Thema ist nicht ganz einfach für mich und ich möchte auch nicht, dass du dich schlecht fühlst. Um nicht abzuschweifen, habe ich mir ein paar Notizen gemacht, bei denen ich mich an den Reflexionsübungen im Arbeitsbuch *Wir beide* orientiert habe. Passt es dir, jetzt darüber zu reden, oder wäre es dir zu einem späteren Zeitpunkt lieber?"

REFLEXION 10.4: Wenn ich meine*n Partner*in verletzt habe

Was genau hat den Menschen an meiner Seite verletzt? Welche sonstigen Gefühle kommen bei ihr/ihm hinzu (z. B. Wut, Trauer, Angst)? Was habe ich konkret getan/nicht getan, was die Verletzung bei ihr/ihm ausgelöst hat?

Was braucht mein*e Partner*in im Moment von mir? Was könnte es ihr/ihm erleichtern, den Schmerz zu überwinden?

Gibt es etwas, das mich daran hindert, meine*n Partner*in im Hinblick auf das, was geschehen ist, aufrichtig um Entschuldigung zu bitten? Wie fühlt es sich für mich an, wenn ich mir vorstelle, mich bei ihr/ihm zu entschuldigen?

Was könnte es meinem/meiner Partner*in erschweren, mir das, was geschehen ist, zu vergeben?

Was würde ich jetzt gerne für meine*n Partner*in tun oder ihr/ihm sagen?

Wenn Sie um Entschuldigung bitten, sagen Sie explizit, was Ihnen leidtut, *übernehmen Sie* Verantwortung *für Ihren Anteil an der Verletzung und sprechen Sie darüber, wie Sie versuchen wollen, die Verletzung* wiedergutzumachen[168]. *Vermeiden Sie es, sich zu verteidigen oder Ausreden vorzubringen. Wenn es Ihnen hilft, notieren Sie sich, was Sie sagen wollen, und lesen Sie es Ihrem/Ihrer Partner*in vor oder überreichen Sie es ihr/ihm zum Lesen.*

*So wichtig es auch ist, um Entschuldigung und Verzeihung zu bitten, vergessen Sie nicht: Vergebung lässt sich nicht erzeugen oder erzwingen. Versuchen Sie, die Zeit, die Ihr Gegenüber braucht, um Ihnen zu verzeihen, dafür zu nutzen, negative Verhaltensmuster Ihrerseits abzubauen (z. B. übermäßiges Kritisieren, überhöhter Alkoholgenuss, Spielexzesse oder Flirts) und stattdessen den Anteil an positiven Verhaltensweisen auszuweiten. Seien Sie freundlich, hören Sie Ihrem Gegenüber zu, übernehmen Sie Aufgaben in der Familie. Speziell nach einer vorangegangenen Affäre ist es in der Regel sehr hilfreich, in Zeiten, in denen Sie nicht beieinander sind, die/den andere*n offen und ehrlich über Aufenthaltsorte und Aktivitäten auf dem Laufen zu halten. Es hilft der/dem anderen, wieder Vertrauen zu Ihnen aufzubauen.*

REFLEXION 10.5: Rückblick auf Reflexionen und Gespräche

Wie ging es mir bei den Reflexionsübungen in diesem Kapitel?

____

____

Was war hilfreich?

____

____

Was fühlt sich noch unerledigt an?

____

____

Wie ging es mir damit, mit meinem / meiner Partner*in zu reden?

____

____

Wie ging es mir damit, meine*n Partner*in über ihre / seine verletzlichen Gefühle sprechen zu hören?

____

____

Wie habe ich mich gefühlt, als ich über meine verletzlichen Gefühle gesprochen habe?

____

____

Gab es etwas, das mir noch zu schwerfiel, um mit meinem / meiner Partner*in darüber zu sprechen?

____

____

*Sollte eine*r von Ihnen oder Sie beide bei einer der Reflexionsübungen auf ein Thema stoßen, das sich als zu schwierig erweist, um es allein anzugehen, empfehlen wir Ihnen, sich professionelle Hilfe zu suchen. Erkundigen Sie sich nach einer psychotherapeutischen, kirchlichen, ärztlichen oder sonstigen Fachberatungsstelle in Ihrer Umgebung, die Ihnen helfen könnte, gemeinsam mit Ihnen einen Weg zur Lösung Ihres Problems zu finden.*

11. Beispiele gelungener Veränderungen

Wir möchten Ihnen jetzt die Geschichten einiger Paare vorstellen, die uns wegen ihrer Beziehungsprobleme aufgesucht haben. Wir haben einige Angaben verändert, um die Privatsphäre der Beteiligten zu schützen, aber die wichtigen Aspekte ihrer Alltagsprobleme beibehalten. Außerdem haben wir einige Zusatzinformationen zu ihren Bindungsgeschichten hinzugenommen, um aufzuzeigen, wie Erfahrungen aus früheren Jahren ihre Gefühle und Interaktionen in engen Beziehungen als Erwachsene beeinflussten. Selbstreflexion, Engagement und die Bereitschaft, etwas Neues zu versuchen, haben diesen Paaren geholfen, ihre Beziehung neu zu gestalten. Wie Sie sehen werden, haben diese Paare die Musik und die Schritte ihres Beziehungstanzes geändert, und das mit sehr erfreulichen Ergebnissen. Wir hoffen, dass diese Beispiele gelungener Veränderungen Sie ermutigen und inspirieren, an einer Neugestaltung Ihrer eigenen Beziehung zu arbeiten.

11.1 Angela und Denise: sich zugehörig fühlen

In Kapitel 4 haben wir Ihnen Angela und Denise, ein lesbisches Cis-Paar, bereits kurz vorgestellt. Vor diesem Hintergrund mag es überraschen, aber: Die beiden haben gelernt, sich aus ihrem Teufelskreis wütender Reaktionen zu befreien und eine sichere Beziehung aufzubauen, in der sie sich gegenseitig unterstützen. Hier ist ihre Geschichte.

Der negative Kreislauf

Wir erinnern uns: Die beiden Frauen waren stark von Wettbewerbsdenken geprägt. Beide waren beruflich in der Wirtschaft bzw. der Werbebranche erfolgreich und hatten gerne das Sagen. Fast ständig waren sie unterschiedlicher Meinung und in der Regel dauerte es nur wenige Augenblicke, bis eine von beiden wütend wurde und in Abwehr ging. Es kam zu unerfreulichen Wortgefechten mit gegenseitigen Schuldzuweisungen und meist eskalierte die Situation schnell. Die Folge waren regelmäßig verletzte Gefühle, Angst und Tränen der Wut bei Angela und schmollendes Schweigen bei Denise.

Hauptauslöser waren häufig vorausgegangene Kontakte mit Denises Familie (vgl. auch Abb. 11.1). Denises Eltern und vier Brüder gaben oft und vehement ihre konservativen religiösen und politischen Ansichten zum Besten. Obwohl Denise sich schon vor über 20 Jahren geoutet hatte, verleugnete die Familie konsequent ihre sexuelle Orientierung. Wenn sie mit ihrer Familie zusammen war, machte es den Eindruck, dass sie ihre Homosexualität ebenfalls verleugnete, was Angela sehr verletzte. Bei Familienfeiern vermied Denise es, Angela zu berühren, liebevoll mit ihr zu sprechen oder auf andere Art erkennen zu lassen, dass sie ein Paar waren. Damit fügte sie sich der Unterdrückung, die sie von ihrer Familie und Umgebung erfahren und verinnerlicht hatte. Die Folge davon war, dass Angela sich ausgeschlossen und unwichtig fühlte, was sie sehr verletzte. Sie sagte nur wenig und versuchte bei diesen Familientreffen den Frieden zu wahren, aber anschließend brachen sich ihre Verletzung und Wut Bahn und führten zu provozierenden und bissigen Bemerkungen über Denises Familie. Sie legte es auf einen Kampf mit Denise an, um sich zu vergewissern, ob sie noch deren Aufmerksamkeit gewinnen konnte. Denise reagierte darauf mit Verärgerung und ging zum Gegenangriff über: „Wenn du einfach mal versuchen würdest zu verstehen, was ich in meiner Familie jahrelang aushalten musste, würdest du dich nicht so aufführen!“

Das Problem spitzte sich zu, als Denise einen Autounfall hatte. Tagelang schwebte sie zwischen Leben und Tod und verbrachte anschließend viele Wochen in einer Reha-Einrichtung, um wieder gehen zu lernen. Angela war außer sich vor Angst und Kummer. Was die Situation für sie noch schlimmer machte: Denises Angehörige waren massiv gegen ihre Besuche im Krankenhaus und überschütteten sie eines Abends auf dem Klinikparkplatz mit wüsten Beschimpfungen. Angela beschloss, diese Menschen nie wiedersehen zu wollen, und als Denise aus dem Krankenhaus entlassen wurde, teilte sie ihr diese Entscheidung mit. Zu ihrem Entsetzen erwiderte Denise: „Wenn du nicht mit zu meinen Familientreffen kommst, war es das mit unserer Beziehung!“ Die Auseinandersetzung, die sich daraus entwickelte, war für beide Frauen so niederschmetternd, dass sie beschlossen, sich Hilfe zu suchen. Sie begannen eine Therapie und erzählten voller Traurigkeit von den jahrelangen verletzenden Interaktionen, die ihre Beziehung belasteten.

Denise

Allgemein starkes Bedürfnis nach Verbindung zu Angela; die unterschwellige Angst ihrerseits drückt sich in Form von Wut aus; in Gegenwart ihrer Herkunftsfamilie entzieht sie sich der Partnerin.

Verhalten
Denise verfällt schnell in Kritik, Abwehr oder schmollendes Schweigen. Sie ist sehr zurückhaltend, was öffentliche Bekundungen ihrer Liebe zu Angela angeht.

Gedanken
„Sie versteht nicht, wie schwer es für mich ist, vor meiner Familie zu meiner Homosexualität zu stehen."

Reaktive Emotionen
Angst, reaktive Wut über Angelas Ungeduld mit ihrem Coming-out

Angela

In der Regel noch stärkeres Bedürfnis nach Verbindung; reagiert oft extrem wütend, wenn sie eigentlich Angst empfindet.

Verhalten
Angela kritisiert stark, geht in Abwehr, weint und sucht Streit, um Denises Aufmerksamkeit zu bekommen.

Gedanken
„Sie bekennt sich nicht zu uns."

Reaktive Emotionen
Verunsicherung, Gereiztheit, Ärger über Denises Schwierigkeiten mit ihrer Familie

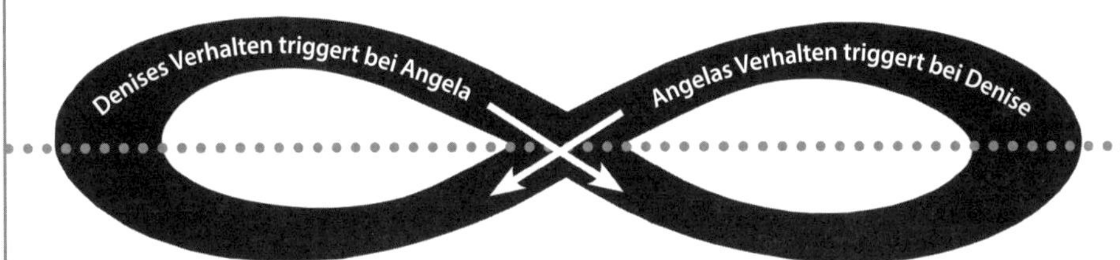
Denises Verhalten triggert bei Angela
Angelas Verhalten triggert bei Denise

Denise

Kernemotionen
Verletzung, weil Angela sie nicht versteht; Angst, von ihrer Familie verstoßen zu werden; Scham aufgrund verinnerlichter negativer Haltung zu Homosexualität

Unerfüllte Bindungsbedürfnisse
Sich von Angela geliebt und unterstützt fühlen, während sie damit ringt, von ihrer Familie nicht als lesbische Frau akzeptiert zu werden

Angela

Kernemotionen
Angst vor dem Verlust der Beziehung

Unerfüllte Bindungsbedürfnisse
Sich von Denise verstanden, geliebt und wertgeschätzt fühlen

Abbildung 11.1: Denises und Angelas Beziehungstanz

Frühere Bindungserfahrungen

In den Therapiesitzungen schilderten Denise und Angela die Erfahrungen ihrer Entwicklungsjahre, einschließlich ihrer Schwierigkeiten, ihre sexuelle Orientierung anzunehmen und offen dazu zu stehen. Denise beschrieb ihre Angehörigen als sprunghaft und unberechenbar. Mal konnten sie freundlich und hilfsbereit sein, dann wieder kritisch und schroff. Die gesamte Familie schien von der Richtigkeit ihrer Ansichten überzeugt, sodass Gespräche zumeist so abliefen, dass ihr Vater oder ihre Brüder Vorträge hielten, statt dass man einander zuhörte und Gedanken austauschte. Denises Mutter hatte seit jeher unter Depressionen und Angstzuständen gelitten. Immer wieder erinnerte sie Denise daran, dass sie nicht die Tochter sei, die sie sich erhofft habe. Sie sei eine Enttäuschung und die Mutter schäme sich ihrer. Als Jugendliche war Denise voller Schuldgefühle, Zweifel und Ängste. Der Familie zuliebe heiratete sie mit Anfang 20, aber die Beziehung war für beide Seiten unbefriedigend und so ließen sie sich schon bald wieder scheiden.

Angelas Familienleben war völlig anders verlaufen. Sie war ein Einzelkind. Ihre Eltern führten eine unglückliche Ehe und stritten häufig. Ihr Vater war Alkoholiker, ihre Mutter litt unter Depressionen. Beide Eltern waren so sehr mit ihren eigenen Problemen beschäftigt, dass sie wenig taten, was Angela das Gefühl hätte vermitteln können, für sie wichtig zu sein. So lebte sie hauptsächlich in ihrer eigenen Welt und fühlte sich klein und einsam. Als sie schließlich mit ihren Eltern über ihre Homosexualität sprach, reagierten diese kaum, sodass Angela zu dem Schluss kam: „Wahrscheinlich ist es ihnen egal, wer oder was ich bin!“

Weder Denise noch Angela hatten jemals echte Zugewandtheit, Liebe oder emotionale Sicherheit erfahren. Keine der beiden hatte jemals das Gefühl, wirklich zu ihrer Familie zu gehören und ihren Eltern wichtig zu sein, von ihnen akzeptiert und respektiert zu werden. Beide hatten ein unerfülltes Bedürfnis nach Liebe und Wertschätzung. Infolgedessen berührte jeder Konflikt zwischen den beiden Frauen sie an ihrer verletzlichsten Stelle, was dazu führte, dass jede sich durch Schuldzuweisungen und Vorwürfe der Partnerin gegenüber zu schützen versuchte.

Durch Veränderung der Musik den Tanz verändern

In der Therapie gelang es Denise und Angela schnell, ihren negativen Interaktionskreislauf zu erfassen. Sie verstanden nur zu gut, wie schnell jede die andere auf die Palme bringen konnte. Beide waren traurig, dass es mit ihrer Beziehung so weit gekommen war, und bereuten die Verletzungen, die sie sich im Lauf der Jahre zugefügt hatten. Allerdings konnten beide sich nur schwer vorstellen, sich jemals ausreichend ändern zu können.

Bindungsbedürfnisse anerkennen

Der Wendepunkt war ein Gespräch über Denises Unfall. Als Angela unter Tränen ihre Furcht und Sorge beschrieb, dass Denise sterben könnte, konnte Denise kaum glauben, was sie hörte. Sie fand es unglaublich, dass sie jemandem so viel bedeuten konnte. Sie dankte Angela für ihre Unterstützung während der Reha und dafür, dass sie ihr mit ihrer Liebe geholfen hatte, auf dem scheinbar endlosen Weg zur Genesung durchzuhalten.

Ruhig, aber deutlich erzählte Angela anschließend, wie schwierig es für sie war, dass Denise sie bei Familientreffen ignorierte, wie schmerzhaft es für sie war, sich klein und wertlos zu fühlen. Zum allerersten Mal eskalierte ein Gespräch über Denises Familie nicht in Schuldzuweisungen und Kritik. Aufmerksam hörten sie einander zu. Es gelang ihnen, ihre Spontanreaktionen beiseitezuschieben und einander verstehen zu helfen, was in ihnen vorging. Angela konnte Denise vermitteln, wie wichtig es ihr war, für sie etwas Besonderes zu sein und zu spüren, dass sie ihr viel bedeutete.

Zögernd begann Denise, über die Verletzungen und Enttäuschungen zu sprechen, die sie in ihrer Herkunftsfamilie erlebt hatte: „Trotzdem habe ich entsetzliche Angst davor, ohne meine Familie leben zu müssen. Obwohl ich ihre Fehler sehe, will es mir nicht gelingen, mich ihnen gegenüber zu behaupten oder auch nur ihrer Meinung und ihren Forderungen zu widersprechen." Denise berichtete, dass sie all die Jahre bei jedem Familientreffen Angst davor gehabt hatte, dass die wahre Natur ihrer Beziehung ans Licht kommen und für einen Eklat sorgen könnte. Als sie nun hörte, wie schlecht es Angela deswegen gegangen war und wie schlecht sie sie behandelt hatte, empfand sie große Scham. Mit gerötetem Gesicht, klopfendem Herzen und zittriger Stimme bat sie Angela um Vergebung. Beide versicherten sich, dass sie einander liebten und füreinander da sein wollten, und beide waren entschlossen, bei Konflikten künftig konstruktiver miteinander umzugehen.

Was allerdings nicht hieß, dass nach diesen wichtigen Gesprächen nicht noch ein steiniger Weg vor ihnen lag. Herauszufinden, wie sich ihre Liebe zu Angela mit den Erwartungen ihrer Angehörigen und ihrem eigenen Wunsch nach Akzeptanz durch die Familie vereinbaren ließ, kostete Denise einiges an Mühe und Zeit. Aber sie hatten nun eine ganz andere Basis und sprachen weiterhin über ihre Verletzlichkeiten und Bedürfnisse. Beide lernten, weniger impulsiv zu reagieren und besser zuzuhören. Gemeinsam besprachen sie neue Wege, ihre Kontakte zu Denises Familie zu gestalten. Nach und nach bewirkten ihre positiven Interaktionen sowie die Versicherung ihrer Unterstützung und ihrer Liebe, dass sie sich in ihrer Beziehung weitaus sicherer fühlten als zuvor. Darüber hinaus entwickelte Denise nach und nach mehr Selbstbewusstsein und Sicherheit bezüglich ihres Werts als lesbische Frau.

Als Angela einige Monate später ein attraktiver Job in einem anderen Teil des Landes angeboten wurde, ermutigte Denise sie, das Angebot anzunehmen. Begeistert planten sie ein neues Leben in größerer Freiheit und mit mehr Möglichkeiten, sich mit anderen Menschen aus der LGBTTQIAP+-Szene anzufreunden. Sie gaben sich selbst die Erlaubnis, sich von konventionellen Wertvorstellungen zu befreien, und die Chance, ihre Beziehung in den Mittelpunkt ihres Lebens zu stellen. Sie hatten ein neues Kapitel aufgeschlagen und beide blickten optimistisch in die Zukunft.

11.2 Yuko und Michael: des Hinterherlaufens überdrüssig

Michaels und Yukos Therapie begann damit, dass Michael voller Panik in der Praxis anrief und erklärte, dass er Angst habe, seine Frau wolle ihn verlassen. Er war sich nicht sicher, ob sie zu einer Therapie bereit wäre, und hatte große Sorge, dass seine Ehe vor dem Aus stehen könnte.

Yuko und Michael waren ein heterosexuelles Cis-Paar Ende 30 mit einem Kind. Michael war als Sohn einer frankokanadischen Mutter und eines Vaters, dessen Eltern aus Norwegen eingewandert waren, an der kanadischen Westküste aufgewachsen. Yuko war in Japan geboren und als junge Frau nach Kanada gekommen, um Englisch zu studieren. Die beiden hatten sich an der Universität kennengelernt und sofort ineinander verliebt. Sie hatten einen großen Freundeskreis, der sich aus Yukos Freund*innen aus Sprachkursen und Michaels nordamerikanischen Kommiliton*innen zusammensetzte. Als Yukos Studentinnenvisum ablief, begann für das Paar, das zusammenbleiben wollte, eine Zeit langer Reisen und ein langwieriger Einbürgerungsprozess, aber ihre Mühen befeuerten nur ihre Liebe.

Als Yuko endgültig nach Kanada zog, änderten sich die Lebensumstände des Paars drastisch. Auch wenn ihre Liebe zueinander weiterhin stark war, befanden die beiden sich nun in einer Phase des Übergangs ins Erwachsenenalter mit allen damit verbundenen Aufgaben und Pflichten. Michael war mit der Uni fertig und dabei, sich eine Karriere als Finanzberater aufzubauen, wodurch sich auch sein soziales Netz erweiterte. Yukos ausländische Freund*innen hingegen waren in ihre Heimatländer zurückgekehrt und sie fühlte sich einsam. Michael war mit seiner Karriere beschäftigt und merkte gar nicht, wie isoliert Yuko war. Er verstand auch nicht den enormen Druck, unter dem sie stand, sich der nordamerikanischen Lebensweise anzupassen. Nachdem sie davon ausgegangen war, dass Michael ihr bei den Anpassungsschwierigkeiten nach der großen Lebensumstellung helfen würde, war Yuko zutiefst enttäuscht über seinen Mangel an Unterstützung. Dass Michael sich nicht in der Lage sah, für Yuko da sein, als sie ihn dringend brauchte, war für sie eine große Verletzung und Erschütterung ihrer Bindung.

Den Normen ihres kulturellen Hintergrundes entsprechend versuchte sie, ihre Gefühle zu verdrängen, um die Beziehung nicht zu gefährden, oder diese in seltenen Gelegenheiten subtil zum Ausdruck zu bringen. Statt Michael zu sagen, dass sie einsam war, versuchte sie, ihn am Ausgehen zu hindern. Als sie registrierte, dass er ihre unglückliche Situation anscheinend nicht wahr- oder ernst nahm, hielt sie sich zurück, so lange sie konnte. Doch dann begann sie, sich zu beschweren – anfangs zurückhaltend, mit der Zeit jedoch mit zunehmender Bitterkeit. Michael reagierte auf ihre Vorwürfe ausweichend und distanziert. Der Kreislauf hatte begonnen: Dass ihre Klagen an Michael abzuprallen schienen, machte Yuko immer verzweifelter und wütender, und ihre Vorwürfe bewirkten, dass Michael noch mehr „dichtmachte“ und sich zurückzog.

Auch nach der Geburt ihres Babys drifteten die beiden weiter auseinander. Mit einem Neugeborenen und ohne eigene Familie in der Nähe hätte Yuko Michael mehr denn je gebraucht. Sie bekam nicht genügend Schlaf und Unterstützung und beklagte sich häufig über Michaels mangelnde Verfügbarkeit. Michael hingegen fühlte sich kritisiert und verurteilt, was dazu führte, dass er sich noch stärker auf seine Arbeit konzentrierte und viel Zeit im Büro verbrachte, um der angespannten Atmosphäre zu Hause zu entgehen. Dieses Muster setzte sich bis zur Einschulung ihrer kleinen Tochter fort. Dann fand Yuko eine Arbeitsstelle als Recruiterin für Gastfamilien. Sie begann, sich beruflich und sozial außerhalb der Familie zu engagieren, und vorübergehend ließen die Spannungen nach. Michael war zunächst über Yukos veränderte Prioritäten erleichtert, da sie zufriedener wirkte und ihre Beschwerden, seine Abwehr und die schlechte Stimmung zwischen ihnen abnahmen. Als sie ihm aber immer weniger Aufmerksamkeit schenkte und keine gemeinsamen Unternehmungen mehr plante, begann er, sich Sorgen zu machen. Die Sorgen nahmen zu, als er herausfand, dass Yuko sich in ihrer Freizeit mit ihrem Chef traf. Sie bestritt zwar, eine Affäre mit diesem zu haben, räumte aber ein, dass er ein guter Zuhörer und Vertrauter für sie sei.

Der negative Kreislauf

Ursprünglich hatte Yuko auf subtile Art versucht, Michaels Aufmerksamkeit zu gewinnen. Als er darauf nicht reagierte, beschwerte sie sich. Michael empfand das Klima in ihrer Beziehung als ziemlich negativ. Seine Reaktion auf Yukos Beschwerden und Vorwürfe bestand darin, sie zu beschwichtigen und sie davon zu überzeugen, dass sie doch ein gutes Leben hätten. Auf ihr Bedürfnis nach Unterstützung ging er jedoch nicht wirklich ein und er tat auch nichts, was Yukos Vertrauen hätte wiederherstellen können, das verloren gegangen war, als er sich in der Zeit nach ihrer Einwanderung nicht um sie gekümmert hatte. Stattdessen hatte er immer mehr Zeit außer Haus verbracht, um sich *ihrer* Negativität nicht aussetzen zu müssen. Als die beiden ihre Therapie aufnahmen, hatte Yuko resigniert und war dabei, sich emotional von ihm zu lösen (vgl. Abb. 11.2). Sie führte ein eigenes Leben abseits ihrer Beziehung, hatte ihre Arbeit und einen eigenen Freundeskreis und zudem eine emotional enge und vertrauensvolle Beziehung zu ihrem Chef aufgebaut. Sie dachte tatsächlich darüber nach, Michael zu verlassen. Er selbst hatte nicht registriert, wie gravierend ihre Verbindung beeinträchtigt war, und nun hatte er das Gefühl, dass die Welt um ihn herum zusammenbrach. Das war der Moment, indem er völlig aufgelöst in der Praxis für Paartherapie anrief.

Michaels und Yukos Beziehung zeigt, was geschehen kann, wenn eine Seite des „Hinterherlaufens“ müde wird, insbesondere nach einer Bindungsverletzung, bei der das Vertrauen geschädigt und im Anschluss nicht wiederhergestellt wurde: Die Person, die den protestierenden Part innehatte, ist irgendwann erschöpft und hört auf, immer wieder „anzuklopfen“. Es kann sein, dass sie sich aus dem gemeinsamen Leben verabschiedet und eigene Lebensziele entwickelt. Ein solcher Wandel kann dazu führen, dass die Beteiligten Parallelexistenzen aufbauen, kann aber auch ein erster Schritt in Richtung Trennung sein. Es kommt nicht selten vor, dass die Rollen wie bei Michael und Yuko irgendwann getauscht werden und der Partner / die Partnerin, der bzw. die sich zuvor zurückgezogen hatte, nun in Reaktion auf die Gefahr oder die Angst, die Beziehung zu verlieren, die Verfolger*innenrolle übernimmt.

Yuko

Nachdem sie ursprünglich den protestierenden Part innehatte, gibt sie auf und versucht, ihre Bedürfnisse außerhalb der Beziehung erfüllt zu bekommen.

Verhalten
Anfangs deutet Yuko ihre Bedürfnisse an, geht dann aber dazu über, sich zu beschweren und zu kritisieren, und baut sich schließlich ein Leben außerhalb der Beziehung auf.

Gedanken
„Michael ist lieber mit seinen Freunden zusammen als mit mir. Ich sollte in der Lage sein, damit umzugehen. Ich bin wohl zu schwach. Wenn er mich lieben würde, wüsste er, was ich brauche."

Reaktive Emotionen
Verzweiflung, Bitterkeit, Groll gegen Michael; Schuldgefühle aufgrund ihrer Enttäuschung

Michael

Er ist der typische Rückzügler, wird aber zum Verfolger, als er spürt, dass Yuko ihm entgleitet.

Verhalten
Michael versucht Yuko zu beschwichtigten und zu überzeugen, dass sie ein gutes Leben führen. Als das nicht funktioniert, geht er auf Abwehr. Mit der Zeit geht er auf Distanz und verbringt möglichst wenig Zeit zu Hause.

Gedanken
„Yuko ist in letzter Zeit so negativ und verurteilt mich. Ich bin als Partner nicht gut genug."

Reaktive Emotionen
Emotionaler Rückzug, macht sich Sorgen

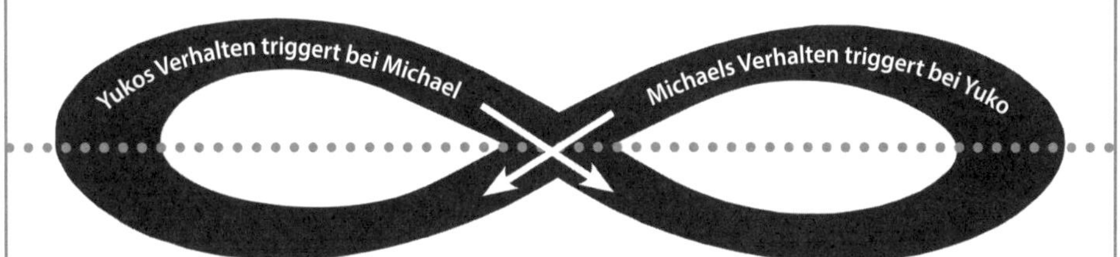
Yukos Verhalten triggert bei Michael
Michaels Verhalten triggert bei Yuko

Yuko – Kernemotionen
Traurig, dass sie so isoliert und einsam ist. Verletzung, das Gefühl, von Michael im Stich gelassen worden zu sein, nachdem sie für ihn nach Nordamerika gekommen war.

Yuko – Unerfüllte Bindungsbedürfnisse
Sich von Michael unterstützt fühlen und spüren, dass er sich um sie kümmert.

Michael – Kernemotionen
Panik, dass Yuko ihn verlassen könnte; traurig über die abgerissene Verbindung und über die Tatsache, dass er sich nicht angemessen um Yuko kümmern kann

Michael – Unerfüllte Bindungsbedürfnisse
Wieder Nähe und Freude spüren

Abbildung 11.2: Yukos und Michaels Beziehungstanz

Frühere Bindungserfahrungen

Schauen wir uns die kulturellen Unterschiede an, die dazu beigetragen haben, dass Michael und Yuko sich entfremdeten. Yuko war als mittlere von drei Töchtern in der von Gemeinschaft geprägten Kultur einer traditionellen japanischen Familie aufgewachsen. Die Harmonie in der Familie stand über den individuellen Bedürfnissen und Gefühle und Beziehungsbedürfnisse wurden eher angedeutet als direkt geäußert. Es war schwierig für Yuko, ihre Enttäuschung als berechtigtes Gefühl anzuerkennen, da Loyalität und Engagement in ihrer Herkunftsfamilie wichtige Werte waren. Daher hätte sie sich unwohl damit gefühlt, ihre Einsamkeit oder ihr Bedürfnis nach Unterstützung durch Michael an erste Stelle zu setzen und offen anzusprechen. Wenn sie sich beklagte, dann nur, wenn sich ausreichend Frustration in ihr angesammelt hatte, und anschließend fühlte sie sich nicht gut und litt unter Schuldgefühlen. Michael hingegen hörte nur, dass sie mit dem gemeinsamen Leben unzufrieden war. Bei ihm kam nicht an, dass sie eigentlich versuchte, ihrem Bedürfnis nach Nähe und Geborgenheit Ausdruck zu geben.

Michael definierte ihre Beziehung vor dem Hintergrund seiner eigenen Familiengeschichte den traditionellen Geschlechterrollen entsprechend. Außerdem ging er wie viele Menschen seiner Kultur davon aus, dass Yuko sich mühelos an die nordamerikanische Lebensweise anpassen würde. Seiner Auffassung nach bestand seine Aufgabe als Ehemann darin, ein guter Versorger zu sein und den Frieden zu wahren. Michael hatte bei seinen Eltern viele Konflikte gesehen. Seine Mutter konnte sehr emotional werden, wenn sie sich aufregte, und sein Vater reagierte darauf, indem er ruhig blieb, rational seine Sicht der Dinge darlegte und sich schließlich zurückzog, bis sich der Konflikt abgekühlt hatte. Da Michael kein männliches Rollenvorbild für eine angemessene Reaktion auf die Gefühle anderer hatte, war er mit emotionalen Themen überfordert. Yukos Unzufriedenheit beunruhigte ihn zwar, doch er wusste nicht anders damit umzugehen, als ihr zu helfen, die positiven Seiten zu sehen, was er für seinen Teil auch wirklich versuchte. Als diese Strategie aber erfolglos blieb, fühlte er sich unfähig, ihr zu helfen, ging ihren Beschwerden aus dem Weg und hoffte, dass Yuko irgendwann aufhören würde, sich zu beschweren.

Durch Veränderung der Musik den Tanz verändern

In der Therapie erkannte Michael, dass Yukos Klagen zu Beginn ihrer Ehe ihren Vertrauensverlust und ihr Bedürfnis nach Unterstützung und Beistand zum Ausdruck gebracht und nicht bedeutet hatten, dass sie unglücklich war mit ihrer Entscheidung für ihn. Dies war ein sensibles Thema für Michael, denn er fühlte sich verantwortlich dafür, dass sie ein glückliches Leben in Kanada führten, wusste aber nicht, wie er auf Yukos Bedürfnisse eingehen konnte. Michael erklärte, dass seine Bemühungen, sie zu überzeugen, dass sie dankbar sein solle, Versuche waren, sie aufzuheitern, *eben weil er sich Sorgen machte,* als der Länderwechsel nicht so reibungslos vonstattenging wie erwartet. Als Yuko in den Sitzungen sah, wie traurig Michael war, und hörte, dass er sie hatte glücklich machen wollen, öffnete sie ihm die Tür, wenn auch zunächst nur einen Spaltbreit. Die Erkenntnis, dass es sich bei ihren erfolglosen Versuchen, einander zu erreichen, um eine „Überlagerung von Signalen" der beiden handelte, half Michael und Yuko, ihr Dilemma ohne weitere Schuldzuweisungen zu verstehen. Ihre Beziehung verbesserte sich, und sie nahmen sich wieder Zeit für gemeinsame Unternehmungen und Gespräche.

Bindungsbedürfnisse anerkennen

Im weiteren Verlauf der Therapie wurde Michael darin unterstützt, seine Beziehung zu seinen eigenen Emotionen zu erforschen. Er entdeckte, dass er, wenn ihn etwas beunruhigte, seine Gefühle oft unterdrückte und Ablenkung durch Beschäftigung suchte. Ihm wurde klar, dass er Gefühle als Probleme betrachtete, die es zu überwinden galt, und nicht als normale menschliche Regungen. Das galt nicht nur für seine eigenen, sondern auch für Yukos Gefühle. Außerdem entgingen ihm, da er seine Gefühle ignorierte, auch die wichtigen Botschaften, die sie für ihn bereithielten. Als er sich auf seine Gefühlswelt einzulassen begann, wurde ihm klar, dass auch er seit Langem unglücklich und traurig war, sich unzulänglich fühlte, wenn er Yuko klagen hörte, und die Freude und Intimität vermisste, die sie einst miteinander geteilt hatten. Er erklärte ausdrücklich sein Bedauern darüber, dass er Yuko in der schwierigen Zeit nach ihrem Umzug im Stich gelassen hatte, und seinen tiefen Wunsch, sich um sie zu kümmern und wieder Nähe zu spüren. Als Michael diese Gefühle in den Sitzungen erlebte und Yuko gegenüber äußerte, fühlte sie sich ihm tatsächlich näher, als das seit Jahren der Fall gewesen war.

Als Michael begann, sich stärker in die Beziehung einzubringen und auch Yukos Bedürfnisse wahrzunehmen, wurde Yuko mit ihrer Angst konfrontiert, sich ihm anzuvertrauen. Sie räumte ein, dass ein Teil von ihr sich zu Michael hingezogen fühle und Sicherheit in der Beziehung suche, ein anderer Teil aber sich davor fürchtete, sich zu öffnen und darauf zu vertrauen, dass Michael für sie da sein würde. Michael konnte Yukos Ängste annehmen und ihr sagen, dass er ihr Zögern, ihm zu vertrauen und an die Möglichkeit einer Veränderung zu glauben, verstehen könne. Er versprach ihr auch, für sie da zu sein, wenn sie sich ihm öffnen wolle.

Die Wiederannäherung mit Michael bedeutete für Yuko auch, sich einzugestehen, dass sie sich im Lauf der Jahre ihm gegenüber verhärtet hatte und Groll hegte. Sie spürte, dass sie bitter geworden war, und mochte dieses Bild von sich selbst überhaupt nicht. Ebenso wie Michael fühlte sie sich in der Welt der Gefühle überfordert. Sie empfand sich als schwach und verletzlich, weil es ihr nicht besser gelang, mit ihren Emotionen umzugehen. Irgendwann jedoch, nach wiederholten Einladungen, Hilfsangeboten und Zusicherungen von Michael, offenbarte sie die Verletzungen und die Einsamkeit, die ihrer Verbitterung zugrunde lagen. Weinend betrauerte sie die vielen Jahre, in denen sie Michael gebraucht hätte, ihn aber nicht erreichen konnte. Michael hörte ihr zu und hielt sie im Arm, während sie weinte. Er war berührt von ihrem Schmerz und ihrer Traurigkeit über all die Jahre, in denen sie die Verbindung zueinander verloren hatten. Yuko ging das Wagnis ein, Michael wieder zu vertrauen, und dieses Mal war er in der Lage, uneingeschränkt für sie da zu sein. Sie begannen, die Verletzungen zu heilen und ihre Bindung wieder aufzubauen.

In der letzten Therapiephase besprachen sie, wie sie einander auch im Alltagsleben verbunden bleiben konnten. Sie wandten verschiedene Strategien an, die wir in Kapitel 12 näher erläutern. So setzten sie sich beispielsweise mehrmals in der Woche zusammen, um über persönliche Dinge zu sprechen. Michael und Yuko hatten sich im Lauf der Zeit so weit voneinander entfernt, dass es in ihrem Leben kaum noch Berührungspunkte gab. Nun mussten sie ihren Alltag und ihre Aktivitäten bewusst wieder zusammenführen. Sie beschlossen, einen wöchentlichen Ausgehabend einzuführen, den sie auch dann einhielten, wenn sie dafür Einladungen ablehnen mussten. Außerdem wollten sie zum Zeichen der Erneuerung ihrer Beziehung ein neues gemeinsames Hobby beginnen, das sie ein wenig aus ihrer Komfortzone holen sollte. In der letzten Sitzung berichteten sie stolz, dass sie sich zu einem Tanzkurs anmelden wollten. Das Tanzen erfüllte ihr Bedürfnis, sich zu bewegen und in der eigenen Haut wohlzufühlen, stand aber auch für ihre Fähigkeit, gemeinsam einen neuen Beziehungstanz zu gestalten.

11.3 Rafael und Karan: Wir sind so unterschiedlich, passen wir überhaupt zusammen?

Rafael (43) und Karan (55) waren seit 14 Jahren ein Paar, als sie zur Therapie kamen. Rafael identifizierte sich als lateinamerikanisch, genderqueer und bisexuell, Karan als homosexueller Cis-Mann gemischter ethnischer Herkunft (südasiatisch und britisch). Auf den ersten Blick wirkten sie extrem unterschiedlich: Rafael war offen, gesprächig und lebhaft, Karan eher in sich gekehrt und zurückhaltend. Sie fragten sich, ob sie mit ihren sehr unterschiedlichen Persönlichkeiten überhaupt zusammenpassten und zusammenbleiben sollten.

Rafael beschrieb sich als Person, die Veränderungen liebt und Dinge gerne wieder ändert, wenn sie in ruhigen Bahnen zu laufen beginnen. Dazu gehörte auch, dass er häufig seinen Job wechselte und neue Hobbys ausprobierte (Oldtimer-Shows, Skifahren, Klettern), sodass er viel unterwegs war. Karan erklärte, dass er grundsätzlich wenig erpicht auf Veränderungen war und sich mit dem Tempo von Rafaels Lebensführung unwohl fühlte. Da er in seinem Job als Wirtschaftsprüfer regelmäßig reisen musste, genoss er es, am Wochenende nichts zu tun. Gleichzeitig hatte er Angst, „abgehängt“ zu werden, wenn er bei Rafaels Plänen nicht mitzog.

Vielleicht kennen Sie ja auch Paare wie Rafael und Karan oder waren selbst schon einmal in einer Beziehung mit jemandem, der / die ganz anders „tickte“ als Sie, in der Sie sich gefragt haben, ob Sie genug Gemeinsamkeiten für eine Beziehung haben. Rafael und Karan fragten: „Passen wir zusammen?“ Wir wissen aus Erfahrung, dass in Partnerschaften sehr viel Raum für Unterschiedlichkeiten sein kann. Entscheidend ist, *wie* Paare mit Unterschieden in der Beziehung umgehen – die ihre Welt genauso bereichern wie auch zur Isolation führen können. Gelingt es, persönlichen Unterschieden mit Toleranz, Neugier und Engagement zu begegnen und kreativ mit ihnen umzugehen, kann sich das positiv auf das Selbstwertgefühl, die Selbstwirksamkeit und die Zufriedenheit mit der Beziehung auswirken. Negative Verhaltensmuster im Umgang mit Unterschieden können zu negativen Beziehungskreisläufen führen, die die Verbindung im Laufe der Zeit untergraben können.

Der negative Kreislauf

Rafael und Karan empfanden ihre Unterschiede als Bedrohung und versuchten, sie auszumerzen. Jahrelang bemühte sich Rafael, Karan durch enthusiastische Schilderungen für seine Pläne zu begeistern. Wenn Karan nicht mit der erwarteten Begeisterung reagierte, ließ Rafael nicht locker, empfand es aber als sehr mühselig. Außerdem fühlte er sich durch Karans langsameres Tempo ausgebremst, besonders wenn er das Gefühl hatte, Karan „mitziehen“ zu müssen. Wenn Karan sich an Aktivitäten beteiligte, dann aber nur lustlos und verdrossen mitmachte, war Rafael am Ende enttäuscht. Rafael bezog Karans Stimmung auf sich und fühlte sich verletzt und zurückgewiesen, wenn Karan sich nicht für seine Aktivitäten zu interessieren schien. Seine Kränkung fand Ausdruck in Klagen und Vorwürfen, aber auch in subtilen Drohungen: „Du musst nicht mitkommen. Ich kann mir auch andere Leute suchen, die Lust hätten, etwas mit mir zu unternehmen.“

Karan fühlte sich weder in der Lage, mit Rafael mitzuhalten, um ihn zufriedenzustellen, noch konnte er ihn bewegen, sein Tempo zu drosseln. Er gab zu, dass er meist widerwillig mitging, weil er Angst hatte, Nein zu sagen und Rafael zu verlieren. Er bemühte sich, kein Spielverderber zu sein und mitzumachen, aber oft ging es ihm damit nicht wirklich gut. Die Dynamik zwischen ihnen führte dazu, dass Karan sich ohnmächtig und nicht wertgeschätzt fühlte, weil er immer das Gefühl hatte, dass Rafaels Wünsche wichtiger waren als seine. Beide Partner waren überzeugt, sich dem anderen anzupassen, ohne dass es von diesem gewürdigt wurde (vgl. Abb. 11.3).

Rafael	**Karan**
Der protestierende Partner	Der Rückzügler
Verhalten Rafael initiiert ständig Aktivitäten, um Karan zu begeistern, und droht Karan subtil, ihn zu „ersetzen", wenn dieser nicht einverstanden ist.	**Verhalten** Karan willigt oft nach einigem Hin und Her widerstrebend ein und verbirgt seine wahren Gefühle.
Gedanken „Karan ist immer so schlecht drauf, wieso muss er so muffelig sein? Ich gehe Karan auf die Nerven. Ich muss die Leute unterhalten, damit sie nicht ihr Interesse an mir verlieren."	**Gedanken** „Ich werde es nie schaffen, dass er zufrieden ist. Ich bin austauschbar. Rafael ist egal, was ich tue oder sage."
Reaktive Emotionen Gereiztheit, Gefühl der Einengung; Angst	**Reaktive Emotionen** Unterschwellige Zweifel, Unbehagen

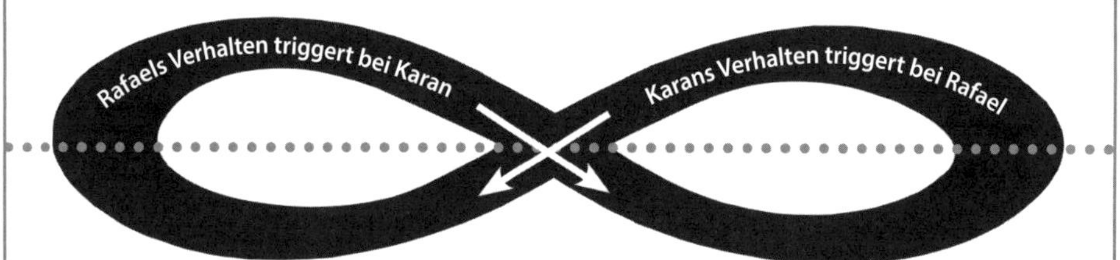

Kernemotionen Verletzung durch Karans Unlust, sich an seinen Aktivitäten zu beteiligen; Gefühl der Zurückweisung angesichts dessen scheinbarem Mangel an Interesse	**Kernemotionen** Voller Angst, dass Rafael das Interesse an ihm verlieren könnte; traurig, dass er ihn enttäuscht; wütend aufgrund des Gefühls der Ohnmacht und mangelnden Wertschätzung
Unerfüllte Bindungsbedürfnisse Sich geliebt fühlen, so wie er ist	**Unerfüllte Bindungsbedürfnisse** Sich wertgeschätzt und in der Beziehung sicher fühlen, so wie er ist, um sich besser durchsetzen zu können

Abbildung 11.3: Rafaels und Karans Beziehungstanz

Frühere Bindungserfahrungen

Karan wurde als jüngerer von zwei Brüdern vor allem von seiner Mutter großgezogen, die aus Großbritannien nach Nordamerika eingewandert war. Seinen aus Indien stammenden Vater sah er alle zwei Wochen am Wochenende. Beide Eltern, so Karan, waren bescheidene, konservative Menschen. Bei ihnen zu Hause ging es ruhig und unaufgeregt zu, sodass er und sein Bruder aus allen Wolken fielen, als sich die Eltern kurz nach Karans zehntem Geburtstag trennten. Ihm war zuvor nichts aufgefallen, was auf Eheprobleme hindeutete. Karans Mutter war nach der Trennung jahrelang ängstlich und deprimiert, während sein Vater eine neue Lebensgefährtin fand und eine neue Familie gründete. Karan beschrieb seine Stiefmutter als ziemlich rechthaberisch und fühlte sich bei ihr und dem Vater nie richtig zu Hause. Die Atmosphäre bei seiner Mutter wiederum empfand er als bedrückend und deprimierend. Seine Eltern ahnten, dass er homosexuell war, aber er hatte sich ihnen gegenüber nie ausdrücklich geoutet. Es bestand eine Art stillschweigende Übereinkunft. Karan erklärte, sich ganz gut mit seiner Familie zu verstehen, ihr aber nicht nahezustehen. Außerdem stellte sich heraus, dass er sich als Homosexueller mit Migrationshintergrund niemals wirklich sicher und selbstbewusst gefühlt habe, was es ihm auch in seiner Beziehung mit Rafael erschwerte, sich durchzusetzen.

Rafael kam aus einer spanischstämmigen Familie, die in zweiter Generation in Nordamerika lebte. Als ältestes von fünf Kindern nahm Rafael unter den Geschwistern eine Führungsrolle ein. Er beobachtete, dass die Geschwister sich zankten, wenn ihnen zu Hause langweilig war, und die Eltern damit an den Rand der Geduld brachten. Rafael fühlte sich in diesem Chaos unwohl und begab sich in die Rolle desjenigen, der sich Abenteuer überlegte, die anderen dafür begeisterte und mit ihnen loszog, um zu spielen und die Welt zu erforschen. Rafaels müde Eltern schätzten die Atempause und das gute Gefühl, die Kleineren in guten Händen zu wissen. Er wurde sehr gut darin, die Führung zu übernehmen, und fühlte sich als Heranwachsender in dieser Rolle selbstbewusst, kompetent und wertgeschätzt. Rafael hatte jedoch nicht viele Möglichkeiten, sich mit sich selbst zu befassen und zu sich selbst zu finden, bevor er auszog, um zur Uni zu gehen.

Bis dahin war Rafael nie mit nichtkonformen Identitäten in Berührung gekommen. Er hatte zwar schon tief in sich gespürt, dass er nicht richtig in eine Kategorie passte, es aber immer vermieden, sich damit eingehender zu befassen. Als Student begann Rafael, sich mit seiner sexuellen Orientierung und Genderidentität zu befassen, die sich eher fluid als binär anfühlte. Es war eine große Erleichterung für ihn, andere junge Menschen zu treffen, die homo- oder bisexuell waren oder ihre Sexualität und/oder Genderidentität infrage stellten. Im dritten Studienjahr outete sich Rafael bei einem Wochenendbesuch zu Hause seiner Familie gegenüber. Die Eltern waren erst überrascht, erholten sich aber schnell und sagten: „Wir lieben dich so, wie du bist!“ Obwohl Rafael sehr erleichtert darüber war, wie seine Familie die Mitteilung aufgenommen hatte, fühlte er sich weiterhin der Rolle des Unterhalters der Familie verpflichtet, was sich auch auf neue Situationen und Beziehungen übertrug. Diese Rolle trug ihm zwar soziale Erfolge und viele Freunde ein, engte ihn aber auch ein. Rafael war der tiefen Überzeugung, dass die Freunde sich langweilen und das Interesse an ihm verlieren würden, wenn er nicht für gute Unterhaltung sorgte.

Durch Veränderung der Musik den Tanz verändern

Als Karan und Rafael lernten, den anderen nicht mehr von der Richtigkeit der eigenen Sichtweise überzeugen zu wollen, und begannen, einander zuzuhören, veränderte sich auch ihr Umgang miteinander. Eines Tages wurde Rafael klar, dass es keinen Sinn hatte, Karan zu bedrängen, und er beschloss, damit aufzuhören. Was dann geschah, war zwar nicht beabsichtigt, eröffnete dem Paar aber völlig neue Möglichkeiten. Als Karan Rafael nicht mehr abweisen musste, konnte er seine Traurigkeit darüber wahrnehmen, dass er Rafael enttäuschte, und seine Angst, ihn zu verlieren. Vor dem Hintergrund des quälenden Gefühls, Rafael regelmäßig zu enttäuschen, überwand er sich, Rafael zu sagen, wie hilflos er sich fühlte und dass er so gerne dynamischer wäre, um Rafaels Interesse an seiner Person fesseln zu können. Eindringlich sprach er darüber, wie sehr er sich wünschte, mit Rafael Schritt halten zu können, aber immer wieder an die Grenzen seiner Energie stieß. Er war traurig und fürchtete, seine Unzulänglichkeit würde früher oder später zum Ende der Beziehung führen.

Während Karan sprach, lauschte Rafael gebannt. Rafael erklärte, ihm sei nie klar gewesen, wie sehr ihre Auseinandersetzungen Karan zusetzten und dass es ihm überhaupt wichtig war, Rafael zu gefallen. Auf ihn habe es vielmehr so gewirkt, als ginge er Karan auf die Nerven. Er sei sich dessen bewusst, dass ihre Temperamente und ihr Tempo sehr unterschiedlich seien und dass erschwerend hinzugekommen sei, dass er seit jeher innerlich den Druck verspürt habe, für Stimmung und Aktivitäten sorgen zu müssen. Rafael gab zu, dass er Angst hatte, Karan könnte sich (z. B. mit einem Buch) zurückziehen und ihn nicht mehr beachten, wenn er, Rafael, sich nicht tolle Dinge überlegte. Karan rückte näher an Rafael heran und erklärte, dass er sich tatsächlich manchmal zurückgezogen hatte, um allein etwas zu machen, allerdings eher, um vor seinen eigenen Ängsten und Minderwertigkeitsgefühlen zu flüchten und *nicht* vor Rafael. Sie hielten einen Moment inne, um diese Erkenntnisse sacken zu lassen. Dann erkannten sie plötzlich die traurige Ironie darin. Den Partner in die Innenwelt einzulassen half Rafael, sein Tempo zu drosseln und sich zu erden, und Karan, aus sich herauszugehen. So waren sie zufällig auf einen Ort gestoßen, an dem sie sich wieder begegnen konnten.

Bindungsbedürfnisse und ihre Bedeutung

Als Karan und Rafael anfingen, ehrlicher zueinander zu sein, entdeckten sie mit Begeisterung, dass dies auch ihre Beziehung mit mehr Neugier und Spannung erfüllte. Es ermöglichte ihnen auch, mehr auf sich selbst zu schauen und die eigene Identität und ihre Überzeugungen und Gefühle zu erkunden. Sie entdeckten, dass sie zwar ganz unterschiedliche Menschen, aber keineswegs miteinander „inkompatibel" waren. Im Gegenteil: Als sie aufhörten, sich vor ihren Gegensätzen zu fürchten und sie auf destruktive Weise zu kompensieren, konnten sie sich an ihnen erfreuen. Rafael liebte Karans Nachdenklichkeit, seinen trockenen Humor und seine ruhige Art. Karan liebte Rafaels Warmherzigkeit und Großzügigkeit. Die anfängliche Frage „Sollten wir überhaupt zusammen sein?" war damit beantwortet. Sie erkannten, dass in ihren negativen Interaktionen ein Ringen darum lag, einander nahe zu sein, ohne sich selbst aufzugeben. Nun, da ihre Beziehung auf festeren Füßen stand, konnten Karan und Rafael sich näher mit ihren eigenen Unsicherheiten auseinandersetzen, die dem gemeinsamen Dilemma zugrunde lagen.

Karan hatte sich sein Leben lang nie innerlich gefestigt gefühlt. Die Scheidung seiner Eltern hatte ihn völlig unvorbereitet getroffen und sein Gefühl von Stabilität erschüttert. Das Leben zwischen zwei Kulturen als Person of Colour (PoC) in einer von Weißen dominierten Welt und die Entdeckung, dass er sich zu Männern hingezogen fühlte, verstärkten sein Gefühl, in vielerlei Hinsicht „anders" zu sein. Dass er nie offen mit den Eltern über seine sexuelle Orientierung gesprochen hatte, führte dazu, dass er sich stets in einer Art Universum voller Selbstzweifel bewegte. Diese Selbstzweifel drückten sich unter anderem darin aus, dass er sich Rafael gegenüber stets eher reserviert und wenig selbstsicher verhielt, weil er Angst hatte, sich offen zu zeigen und zurückgewiesen zu werden. Er begriff aber, dass seine Zurückhaltung es Rafael schwer machte, ihn zu akzeptieren und auf ihn einzugehen – was letztlich genau das war, was er sich von ihm wünschte. Als Karan all diese Aspekte offenlegte, konnte Rafael besser verstehen, warum Karan Unternehmungen manchmal zwar zustimmte, dann aber schlecht gelaunt wirkte. Auf gewisse Art hatte Karan ein vertrautes Szenario aufrechterhalten, in dem seine eigenen Wünsche und Bedürfnisse nie gepasst hatten, und Rafaels Drängen und Fordern hatten ihn in dieser Überzeugung weiter bestätigt. Beide Männer wurden traurig, als sie diese Zusammenhänge erkannten, und es entstand ein besonderer Moment der Nähe, als Karan sich öffnete und Rafael seinem Bedauern darüber Ausdruck verlieh, Karans Unsicherheiten durch seine Art von Reaktion verstärkt zu haben.

Karans Mut, über seine inneren Kämpfe zu sprechen, erleichterte es Rafael, sich näher mit den eigenen Schwierigkeiten auseinanderzusetzen. Rafael hinterfragte sowohl seine gesellschaftliche Rolle des Unterhalters, die er im Laufe der Jahre eingenommen hatte, als auch sein hartnäckiges Drängen Karan gegenüber, sich seinen Aktivitäten anzuschließen. Er fühlte sich einerseits durch diese Rolle eingeengt, fürchtete sich aber andererseits vor der Leere, die entstehen könnte, wenn er sie ablegte. Wer *war* der Rafael außerhalb der Entertainer-Rolle? Ihm wurde klar, dass er sich, seit er erwachsen war, vor dieser Frage gedrückt hatte, weil er Angst hatte zu entdecken, dass es möglicherweise gar nicht viel zu entdecken geben könnte. Karan versicherte Rafael, dass er viele liebenswerte Eigenschaften habe und keine Show abziehen müsse, um Karans Liebe oder Aufmerksamkeit zu gewinnen. In sehr ernstem Ton bat Rafael Karan, ihm dabei zu helfen, einen Gang zurückzuschalten, um sich selbst finden zu können. Gemeinsam bauten sie eine Bindung auf, die ihnen eine sichere Basis für ihre Selbsterforschung bot. Sie lernten sich selbst besser kennen und tauschten sich weiterhin vertrauensvoll aus. Entgegen ihren Befürchtungen erwuchs aus dem Austausch über ihre Unterschiede eine Vertrautheit von ganz eigener, aufregender und motivierender Energie.

Vielleicht fragen Sie sich, wie Karan und Rafael im Alltag mit ihren unterschiedlichen Temperamenten und Interessen umgingen. Weil sie sich sicherer fühlten, konnten sich beide ein Stück weit dem Energielevel des jeweils anderen annähern. Rafaels Selbstreflexion führte dazu, dass sich sein Tempo ganz von selbst verlangsamte und er weniger hektisch agierte. Karan hingegen gewann an Energie, weil er sich treu bleiben und Rafael gegenüber offen sein konnte. Sie achteten darauf, regelmäßig „Quality Time" miteinander und gemeinsame Aktivitäten einzuplanen, aber auch Zeiten, in denen Rafael seinen eigenen Interessen nachging, während Karan daheim blieb und sich Ruhe gönnte. Die dafür erforderlichen Kompromisse wurden offen ausgehandelt und entsprangen dem Wunsch, einander zu akzeptieren und sich gegenseitig zu bestärken. Karan und Rafael hatten einen Weg gefunden, ihre Unterschiedlichkeit anzunehmen und in das Gewebe ihrer Beziehung einzuflechten.

11.4 Jamar und Holly: über die Bedeutung traumatischer Rassismuserfahrungen und sozialer Stellung

In Kapitel 3 haben wir Ihnen Jamar (32) und Holly (28) vorgestellt, ein Paar, das erst zwei Jahre zusammen war, als es sich therapeutische Hilfe suchte. Jamar war ein afroamerikanischer Cis-Mann, Holly eine weiße Cis-Frau, deren Eltern in dritter bzw. vierter Generation von polnischen und französischen Einwanderern abstammten. Sie zeigen sehr eindrücklich, wie unbewusste weiße Privilegien, traumatische Rassismuserfahrungen, geschlechtsspezifische Erwartungen und Klassenunterschiede eine Beziehung belasten können, insbesondere, wenn diese Einflüsse nicht regelmäßig thematisiert werden. Jamar wuchs in relativer Armut am „falschen Ende" der Stadt auf. Beide Eltern mussten hart arbeiten, seine Mutter hatte lange Schichten im Dienstleistungsgewerbe und sein Vater war als LKW-Fahrer oft über längere Zeit nicht zu Hause. Außerdem lebten im Haushalt noch Jamars Großmutter und seine drei Geschwister. Jamar hatte in seiner Kindheit viele Auseinandersetzungen der Erwachsenen über Geld mitbekommen, die ihm sehr zusetzten. Als Teenager hatte er sich geschworen, als Erwachsener gut zu verdienen, um niemals Geldsorgen zu haben.

Holly dagegen wuchs als Einzelkind wohlhabender Eltern auf und hatte viele Freiheiten, aber die Eltern kümmerten sich nicht besonders um sie. Ihr Vater war Seniorpartner in einer Anwaltskanzlei, ihre Mutter eine Chirurgin, die auf Organtransplantationen spezialisiert war. Holly hatte sich als Kind oft einsam gefühlt und von einer warmherzigen, eng verbundenen Familie mit vielen Kindern geträumt. Sie machte ab und zu Catering und hatte Jamar bei einer Party gemeinsamer Freunde kennengelernt, die sie mit Essen belieferte. Sie fühlten sich sofort stark zueinander hingezogen. Ihre Beziehung entwickelte sich sehr schnell und die ersten drei Monate waren sie quasi unzertrennlich. Sechs Monate nach ihrem Kennenlernen zogen sie zusammen und mit der gemeinsamen Wohnung begannen die Dinge, sich zu verändern. Jamars Ziel war es, beruflich erfolgreich zu sein und sich durch besondere Leistungen als Webdesigner zu beweisen, weshalb er zusätzliche Arbeiten annahm und Überstunden leistete, um seinen Arbeitgeber zu beeindrucken. Holly fühlte sich erneut die meiste Zeit allein, was nach der intensiven romantischen Anfangszeit der Beziehung besonders schwer für sie war.

Der negative Kreislauf

Holly begann, Jamar als emotional abwesend wahrzunehmen. Es fehlte ihr, der Mittelpunkt seiner Welt zu sein, und sie sehnte sich nach der leidenschaftlichen Liebe zu Beginn ihrer Beziehung. Zunächst hatte sie versucht, seine Aufmerksamkeit mit aufwändigen Gerichten, Abendessen bei Kerzenschein und Radtouren und Picknicks am Wochenende zu gewinnen. In ihrer Enttäuschung ging sie dazu über, ihn gegen Feierabend häufiger anzurufen und darauf festzulegen, zu einer bestimmten Uhrzeit zu Hause zu sein. Wenn er dann nach Hause kam – immer später als erwartet –, brach sich Hollys Frustration in tränenreichen Episoden Bahn und sie beschwerte sich massiv darüber, dass er zu viel arbeitete und sie ignorierte.

Für Jamar fühlte sich Hollys Kritik wie ein Angriff auf den Kern seines Wesens als „guter Mann" und zuverlässiger Partner an. Er fühlte sich von Holly abgewertet und es ärgerte ihn, dass sie anscheinend nicht zu schätzen wusste, wie hart er arbeitete und wie sehr er sich bemühte, voranzukommen. Jamar reagierte zunächst mit Verteidigung und erklärte ihr, dass Arbeit für ihn als Symbol dafür stünde, der Armut zu entkommen und seine Familie stolz zu machen. Als Holly seine Argumente aber nicht gelten ließ und in heftige Tränen ausbrach, machte er dicht und verfiel in eisernes Schweigen. Jamar gab zu, dass ihn die Streitereien sehr belasteten und er seine Arbeit dazu nutzte, seine Angst zu beherrschen. Manchmal rollte er aber auch verächtlich mit den Augen und fragte, warum sie so bedürftig sei, wo sie doch alles habe, was sie brauche. Wenn er sich von ihr abwandte, geriet Holly in Panik, dass sie ihn verlieren könnte, und flehte ihn an, ihr zu verzeihen. Das brachte sie wieder zusammen und für kurze Zeit waren sie einander wieder nahe und liebten sich leidenschaftlich, bis der negative Kreislauf wieder einsetzte (vgl. Abb. 11.4).

Holly	**Jamar**
Die Protestlerin	Der Rückzügler
Verhalten Erst strengt sich Holly sehr an, um Jamar zu gefallen; später wird sie fordernd und bettelt um Bestätigung.	**Verhalten** Jamar verteidigt sich erst kurz, dann macht er dicht und wendet sich seiner Arbeit zu.
Gedanken „Keiner sieht mich. Ich werde niemals wirklich wichtig für jemanden sein."	**Gedanken** „Holly schätzt mich nicht. Ich werde abgewertet."
Reaktive Emotionen Angst, Wut und schließlich Verzweiflung angesichts Jamars abweisender Reaktion	**Reaktive Emotionen** Angst, kein guter Partner zu sein; Verachtung von Hollys Bedürftigkeit

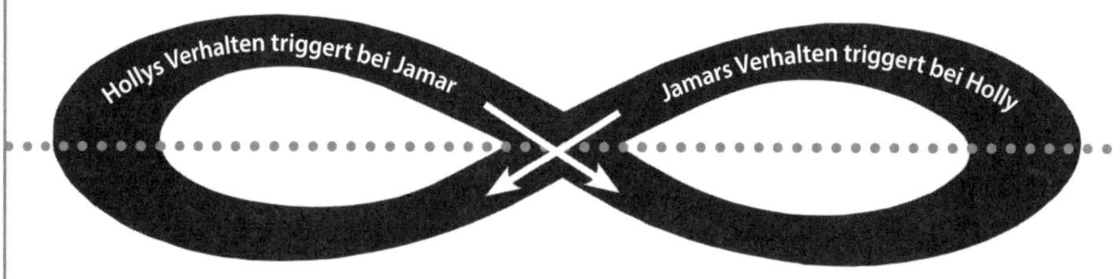

Kernemotionen Traurig und einsam; voller Angst, dass Jamar das Interesse an ihr verliert	**Kernemotionen** Angst vor Hollys Missbilligung; verletzt und wütend über die Missachtung
Unerfüllte Bindungsbedürfnisse Sich sicher fühlen, dass sie zu Jamar gehört und er sie liebt	**Unerfüllte Bindungsbedürfnisse** Echtes Partnerschaftsgefühl: Er will sich bei Holly sicher fühlen und darauf vertrauen können, dass sie hinter ihm steht

Abbildung 11.4: Hollys und Jamars Beziehungstanz

Frühere Bindungserfahrungen

Wie bereits erwähnt, waren Hollys Eltern beide sehr karriereorientiert und beruflich erfolgreich. Sie versuchten, ihren Zeitmangel mit teuren Geschenken und Urlauben zu kompensieren, an denen oft nur ein Elternteil teilnehmen konnte, weil beide beruflich so stark eingebunden waren. Holly hatte während ihrer Kindheit mehrere Kindermädchen gehabt und zu einem davon eine sehr starke Bindung aufgebaut. Ihre Eltern kündigten diesem Kindermädchen, ohne Holly vorher Bescheid zu geben oder ihr eine angemessene Erklärung zu bieten. Mit 13 Jahren war Holly ein Schlüsselkind, kam nach der Schule in ein leeres Haus und verlegte sich darauf, für die Familie zu kochen, um sich von ihrer Einsamkeit abzulenken. Sie hatte kochen gelernt, indem sie ihren Kindermädchen (von den Philippinen, aus Brasilien und aus Deutschland) in der Küche geholfen hatte, und die Eltern lobten Holly für ihre kulinarischen Künste. Als sie 16 Jahre alt war, verliebte sich Holly Hals über Kopf in einen 18-jährigen, der sie zu sexuellen Handlungen überredete. Mehrere Monate lang hatten sie eine On-off-Beziehung, während derer der junge Mann ihr immer für kurze Zeit Aufmerksamkeit schenkte und dann wieder abweisend war. Er lud sie auch nie ein, seine Familie oder seine Freunde kennenzulernen. Fast ein ganzes Schuljahr dauerte diese emotionale Achterbahnfahrt, bis er schließlich komplett das Interesse an ihr verlor. Diese erste Beziehung verstärkte leider die bereits tief in ihr verankerte Unsicherheit bezüglich der Frage, ob sie attraktiv und liebenswert war.

Was Holly nicht wusste, war, dass sie mit ihren harschen Worten das Minderwertigkeitsgefühl triggerte, das Jamar als Junge aus einer armen Familie, der von seinen weißen Mitschüler*innen gemobbt wurde, verinnerlicht hatte. Schon der Weg nach Hause war für ihn angstbesetzt, besonders wenn er allein unterwegs war. Sogar andere schwarze Kinder ärgerten ihn manchmal, weil er „zu schwarz" war und gebrauchte Kleidung trug. Jamar hatte, seit er denken konnte, tagtäglich Rassismus erfahren. Wenig zuträglich war auch, dass selbst wohlmeinende weiße Lehrer*innen und Mitschüler*innen von ihm keine großartigen Schulleistungen erwarteten. Stattdessen wurde er ermutigt, Sport zu treiben. Seine Eltern bläuten ihm immer wieder ein, er müsse doppelt so hart arbeiten und doppelt so erfolgreich sein wie Weiße, um es im Leben zu etwas zu bringen. Außerdem ermahnten sie ihn, Autoritätspersonen gegenüber gehorsam und höflich zu sein, um Ärger zu vermeiden. Als junger Erwachsener war Jamar oft in Geschäften beobachtet, von Verkäufer*innen schlecht behandelt und grundlos von der Polizei angehalten worden. Einmal, an einem besonders kalten Tag, hatte jemand auf seinem Unicampus wegen ihm den Sicherheitsdienst gerufen und sich beschwert, jemand lungere im Foyer des Verwaltungsgebäudes herum. In solchen Situationen befolgte Jamar immer den Rat seiner Eltern und verhielt sich unauffällig und kooperativ, um nicht als beängstigend oder gefährlich wahrgenommen zu werden. Jamar hatte nie mit Holly über diese schmerzhaften

Erfahrungen gesprochen, weil er dachte, dass sie als Weiße, die mit vielen Privilegien aufgewachsen war, dies niemals wirklich verstehen könne.

Durch Veränderung der Musik den Tanz verändern

Zu Beginn der Therapie erkannte Hollys und Jamars Therapeutin, wie die Kombination aus traumatischen Rassismuserfahrungen, fortwährender Diskriminierung und unterschiedlicher gesellschaftlicher Verortung den negativen Kreislauf der beiden hochschaukelte. Jamars Erfahrung, sein Leben lang aufgrund seines Erscheinungsbildes gemobbt, diskriminiert, kontrolliert und verfolgt worden zu sein, hatte ihn gelehrt, sich möglichst unterwürfig zu verhalten, was ihm nur gelang, indem er seinen Ärger hinunterschluckte und den Mund hielt, auch wenn seine Gefühle sich manchmal in verächtlichen Bemerkungen oder respektlosem Verhalten Holly gegenüber Bahn brachen. Holly hingegen war es aufgrund ihrer privilegierten Position gewohnt, Stress oder Kummer laut und deutlich kundzutun. Die Dynamik, die sich dadurch zwischen den beiden entwickelte – Holly kritisierte Jamar und stellte Forderungen, wenn sie einsam war, Jamar zog sich zurück, wenn er sich kritisiert fühlte –, führte zu immer neuen Wiederholungen und einer zunehmenden Verfestigung ihres systemischen Musters. Es dauerte einige Zeit, bis Jamar sich schließlich öffnete und zugab, wie abgewertet er sich durch ihre Streitereien fühlte und dass er das Gefühl hatte, Holly blicke auf ihn herab. Für Jamar war die Arbeit eine Möglichkeit, sich selbst wieder ein Gefühl von Würde zu geben und etwas Nützliches für ihre Beziehung zu tun, insbesondere da Holly nur ab und zu arbeitete. Jamar erklärte auch, dass für ihn Verachtung ein Schutzschild war, das ihm half, seine Selbstachtung zu wahren und sich aus seiner Position der Unterwürfigkeit zu befreien.

Das Leben in einer von systemischem Rassismus bestimmten Welt hatte Jamars Persönlichkeit und Weltsicht so geprägt, dass es ihm schwerfiel zu glauben, dass Holly ihn verstehen und auf ihn eingehen könnte. Als er sich ihr aber schließlich öffnete, war Holly in der Lage, Jamars Konzentration auf seine Arbeit weniger persönlich zu nehmen und seinen Gefühlen und Hoffnungen Raum zu geben. Es half ihr, das quälende Gefühl zu überwinden, das sie ihr Leben lang begleitet hatte: das Gefühl, leicht ignoriert oder beiseitegeschoben werden zu können. Als es Holly gelang, ihren Schmerz weniger reaktiv zum Ausdruck zu bringen, fühlte sich Jamar weniger angegriffen und konnte die Botschaft annehmen, dass sie seine Gesellschaft vermisste und sich mehr Ausgewogenheit für sie beide wünschte. Dadurch, dass beide gelernt hatten, ihre Kernemotionen zu benennen, konnten sie jetzt die Beweggründe des / der anderen verstehen, und ihre Reaktionen auf die Handlungen und Worte des Partners / der Partnerin fielen wesentlich gemäßigter aus. Auch wenn es hier und da noch Reibereien gab, begann sich ihre Beziehung zu verbessern – Jamar beispielsweise wurde Holly gegenüber aufmerksamer und Holly ihm gegenüber respektvoller. Hinzu kam, dass sie mehr Interesse daran zeigte, auch ihre eigene Karriere zu verfolgen. Beide waren erleichtert, ihren Negativkreislauf zu unterbrechen und in ruhigere Fahrwasser zu gelangen, und schafften es, auch außerhalb der Therapie, „Gespräche der Liebe" zu führen.

Bindungsbedürfnisse und ihre Bedeutung

Als ein gewisses Maß an Stabilität erreicht war, konnten Holly und Jamar konkreter daran arbeiten, ihre Beziehung zu verbessern. Bei den Gesprächen über ihren Beziehungskreislauf und die Gefühle, die er zum Schwingen brachte, wurde ihnen allerdings auch klar, dass sie an vielen Punkten noch ein tiefer Graben trennte. Holly begann genauer zu hinterfragen, warum sich Jamar abgewertet fühlte – was wiederum zu Gesprächen darüber führte, was es heißt, tagtäglich Rassismus ausgesetzt zu sein. Jamar gab zu, dass er sich in den gesellschaftlichen Kreisen, in denen sie sich bewegten, niemals wirklich zugehörig fühlte, ebenso wenig wie in Hollys Familie, die sich anfänglich schwergetan hatte, ihn zu akzeptieren. In gewisser Weise hatte er immer das Gefühl, sie warteten nur darauf, dass er es vermasselte. Über die weitreichenden Auswirkungen dieser Erfahrungen mit Holly und mit einer weißen Therapeutin zu sprechen war für Jamar nicht einfach. Er fühlte sich dadurch sehr verletzlich und exponiert, und nachdem sie diesen Aspekt näher besprochen hatten, half ihnen die Therapeutin, einen schwarzen Therapeuten zu finden, mit dem Jamar individuell arbeiten konnte.

Als sie einige Monate später die Paartherapie wieder aufnahmen, begann Jamar langsam und vorsichtig mit Holly über die Traumata seiner Kindheit zu sprechen, die ihn zu einem Menschen gemacht hatten, der sich voller Angst durch sein Leben und in der Welt bewegte. Er zählte die vielen Dinge auf, die dieses Gefühl immer wieder neu aufleben ließen, ob Mikroaggressionserfahrungen auf der Arbeit, auf der Straße, in öffentlichen Verkehrsmitteln und in der Bank, die Andersbehandlung, die er erfuhr, wenn sie gemeinsam ausgingen … und vieles mehr. Er eröffnete Holly, dass es alte Wunden bei ihm aufbrechen ließ, wenn er das Gefühl hatte, dass Holly diese Unterschiede bemerkte. Er fühlte sich furchtbar allein in allem, dem er sich stellen musste, um zu überleben, geschweige denn erfolgreich zu sein. Abschließend äußerte er Verständnis, wie schwer es für Weiße sein müsse, dies zu verstehen, aber dass es für ihn wichtig war, dass Holly ihn mit allen Facetten wahrnahm, die Wunden in ihm als gerechtfertigt annehmen und ihm versichern konnte, dass sie zu und hinter ihm stand, wenn sie mit ihren Eltern oder Freund*innen oder in der Öffentlichkeit zusammen waren.

Holly gab nachdenklich zu, dass es ihr schwerfalle, sich in Jamars Welt hineinzuversetzen und zu verstehen, wie sich eine Person of Colour fühlt. Sie versicherte ihm jedoch, dass er für sie wichtig war und sie alles in ihrer Macht Stehende tun würde, um ihm beizustehen, auch indem sie Ungerechtigkeiten, die um sie herum geschahen, klar benannte. Holly las Bücher zu dem Thema, um das Trauma und die Geschichte des Rassismus besser zu verstehen und ihre eigenen Vorurteile zu untersuchen. Dadurch wurde sie sich ihrer Herkunftsprivilegien bewusster und erkannte, dass die individualistisch geprägte Kultur, in der sie aufgewachsen war, dazu geführt hatte, dass sie sich oft einsam fühlte. Ihr wurde klar, dass ihre Eltern davon ausgingen, es ginge ihr gut, sogar während ihrer Suche nach Zugehörigkeit als Teenager. In ihren Sitzungen mit Jamar erzählte Holly voller Trauer, dass sie sich immer nur als Anhängsel im geschäftigen Leben ihrer Eltern gefühlt hatte und in ihren ersten Liebesbeziehungen nicht gewusst hatte, was sie eigentlich wollte. Sie wollte sich wahrhaft geliebt und unersetzlich für jemanden fühlen, so, wie es in den Anfangstagen mit Jamar zum allerersten Mal der Fall gewesen war. Nun fürchtete sie, mit ihren Ausbrüchen alles verdorben zu haben. Schüchtern gab sie zu, wie sehr sie Anerkennung und Bestätigung brauchte, und wartete gespannt auf Jamars Reaktion. Sie war sehr erleichtert, als er sie in den Arm nahm und ihr versicherte, wie wichtig sie für ihn sei.

Endlich hatten Holly und Jamar das Gefühl, festen Boden unter den Füßen zu haben. Holly engagierte sich weiter für soziale Gerechtigkeit und belegte Seminare, in denen es um die Bekämpfung von Rassismus ging. Sie und Jamar begannen, sich mehr und mehr aktivistisch zu betätigen. Es war nicht immer einfach, aber ihre Beziehung blieb trotz zahlreicher Belastungen durch Diskriminierung stark. Sie hielten die enge Verbindung aufrecht und konnten sich auf ihre Beziehung als Quelle der Kraft und Unterstützung verlassen. In einer ihrer letzten Sitzungen erzählte Jamar eine Geschichte, die verdeutlichte, wie weit sie gemeinsam gekommen waren. Holly hatte ihn in dieser Woche mit einem Lunchpaket auf der Arbeit überrascht. Sie aßen zusammen und arbeiteten dabei am Website-Design für den Catering-Service, den sie gemeinsam starten wollten!

Vielleicht haben diese Geschichten der Veränderung Sie ja genauso berührt wie uns. Tatsächlich waren die Paare, die zu uns kamen, unsere wichtigsten Lehrer*innen. Ihre Geschichten sind die Geschichten von Menschen, die den Mut hatten, sich selbst zu erforschen, sich einander mit ihren wahren Gefühlen zu zeigen und die Reise durchs Leben gemeinsam anzugehen. Sie haben uns unendlich viel gelehrt über die Resilienz des menschlichen Geistes, die es ermöglicht, positive Veränderungen anzustoßen, wenn nur die Bedingungen für das Wachstum vorhanden sind, insbesondere die heilende Kraft der Liebe.

12. Nähe und Sexualität leben und wiederentdecken

Die Geschichten in Kapitel 11 zeigen zum einen, wie es Paaren gelingen kann, sich weiterzuentwickeln, wenn sie den in diesem Buch skizzierten Weg einschlagen und bereit sind zu vertrauensvollen, heilenden Gesprächen miteinander, und zum anderen, dass die meisten von ihnen viel Energie in die Wiederherstellung ihrer Paarbindung investiert haben. Geht es um die Qualität dieser Bindung, sprechen Paare häufig von „Nähe", „sich in die Bedürfnisse des Gegenübers einfühlen", „aufeinander zu- bzw. eingehen", „miteinander über Erlebtes sprechen" oder „sich gegenseitig Ängste und Unsicherheiten anvertrauen". Im Kern geht es letztlich darum, *sich ausreichend sicher zu fühlen, einfach sein zu können, wie sie sind, und zu wissen, dass der/die Partner*in für sie da sein wird.* Bleibt also nur noch die Frage, wie es Ihnen gelingen kann, die Verbindung, die Sie sich so hart erarbeitet haben, auf Dauer zu wahren. Im vorliegenden Kapitel schauen uns wir deshalb genauer an, wie Sie dafür sorgen können, einander nah zu bleiben, und wie sich eventuell noch ungelöste Probleme angehen lassen – beispielsweise in dem so wichtigen Bereich der Sexualität.

12.1 Mit sich im Einklang sein und bleiben

Zahlreiche Übungen, die wir Ihnen in diesem Buch empfohlen haben, dienen dem Zweck, Sie tiefer mit Ihrem emotionalen Erleben in Kontakt zu bringen. Wenn es Ihnen so geht wie vielen anderen Menschen, haben Sie dabei unter Umständen ganz neue Seiten an sich entdeckt. Den meisten Menschen tut es gut, sich besser kennenzulernen, und sie stellen fest, dass es ihnen mehr Vertrauen in die eigene Fähigkeit gibt, fundierte Entscheidungen in den Bereichen Liebe, Arbeit und Freizeit zu treffen. Allerdings gilt hier das Gleiche wie für jede andere wichtige Fähigkeit, ob Sport, Yoga, Meditation, Musik, Fremdsprachen oder Sonstiges: Wenn wir nicht aus der Übung kommen und uns den Zugang zu unseren Emotionen bewahren wollen, ist es wichtig, diese Fähigkeit zu pflegen und immer wieder bewusst in sich hineinzuspüren. Unser Rat: Machen Sie es sich zur Gewohnheit, regelmäßig zu festgelegten Zeiten mit sich selbst in Kontakt zu gehen, sei es täglich oder mehrmals pro Woche. Wir empfehlen mindestens einmal wöchentlich. In Tabelle 12.1. finden Sie einige Anregungen, was Sie tun können, um in Kontakt mit sich selbst zu bleiben.

Reservieren Sie eine feste Zeit für Selbst-Checks	Überlegen Sie sich feste Zeitpunkte und einen Ort, an dem Sie in Ruhe Ihren Gefühlen und Gedanken nachgehen können. Setzen Sie sich mit Ihrem / Ihrer Partner*in zusammen und gehen Sie entweder abwechselnd miteinander die nachstehenden Fragen durch oder arbeiten Sie sie zunächst getrennt durch und tauschen Sie sich anschließend darüber aus.
Beobachten Sie Ihre Gefühle	Nutzen Sie Ihre Emotionen als Barometer zur Überprüfung Ihres allgemeinen Befindens, indem Sie sich ganz einfach die Frage stellen: In welcher Stimmung bin ich zurzeit im Großen und Ganzen? Gab es besondere Stimmungs-Hochs oder – Tiefs? Wie stabil oder wechselhaft war / ist meine Stimmung? Fühle ich mich wohl, ausgeglichen und sicher?
Führen Sie sich wichtige Ereignisse und Stressfaktoren vor Augen	Spüren Sie nach, welche Bedeutung momentan wichtige Ereignisse für Sie haben: Mit welchen Gefühlen denke ich an ein kürzlich zurückliegendes / bevorstehendes Ereignis? Was hat mich besonders berührt? Welche Gefühle hat es in mir ausgelöst? Bei wichtigen Ereignissen gehen Sie diese Fragen mehrfach durch und beobachten Sie, wie sich Ihre Emotionen von Mal zu Mal verändern und weiterentwickeln.
Achten Sie auf Warnsignale für emotionalen Stress	Wie gut schlafen Sie? Wie ist Ihr Appetit? Bewegen Sie sich regelmäßig? Gab es Stimmungsschwankungen? Wenn Sie den Eindruck haben, angespannt, ungeduldig, in sich gekehrt oder mit Ihren Gedanken des Öfteren nicht bei der Sache zu sein, schaffen Sie sich die Möglichkeit, der Frage nachzugehen, was Sie belastet (gegebenenfalls auch außerhalb Ihrer üblichen Selbstreflexionszeit). Stellen Sie sich vor, Sie würden Ihre innere emotionale Welt einem „Scan" unterziehen. Beginnen Sie beispielsweise mit einem allgemeinen Gefühl wie „genervt" oder „frustriert"; verweilen Sie ein wenig bei diesem Gefühl, um es näher zu erkunden, ihm nachzugehen und es in Worte zu fassen wie: „Ich bin genervt." Gestatten Sie sich, die Emotion zu fühlen und körperlich wahrzunehmen, bis sich aus der Genervtheit ein klareres und konkreteres Gefühl herauskristallisiert (z. B. traurig, besorgt, verletzt, wütend). Fragen Sie sich dann: Was hat mich verletzt / macht mir Angst / macht mich wütend?

Hören Sie auf Ihren Körper	Eine weitere Möglichkeit ist, Ihren Körper einem „Scan" zu unterziehen, indem Sie auf körperliche Empfindungen achten, zum Beispiel den klassischen „Knoten im Magen", „Schmetterlinge im Bauch", „das Herz schwer wie Blei" oder sich „nach unten gezogen" fühlen, plötzliche Hitzegefühle oder Schweißausbrüche, Verspannungen des Kiefers oder geballte Hände. Konzentrieren Sie sich auf diese Wahrnehmungen und fragen Sie sich: Was zieht mich so herunter? Gibt es etwas, was mir Sorgen macht? Unterdrücke ich wichtige Gefühle in mir? Kann es sein, dass ich diesem Teil von mir mehr Aufmerksamkeit schenken oder etwas unternehmen sollte, um die Spannung zu lösen?

Tabelle 12.1: Mit sich im Einklang sein und bleiben: Anregungen zur Selbstreflexion

Dafür zu sorgen, mit Ihren Emotionen verbunden zu bleiben, ist eine wichtige Form der Selbstfürsorge. Wichtig ist aber auch, dass Sie und Ihr*e Partner*in sich regelmäßig zusammensetzen und über Ihre Emotionen austauschen, um einander nahe und miteinander verbunden zu bleiben. Vermutlich haben Sie und Ihr*e Partner*in im Laufe der Auseinandersetzung mit diesem Buch schon viele Male intensiv über Ihre Beziehung gesprochen. Versuchen Sie, diesen Austausch auch auf alltägliche Ereignisse, die Sie bewegen, zu übertragen und dadurch zusätzlichen „Klebstoff" für Nähe und Zusammenhalt Ihrer Beziehung zu schaffen. Ein Paar aus unserer Praxis beschloss beispielsweise, sich die Sonntagabende als besondere Zeit freizuhalten, um vor Beginn der vor ihm liegenden Arbeitswoche ihre Verbindung noch mal zu stärken. Nach Abschluss des Wochenendprogramms brachte es die Kinder zeitig zu Bett, um sich anschließend bei einer Tasse Tee entspannt zusammenzusetzen und zu plaudern. So hatten die beiden Zeit, sich über alles Mögliche auszutauschen, was ihnen durch den Kopf ging, über Sorgen und Nöte zu sprechen und einen Blick auf die bevorstehende Woche zu werfen. Sie informierten sich über wichtige Termine und Ereignisse und überlegten, wie sie sich im Lauf der Woche gegenseitig unterstützen könnten. Ihrer eigenen Aussage zufolge stellte diese regelmäßige Verabredung eigentlich nur eine kleine Veränderung ihres Wochenablaufs dar, die sie aber außerordentlich darin stärkte, sich miteinander verbunden und in der Beziehung verankert zu fühlen und den Überblick über ihre vielzähligen Aufgaben in Familie und Beruf zu behalten. Dafür waren sie bereit, ihre Verabredung mit allen Kräften zu schützen – was ihren eigenen Worten zufolge auch hieß, eventuelle Einladungen für diese Abende klar abzulehnen. Das Gefühl der Verbundenheit war es ihnen wert!

Der Beziehung oberste Priorität geben

Wenn Sie den Eindruck haben, schon sehr viele miteinander konkurrierende Anforderungen an Ihre Zeit und Aufmerksamkeit bewältigen zu müssen, sind Sie damit nicht allein. Möglicherweise fragen Sie sich, wie Sie noch einen zusätzlichen Termin unterbringen sollen, wo doch berufliche Verpflichtungen, die Versorgung der Kinder und/oder die Unterstützung alternder, immer hilfebedürftigerer Eltern Sie schon jetzt an den Rand des Machbaren bringen. Dem möchten wir gegenüberstellen: Eine vernachlässigte Beziehung, in der die Nähe verloren geht, kann selbst zu einem erheblichen Belastungsfaktor werden. Jahrzehntelange Forschung zeigt darüber hinaus, dass enge Beziehungen eine wichtige Quelle der Unterstützung darstellen und uns widerstandsfähiger gegen Stress machen, denn: Mit einem Gefährten bzw. einer Gefährtin an der Seite lässt sich fast jede Herausforderung, Belastung oder traumatische Erfahrung besser bewältigen. Sich wie oben erläutert regelmäßig miteinander auszutauschen ermöglicht es uns, auch in Zeiten hoher Belastung und Anforderungen miteinander verbunden zu bleiben. Im Folgenden finden Sie weitere Anregungen zur Pflege Ihrer persönlichen Beziehungskultur.

Beziehungsrituale entwickeln

Eng miteinander verbundene Paare entwickeln häufig gemeinsame Rituale wie beispielsweise gemeinsam auszugehen, typische Rituale vor dem Zubettgehen oder indem sie Jahrestage oder andere besondere Ereignisse wie Geburtstage, bestandene Prüfungen oder Beförderungen auf eine bestimmte Art und Weise begehen. Untersuchungen verweisen auf einen direkten Zusammenhang zwischen „spielerischem" Austausch zwischen Partner*innen, z. B. miteinander Scherzen, Austausch von Zärtlichkeiten oder einander Spitz- oder Kosenamen geben, und Zufriedenheit in der Beziehung.[169, 170] Außerdem empfehlen wir, wie schon Sue Johnson und ihre Kolleg*innen, sich Ihr Abschieds- und Wiedersehensverhalten anzuschauen[171, 172] und sich zu beobachten: Wie verabschieden Sie sich voneinander, wie aufmerksam und zugewandt begrüßen Sie sich beim Nachhausekommen? Begrüßt Ihr Haustier Ihren/Ihre Partner*in möglicherweise freundlicher, als Sie das tun? So selbstverständlich die Vorstellung klingen mag, miteinander freudvolle Momente zu teilen, gibt es doch unglaublich viele Paare, denen genau das nicht gelingt – einfach weil sie die Gelegenheiten hierzu im Alltag oder in besonderen Momenten übersehen. *Unser Tipp: Nehmen Sie sich Zeit, das Thema miteinander zu besprechen, und überlegen Sie sich* drei *neue Beziehungsrituale, von denen Sie mindestens eines oder zwei täglich pflegen*. Das können ganz einfache Rituale sein wie ein kurzer Austausch in der Mittagspause oder ein abendliches Ritual vor dem Zubettgehen.

Nehmen Sie sich Zeit für „spielerisches" Miteinander

Achten Sie auf ein gutes Gleichgewicht zwischen emotionaler Intensität einerseits und spielerischen Momenten andererseits. Überlegen Sie, was Sie beide interessiert, und nehmen Sie sich Zeit, in der Sie diesen Interessen gemeinsam nachgehen können (zum Beispiel im Wald spazieren gehen, im Garten arbeiten, Kochen, Musik hören, Sport treiben). Sollten Sie sich für bestimmte Interessen Ihres Partners / Ihrer Partnerin nicht so begeistern können, überlegen Sie, wie Sie sich vielleicht trotzdem einbringen können, und sei es nur als Zuschauer*in oder Begleitung. Wenn es darum geht, mehr wertvolle Beziehungszeit miteinander zu verbringen, genügen oft schon kleine Veränderungen, um das gemeinsame Leben entscheidend zu verbessern. *Versuchen Sie etwas zu finden, das Sie beide interessiert und dem Sie gemeinsam nachgehen können.*

Treffen Sie Entscheidungen gemeinsam

Unsere persönliche Erfahrung und auch die Forschung zeigen, dass Paare, die sich über persönliche Ziele und Entscheidungen verständigen und gegenseitig Wert auf die Meinung des / der anderen legen, in der Regel zufriedener mit dem Ergebnis ihrer Bemühungen sind.[173] Dafür gibt es zwei Gründe: 1. In dem Moment, in dem Sie sich mit Ihrem / Ihrer Partner*in über Ihre Wünsche, Ziele und Entscheidungen austauschen, öffnen Sie ihm / ihr die Türe zu Ihrer inneren Welt; 2. Partner*innen, die die Möglichkeit haben, eigene Ideen und Bedenken einzubringen und gemeinsam mit Ihnen eine kreative Lösung zu finden, sind eher bereit, Sie in der Umsetzung Ihrer Ziele zu unterstützen. Wenn Ihr*e Partner*in Sie beispielsweise fragen würde, „Ich würde gerne meine körperliche Fitness verbessern – was hältst du davon, wenn ich mich in einem Fitnessstudio anmelde und dreimal die Woche trainiere?", würde durch die Frage *erkennbar,* dass er / sie sich dessen bewusst ist, dass seine / ihre Entscheidung Auswirkungen auf Sie hat, und es wäre eine *Einladung,* gemeinsam nach einem Weg zu schauen, der Ihrer beider Interessen und die der Familie berücksichtigt. Die Wichtigkeit dieser Art von Austausch gilt für viele Situationen, seien es berufliche Veränderungen, anstehende Projekte rund ums Haus oder in der Wohnung oder Freizeitaktivitäten – um nur einige Beispiele zu nennen. Dabei geht es nicht darum, einander um Erlaubnis zu bitten, sondern darum, die Menschen, die Ihnen wichtig sind, an Ihren Entscheidungen und der Verwirklichung von Zielen teilhaben zu lassen und sie einzubeziehen. Gespräche dieser Art führen in der Regel zu positiveren Ergebnissen für alle Beteiligten, da sie die Wünsche und Bedürfnisse aller Seiten berücksichtigen.

Zukunftspläne

Nachdem es zuvor um individuelle Ziele ging, laden wir Sie ein, sich nun den Zielen zuzuwenden, die Sie als Paar und für Ihre Familie haben. Denn während die aus der Spontaneität erwachsende Lebensfreude frischen Wind in Ihre Beziehung bringen kann, kann vorausschauende Planung dafür sorgen, dass Sie andere langfristige, für Ihr Leben ebenfalls bedeutsame Ziele nicht aus dem Blick verlieren. *Fragen Sie einander: „Wie stellst du dir unser Leben in zwei, fünf und zehn Jahren vor?"* Gespräche über die Zukunft helfen, gemeinsame Ziele nicht aus dem Blick zu verlieren, gegebenenfalls zu erkennen, wo es Differenzen gibt, und diese anzusprechen, um Enttäuschungen vorzubeugen. Meinungsverschiedenheiten sind kein Grund zum Verzweifeln. In der Regel werden Sie feststellen, dass Sie in einer sicheren Bindung und mit etwas gutem Willen kreative Lösungen finden können.

12.2 Alte Streitigkeiten beilegen

Zunehmende Sicherheit mit sich selbst und in der Beziehung ermöglicht es Partner*innen in der Regel, offener und flexibler zu werden. Dies ist ein guter Zeitpunkt, auch heikle, bisher ungelöste Probleme in Angriff zu nehmen, so zum Beispiel Fragen wie die Aufteilung der Hausarbeit, die Entscheidung, wo Sie künftig leben wollen, oder unterschiedliche religiöse Standpunkte hinsichtlich der Erziehung der Kinder – um nur einige zu nennen. Der erste wichtige Schritt besteht darin, mit einer positiven Einstellung an entsprechende Gespräche heranzugehen. Betrachten Sie sie als Gelegenheit, eine Brücke über den Graben zwischen Ihnen zu bauen, und nicht als Bedrohung. Unsere Erfahrung zeigt: Paare, denen es gelingt, sich immer wieder das übergeordnete Ziel des Brückenbauens vor Augen zu führen, erweisen sich häufig als enorm kreative Problemlöser*innen, wie das folgende Beispiel zeigt.

Zwischen Sandra und Brian kam es immer wieder zu endlosen, sich im Kreis drehenden Diskussionen über Brians Nikotinsucht. Da es in Sandras Herkunftsfamilie massive Suchtprobleme gab, hatte sie eine Abneigung gegen alles, was mit Rauchen zusammenhing, und das ließ sie Brian auch spüren. Hartnäckig forderte sie ihn immer wieder auf, mit dem Rauchen aufzuhören. Seine Weigerung, dem nachzukommen, sah sie als Zeichen mangelnder Liebe zu ihr. Brian fühlte sich von Sandra unter Druck gesetzt und schlechtgemacht, was seine Motivation, mit dem Rauchen aufzuhören, weiter schmälerte. Mit halbherzigen Entschuldigungen rechtfertigte er seine Untätigkeit. Erst nachdem Sandra im Lauf der Therapie ihre Zweifel an seiner Liebe abgelegt und Brian Wege gefunden hatte, sich bei Stress an Sandra zu wenden, war für beide der Zeitpunkt gekommen, sich dieses wesentlichen Konfliktthemas nochmals anzunehmen. Bei einem erneuten Anlauf gingen sie das Thema völlig anders an als zuvor. Sandra fragte Brian zunächst, ob er bereit sei, noch mal über das Thema Rauchen zu sprechen, und er stimmte zu. Sie eröffnete das Gespräch mit der Feststellung, dass es für sie nach wie vor ein Problem war, dass er rauchte, zum einen wegen Bedenken in Bezug auf ihre eigene Gesundheit, aber auch, weil sie Angst hatte, ihn vorzeitig zu verlieren. Sie ließ ihn auch wissen, dass ihr klar sei, dass nur er allein Entscheidungen, die seine Gesundheit betreffen, fällen konnte, und dass sie ihn deshalb fortan nicht mehr unter Druck setzen und ständig darauf ansprechen wolle. Gleichzeitig war ihr aber wichtig, selbst nicht mehr dem Rauch ausgesetzt zu sein. Brian meldete ihr zurück, dass er sie verstand und eigentlich schon lange mit dem Rauchen aufhören wollte, aber festgestellt habe, dass er den richtigen Zeitpunkt brauchte, um aus eigenem Antrieb aufzuhören. Er bot ihr an, zunächst nur noch draußen zu rauchen, bis er über die nötige Willensstärke verfüge, ganz aufzuhören. Diesem Kompromissvorschlag stimmte Sandra zu und Brian hielt sich an die gemeinsame Abmachung. Sechs Monate später meldete er sich zu einem Raucherentwöhnungsprogramm an.

Das Beispiel von Sandra und Brian zeigt, dass sich auch hochstrittige Themen lösen lassen, wenn die Beteiligten sich erst einmal aus den Fängen ihres negativen Tanzes befreit haben. In dem Moment, in dem wir unsere Energie nicht mehr auf das Bewältigen von Bindungsproblemen konzentrieren, werden völlig neue Ressourcen frei und mit diesen die Bereitschaft, Probleme effektiv anzugehen. Sandra und Brian nutzten den Ansatz der Gespräche der LIEBE, d.h. sie lauschten einander mit Interesse und Offenheit, akzeptierten wertschätzend die Sichtweise des Gegenübers und brachten ihre jeweiligen Bedürfnisse offen und liebevoll zum Ausdruck. Sandra hörte genau zu, als Brian von seinem Bedürfnis sprach, die Kontrolle über sein Leben zu behalten. Umgekehrt hörte Brian Sandra zu, als sie ihre Sorge um die eigene Gesundheit und ihre Angst schilderte, ihn vorzeitig zu verlieren. Abwechselnd erklärten sie einander die tiefere Bedeutung, die Gefühle und die Bedürfnisse hinter ihren Standpunkten – ohne dabei die Perspektive ihres Gegenübers abzuwerten.

Eine wesentliche Voraussetzung dafür, dass Sandra und Brian eine für beide akzeptable Lösung fanden, war ihre Bereitschaft, die Bedürfnisse des bzw. der anderen ernst zu nehmen. Viele Menschen versuchen, Meinungsverschiedenheiten dadurch zu lösen, dass sie ihr Gegenüber von den Vorzügen ihrer eigenen Sichtweise zu überzeugen versuchen, bis die bzw. der andere nachgibt – oder die Gegenseite im Zweifel sogar zu hintergehen, um eine direkte Konfrontation zu vermeiden. Wenn aber Partner*innen sich nicht gesehen und gehört fühlen, können sich Meinungsverschiedenheiten zu Streit und Verbitterung auswachsen. Unterschiedliche Auffassungen lassen sich auf diese Weise einfach nicht ausräumen. Nur wenn Partner*innen abweichende Sichtweisen des bzw. der anderen anerkennen und respektieren, können sie Lösungen finden, die den Bedürfnissen beider Seiten Rechnung tragen.

Merke: Eine gute Lösung wird den Bedürfnissen beider Seiten gerecht.

REFLEXION 12.1: Meinungsverschiedenheiten beilegen

Gibt es in unserer Beziehung Probleme, Entscheidungen oder Meinungsverschiedenheiten, die noch geklärt werden müssen? Wenn ja, welche?

Was macht mir Angst bei der Vorstellung, darüber zu sprechen?

Was ist mir bei dem jeweiligen Thema am wichtigsten?

Erstellen Sie gemeinsam eine Liste aller infrage kommenden Lösungen. Seien Sie kreativ und denken Sie ruhig unkonventionell. Verurteilen und verwerfen Sie keine Ihrer Ideen, ganz egal, wie unrealistisch sie erscheinen mag:

Kreuzen Sie die Lösungen an, die Ihrer beider Bedürfnisse berücksichtigen. Nehmen Sie sich Zeit, die verschiedenen Ideen und Szenarien in Gedanken durchzuspielen. Vertrauen Sie Ihrem Bauchgefühl. Fragen Sie sich bei jeder Lösung, ob sie sowohl Ihrer Beziehung als auch Ihren persönlichen Bedürfnissen gerecht wird. Perfekte Lösungen – die es natürlich nicht immer gibt – fühlen sich gut für Sie selbst an und tragen gleichzeitig Ihrer Beziehung Rechnung (oder stehen ihr zumindest nicht entgegen). Wenn Sie sich für das beste Szenario bzw.

die beste Lösung entschieden haben, überlegen Sie, wie die Umsetzung aussehen könnte. Erstellen Sie einen Plan mit den erforderlichen Schritten und einem groben Zeitraster und bringen Sie beides zu Papier.

Tipps zur Lösung besonderer Probleme

1. Vereinbaren Sie zum Besprechen des Problems einen Zeitpunkt, der es Ihnen ermöglicht, ausgeruht zu sein und freundlich miteinander umzugehen.
2. Denken Sie an die Gespräche der LIEBE: Lauschen Sie mit Interesse und Offenheit, hören Sie einander wertschätzend zu und seien Sie bereit, Ihre Gedanken und Gefühle in einfachen Worten, sanftem Ton und langsamem Tempo zu äußern.
3. Gehen Sie miteinander verschiedene Lösungsmöglichkeiten durch, ohne sie gleich infrage zu stellen.
4. Lassen Sie sich Zeit mit der Entscheidung. Spielen Sie verschiedene Szenarien gedanklich durch und halten Sie dasjenige fest, das Ihrer persönlichen Situation und Ihren Bedürfnissen am ehesten entspricht.

Versuchen Sie, die vorstehenden Anregungen als Möglichkeit zu sehen, auch bei heiklen Gesprächen miteinander verbunden zu bleiben und sich einander nahe zu fühlen. Damit kommen wir nun zum zweiten Teil dieses Kapitels, in dem es um die Vertiefung körperlicher Anziehung und sexueller Intimität in Ihrer Beziehung geht. Bei vielen Paaren führen Alltags- und Beziehungsstress dazu, dass ihre sexuelle Verbundenheit schwindet. Dieses Buch wäre nicht vollständig, würden wir diesen wichtigen Bestandteil naher Beziehungen aussparen.

12.3 Sexuelle Intimität schützen und bewahren

Sex in Paarbeziehungen

Die Entwicklung und Aufrechterhaltung einer glücklichen und für beide Seiten befriedigenden Sexualität ist für die meisten – wenn auch nicht alle – Paare ein wichtiger Bestandteil der Liebesbeziehung. Körperliche Berührung kann nicht nur erregend wirken und Begehren wecken. Zärtliche Berührungen können auch trösten und beruhigen und eine starke emotionale Bindung schaffen. Wie weiter oben in diesem Buch bereits erwähnt, stärkt eine sichere Bindung die Entdeckungsfreude,

Kreativität und Risikobereitschaft in allen Bereichen sowohl auf individueller als auch auf Paarebene – und auch im Schlafzimmer.[174] So schreibt Sue Johnson:

> „Emotionale Verbundenheit macht wundervollen Sex möglich und wundervoller Sex vertieft die emotionale Verbundenheit. Wenn Partner*innen emotional offen sind, bereit, einander emotional zu antworten und sich aufeinander einzulassen, wird Sex zu einem intimen Spiel, einem Abenteuer in Geborgenheit. Sicher gebundene Partner*innen fühlen sich frei und haben das Vertrauen, sich in den Armen des anderen ihren Empfindungen hinzugeben, ihre sexuellen Bedürfnisse zu erforschen und zu erfüllen und einander ihre tiefsten Freuden, Sehnsüchte und Verletzlichkeiten mitzuteilen."[175]

Für viele Paare ist körperliche Liebe etwas Befriedigendes, Lustvolles, das ihre Verbundenheit stärkt. Für andere jedoch kann sie eine Quelle großer Enttäuschung und Frustration darstellen und emotionalen Stress bewirken. Untersuchungen zeigen, dass das Thema Sexualität sich auch darauf auswirken kann, wie Paare die Qualität ihrer Beziehung beurteilen. So berichten der Sexualtherapeut und -pädagoge Professor Barry McCarthy und Co-Autorin Emily McCarthy,[176] dass Paare, die ihre Beziehung als lebendig und glücklich bezeichnen und mit ihrem Sexleben zufrieden sind, dem Thema Sexualität nur einen Anteil von 15–20 Prozent an der Zufriedenheit in ihrer Beziehung zuschreiben. Paare hingegen, die sexuelle Probleme oder gar keinen Sex mehr haben, schreiben dem Thema Sexualität sehr viel mehr Bedeutung im Hinblick auf die Vitalität ihrer Beziehung und ihre Beziehungszufriedenheit zu (50 bis 70 Prozent).

Eine besondere Schwierigkeit liegt darin, dass der üblicherweise private Charakter sexueller Beziehungen Betroffene eher davon abhält, sich professionelle Hilfe zu holen oder die Familie bzw. Freunde um Unterstützung zu bitten, was dazu führen kann, dass Paare sich mit ihren Problemen völlig alleingelassen fühlen. Während es für viele Paare ganz selbstverständlich ist, sich bei Angehörigen und Freund*innen Rat und Unterstützung zu holen, wenn es um Erziehungsfragen oder finanzielle Probleme geht und darüber, neue Perspektiven zu entdecken, ist es sehr unwahrscheinlich, dass jemand beim Grillen oder auf einer Party über persönliche sexuelle Probleme oder Erektionsstörungen spricht. Das lässt viele Betroffene fälschlicherweise zu der Überzeugung gelangen, das einzige Paar im Umkreis zu sein, das nicht kann oder … nicht tut.

Auf der ganzen Welt und in allen Gesellschaftsschichten gibt es Menschen, die irgendwann in ihrem Leben mit Schwierigkeiten konfrontiert sind wie Schmerzen beim Geschlechtsverkehr, verminderter Lust, unterschiedlich starkem Begehren, ausbleibendem Orgasmus, vorzeitiger Ejakulation oder Erektionsstörungen. *Wenn Sie oder Ihr*e Partner*in dazugehören, raten wir Ihnen, sich medizinischen Rat bzw. professionelle sexualtherapeutische Unterstützung zu holen.* Viele Schwierigkeiten –

oder zumindest die negativen Auswirkungen, die sie mit sich bringen können – lassen sich beheben.

Und sollten Sie dazu neigen, Ihre sexuelle Beziehung mit der anderer Paare – insbesondere aus Filmen – zu vergleichen, könnte Sie der folgende Kommentar von Dr. Michael Plaut und Kolleg*innen interessieren:

> „Zwischen dem gängigen Bild glücklicher Paare, die großartigen, grenzenlosen Sex haben, und der Realität normaler Menschen, die darum kämpfen, in einer emotional und technisch anspruchsvollen Disziplin ohne Trainer an der Seite Erfolge zu erringen, liegt eine tiefe Kluft. ... Viele Paare beruhigt es zu hören, dass das Einzige, was in dieser Disziplin wirklich zählt, ihre persönliche Zufriedenheit ist; es gibt keinen Standard – weder für das, was man im Bett tut, noch wie oft man es tut."[177]

Dieses Zitat erinnert uns daran, dass in sicher gebundenen, festen Beziehungen die wesentliche Funktion von Sex im Geben und Empfangen von Lust und Freude besteht. Die Sexualpädagogin und -forscherin Emily Nagoski fasst es in ihrem bekannten Buch *Komm, wie du willst* in einfachen Worten zusammen: „Pleasure is the measure" (Lust ist das Ziel).[178] Nur allzu schnell orientieren wir uns beim Thema Sex an Maßstäben wie *Häufigkeit, Ergebnis* und *Leistung* und laufen damit Gefahr, der engen Definition von Sex als Geschlechtsverkehr und Orgasmus zu erliegen oder unbedingt den „ultimativen" gleichzeitigen Orgasmus erreichen zu wollen. Dabei gerät leicht in Vergessenheit, dass unser Körper viele erogene Zonen hat, die auf sinnliche Berührung reagieren, über die wir erregbar sind und Lust empfinden können. Je reichhaltiger wir unser Repertoire an sexuellen Ausdrucksmöglichkeiten gestalten, desto eher wird es uns gelingen, unsere Sexualität in all ihrer Fülle zu erleben und unsere Vorlieben klar, konkret und unbeschwert in Worte zu fassen.[179]

Erfüllte Sexualität hat viel mehr mit gegenseitiger erotischer Einstimmung zu tun als mit sexuellen Techniken. Worum es geht, ist, sich auf die sensuelle Energie des Gegenübers einzustellen, präsent im Hier und Jetzt zu sein, Wünsche klar zu äußern, beider Körper zu erforschen, Wagnisse einzugehen, spielerisch miteinander umzugehen, Spaß zu haben und einen gemeinsamen Rhythmus zu finden.

Die voranstehende Aufzählung entstammt einer Studie, in der Menschen, die angaben, „großartigen Sex" zu haben, nach den für sie wichtigsten Komponenten befragt wurden. Die Studie berücksichtigte Menschen verschiedener Altersgruppen, sexueller Orientierung, Geschlechtszuschreibungen und unterschiedlicher Dauer der Paarbeziehung.

Die Professorin und Sexualforscherin Peggy Kleinplatz stellte hierzu fest, dass Beziehungsfaktoren wie Zusammengehörigkeitsgefühl, Verletzlichkeit, Authentizität und tiefe Empathie von größerer Bedeutung für erfüllte Sexualität sind als intensives körperliches Erleben, „Chemie", Anziehungskraft und Lust.[180]

Die Liebespartner*innen, die in der genannten Studie angaben, „großartigen Sex" zu haben, verkörperten sehr passend ein Modell der Sexualität, das auf die Professorin Rosemary Basson[181] zurückgeht. Diesem Modell zufolge unterscheidet sich „weibliche" Sexualität von „männlicher" Sexualität dahingehend, dass sie sich deutlich komplexer und vielschichtiger gestaltet. Basson zufolge ist die weibliche Sexualität in hohem Maß durch Beziehungsfaktoren wie emotionale Verbundenheit, Vertrauen und das Ausmaß bestehender Konflikte beeinflusst sowie durch individuelle Faktoren wie der Frage, wie selbstsicher, attraktiv und entspannt die Person sich fühlt. Auch das persönliche, auf früheren sexuellen Erfahrungen oder kulturellen, religiösen oder in der Familie geltenden Vorstellungen basierende *Drehbuch* dessen, wie Sex *sein sollte,* beeinflusst, wie offen oder distanziert der / die Einzelne mit dem Thema Sex umgehen.

Darüber hinaus zeigt sich auch mehr und mehr, dass männliche Sexualität mehr Nuancen hat, als es uns Stereotype wie extrem ausgeprägte Libido und „allzeit bereit" glauben machen wollen. Es ist an der Zeit, Männern den Druck zu nehmen, diesem unerreichbaren Standard genügen zu müssen. Sarah Hunter Murray[182], die für ihr Buch *Not always in the mood* („Nicht immer in Stimmung") Hunderte Männer interviewte, stellt darin fest, dass die Bedeutung, die Sex für Männer hat, abnimmt, wenn sie krank sind, müde, unter Stress stehen oder sich emotional nicht mit ihrem / ihrer Partner*in verbunden fühlen. Was ihr sexuelles Begehren den Ergebnissen zufolge dagegen besonders entfacht, ist die für sie wichtige Botschaft, von ihrem bzw. ihrer Partner*in wertgeschätzt und begehrt zu werden.

Es lässt sich also feststellen, dass es zwar durchaus Menschen gibt, bei denen sexuelles Verlangen *spontan* entfacht wird, sobald sie an körperliche Liebe denken, es sich häufig aber eher *responsiv,* d. h. anregbar durch romantische Atmosphäre, Vorspiel, Flirten und / oder spielerisches Miteinander entwickelt. Ist das responsive Begehren einmal in Gang gesetzt, kann es sich genauso stark und leidenschaftlich gestalten wie spontanes Begehren. Die Schlüsselfrage für Paare lautet daher: *Welche Türöffner für sexuelles Begehren gibt es?*[183] Emily Nagoski zufolge wird unsere Sexualität über „Gaspedale" (Einschalter / Auslöser, Sex haben zu wollen) und „Bremsen" (Ausschalter / Gründe, keinen Sex haben zu wollen) gesteuert. Ihre Empfehlung für Paare, die ihr sexuelles Begehren wieder wecken wollen, lautet, sich auf die Aktivierung der

Gaspedale zu konzentrieren und den Fuß von der Bremse zu nehmen.[184] „Einschalter" können sein: romantische Stimmung, verführerische Blicke und Wortspiele, leichte Berührungen nichtsexueller Natur, Aufmerksamkeit, Mitteilen von Gefühlen – und vieles andere mehr. Mögliche Bremsen können sein: Chaos in der Wohnung, jeden Moment damit rechnen müssen, dass das Kind ins Zimmer kommt, Unzufriedenheit mit dem eigenen Körper, Mangel an emotionaler Nähe oder Sicherheit, Müdigkeit, Stress, Schmerzen – um nur einige Beispiele zu nennen.

Passend zum Thema „potenzielle Bremsen" und „Gaspedale" zeigen wissenschaftliche Studien mit heterosexuellen Paaren zum einen, dass Paare, bei denen die männlichen Partner sich stärker in den Haushalt einbringen, ein höheres Maß an sexueller Zufriedenheit angeben,[185] und dass sexuelle Erregbarkeit, Begehren und Freude am Sex bei Frauen gekoppelt sind mit Zufriedenheit in der Beziehung, während Konflikte und emotionale Distanz sexuellem Begehren und sexueller Befriedigung entgegenstehen.[186] Wenig überraschend ist, dass sich Paare, die auf der Suche nach einer Sexual- bzw. Paartherapie sind, in der Regel seltener als spielerisch und spontan bezeichnen als Paare, die ihre Beziehung als glücklich einstufen.[187] Grundsätzlich gilt: Es gibt – abgesehen von sexueller Nötigung und Vergewaltigung – kein „richtig" oder „falsch" bei der Frage, was Menschen erregt. Was im Bereich der Sexualität als Gaspedal und was als Bremse wirkt, ist bei jedem Menschen so einzigartig und individuell wie der Mensch selbst. Es lohnt sich also, Gaspedal und Bremse zum Ausgangspunkt der persönlichen Reise zur Erkundung Ihrer Sexualität als Einzelperson wie auch als Paar zu machen.

Über sexuelle Themen und Probleme sprechen

Wie Sie und Ihr*e Partner*in über sexuelle Themen und Probleme reden und mit ihnen umgehen, hat entscheidenden Einfluss darauf, wie es für Sie weitergeht. Wenn Sie versuchen, offensichtlich heikle Themen zu umschiffen, ist die Wahrscheinlichkeit groß, dass peinliches Schweigen, nicht enden wollende Auseinandersetzungen und unausgesprochene Verletzungen und Ängste Sie dauerhaft auf Abstand halten. Vielleicht ergeht es Ihnen auch wie vielen Paaren, die wegen sexueller Probleme Hilfe suchen: „Jetzt haben wir zwei Probleme – erst das sexuelle Problem und jetzt die Auswirkungen, die das Problem auf unser Miteinander insgesamt hat." Oder vielleicht wirken sich – andersherum – Stress und negativer Umgang miteinander, der Ihre emotionale Verbindung beeinträchtigt, auf Ihre erotische Beziehung aus? Nicht selten bewirken negative Interaktionen rund um das ursprüngliche sexuelle Problem zusätzlich Angst und Stress – was wiederum in der Regel auch sexuelle Konflikte verstärkt.

Über Sexualität und über sexuelle Schwierigkeiten zu sprechen kann eine große Herausforderung darstellen. Vielleicht war das ja auch der Grund, warum Sie dieses Buch zur Hand genommen haben? Schwierigkeiten und Auseinandersetzungen im Zusammenhang mit sexuellen Bedürfnissen und dem Ausleben von Sexualität können ein breites Spektrum an negativen Gefühlen wie Traurigkeit, Wut, Angst, Verletzung, Enttäuschung oder Scham triggern. Wenn Sie über diese Gefühle nicht offen sprechen können oder sich, wenn Sie es versuchen, in destruktiven Schleifen verfangen, ist die Wahrscheinlichkeit groß, dass Sie und Ihr*e Partner*in sehr darunter leiden oder gar daran verzweifeln.

Es gibt auch Menschen, die sich bei diesem Thema zurückhalten, um sich und ihr Gegenüber vor Peinlichkeit zu schützen. Sollten Sie zu diesen Menschen gehören, bedenken Sie, dass Ihr*e Partner*in Ihr Schweigen als Desinteresse auslegen oder denken könnte, dass Ihnen das Thema nicht wichtig ist. Oder vielleicht haben Sie Ihrem Gegenüber in der Vergangenheit auch schon zu vieles zu diesem heiklen Thema gesagt, was zu Konflikten, zusätzlichen Verletzungen und Missverständnissen geführt hat? Wie dem auch sei – es ist davon auszugehen, dass das Thema Sexualität *bei ihnen beiden* auch deshalb starke Gefühle auslöst, *weil Sie sich gegenseitig wichtig sind und Ihnen beiden Ihre Beziehung sehr am Herzen liegt.* Starke, überwältigende Gefühle können es, wie zuvor erläutert, erschweren, über heikle Dinge zu sprechen. Hinzu kommt, dass wir, wenn wir stark unter Stress stehen, unter Umständen nicht mehr klar denken und falsche Schlüsse ziehen wie „Ich glaube sowieso, dass du mich gar nicht mehr liebst“ oder „Wenn ich meinem / meiner Partner*in wirklich wichtig wäre, würde er bzw. sie sich nicht so verhalten“.

Vielleicht scheuen Sie aber auch grundsätzlich davor zurück, über Ihre sexuellen Bedürfnisse und Vorlieben zu sprechen, weil Sie in einer Familie oder Kultur aufgewachsen sind, in der rigide Auffassungen zu Themen wie Körperlichkeit, Ausleben von Sexualität und Intimität herrschten oder diese Themen verpönt waren? Oder weil Sie in früheren Beziehungen wegen Ihrer sexuellen Bedürfnisse verspottet wurden und sich in der Folge minderwertig, verunsichert oder irgendwie „schräg“ fühlten? Vielleicht werfen Sie Ihrem / Ihrer Partner*in auch vor, dass er bzw. sie häufiger zu Sex drängt, als Ihnen lieb ist – oder haben es jahrelang schweigend hingenommen und halten es nun nicht mehr aus? Was auch immer Ihre bisherigen Erfahrungen sind: Sie und Ihr*e Partner*in können Ihre Schwierigkeiten überwinden, wenn Sie sie gemeinsam angehen, einander um Hilfe bitten und bereit sind, sich einander Schritt für Schritt zu öffnen. Wir stellen Ihnen nun drei Paare vor, deren Geschichte zeigt, dass es möglich ist, Lösungen zu finden – selbst bei heiklen Themen wie Erektionsstörungen, Schmerzen beim Geschlechtsverkehr und posttraumatischen sexuellen Problemen.

Lorraine und Keith

Die Qualität einer Paarbeziehung wirkt sich in der Regel auch darauf aus, wie Paare mit sexuellen Schwierigkeiten umgehen. So auch bei Lorraine und Keith, einem heterosexuellen cisgeschlechtlichen Paar Mitte fünfzig, das bereits seit Jahren unter Beziehungsproblemen litt. Lorraine war häufig enttäuscht, weil sie sich von Keith emotional nicht genügend unterstützt fühlte. Die Art, wie sich ihre Enttäuschung in Vorwürfen und Wutausbrüchen entlud, löste bei Keith Gefühle der Verletzung, Unzulänglichkeit und Wut aus. Ihre sexuelle Beziehung war für sie immer ein wichtiger Garant für die Vitalität ihrer Ehe gewesen und hatte ihnen immer zuverlässig geholfen, ihre zum Teil heftigen Auseinandersetzungen zu kompensieren. Das ging so lange gut, bis Keith in seinen mittleren Jahren Erektionsprobleme entwickelte. Die Vorstellung, mit einem Arzt darüber zu sprechen, war ihm ungeheuer peinlich, weshalb er sich scheute, ärztliche Hilfe in Anspruch zu nehmen. Lorraine ihrerseits interpretierte seine Verweigerungshaltung irrtümlich als Zeichen dafür, dass sie selbst und ihre Beziehung Keith nicht wichtig seien. Sie wurde immer ungehaltener und gereizter ihm gegenüber, was die Konflikte und den Kummer, den die Situation beiden bereitete, weiter verstärkte. Je mehr Lorraine ihn drängte, zum Arzt zu gehen, desto mehr schämte sich Keith und desto mehr zog er sich in sein Schneckenhaus zurück. Je mehr er sich zurückzog, desto größer wurde Lorraines Verzweiflung und desto mehr lag sie ihm in den Ohren. Ihr negativer Kreislauf lief auf Hochtouren und ihre sexuellen Probleme blieben bestehen.

In ihrem Inneren waren beide einsam, voller Angst und weit voneinander entfernt. Es kostete Keith und Lorraine erhebliche Anstrengungen, aus dem negativen Zyklus (Kritik – Rückzug), der sie unter Spannung gehalten hatte, auszubrechen. Im Lauf der Zeit aber lernten sie, neue Wege auszuprobieren. Anstatt Keith Vorwürfe zu machen und ihn anzugreifen, unterbreitete Lorraine ihm nun vorsichtig ihre Sorge, dass die Ursache für seine Erektionsprobleme eine Diabeteserkrankung oder Bluthochdruckprobleme sein könnten. Außerdem ging sie das Wagnis ein, sich verletzlich zu zeigen, indem sie ihm ihre Angst offenbarte, dass ihre Beziehung es nicht überstehen würde, wenn sie nicht mehr miteinander schlafen könnten.

Nach und nach gelang es den beiden, mehr Verständnis füreinander und Vertrauen zueinander zu entwickeln, und Keith ließ sich schließlich ärztlich untersuchen. Erleichtert nahmen beide zur Kenntnis, dass keine medizinischen Probleme vorlagen, sondern die Erektionsstörung vermutlich auf sein Älterwerden, Stress und Beziehungsängste zurückzuführen war. Der Arzt riet Keith, mehr Sport zu treiben, zu versuchen, beruflich kürzerzutreten und die Arbeit mit der Paartherapeutin fortzusetzen. Das Paar lernte, der Erektionsstörung mit einer entspannteren, eher philosophischen Haltung zu begegnen („Das kann vorkommen; machen wir uns keine

Sorgen darum; einfach ein paar Minuten warten, dann klappt es vielleicht besser; genießen wir jetzt einfach das Kuscheln"). Dadurch, dass es ihnen gelang, ihren negativen Interaktionszyklus zu durchbrechen, wuchs die Sicherheit zwischen ihnen und das Vertrauen in ihre Fähigkeit, ihr sexuelles Problem gemeinsam zu lösen, anstatt es zu ignorieren oder zum Zankapfel werden zu lassen.

Steve und Karen

Steve und Karen, ein junges, heterosexuelles cisgeschlechtliches Paar, hatte ein ganz anderes Anliegen: Sie liebten sich sehr und waren immer füreinander da, aber Karen hatte seit einiger Zeit Schmerzen beim Geschlechtsverkehr. Als sie Steve das volle Ausmaß ihrer Schmerzen offenbarte, lag schon eine ganze Zeit hinter ihr, in der sie den Schmerz eisern ertragen hatte. Das lange, stille Leiden hatte dazu geführt, dass sie immer angespannter geworden war. Bereits der Gedanke an Geschlechtsverkehr weckte Abwehr in ihr. „Schon der Gedanke, dass er mich berühren könnte, macht mir Angst", gab sie mit trauriger Stimme zu. Erfreulicherweise war Steve schon beim ersten Gespräch dabei und erklärte: „Ich bin froh, dass ich mitkommen durfte. Ich sehe es so, dass ich die Hälfte dieser Partnerschaft ausmache, und ich möchte Karen helfen. Es fällt mir nicht immer leicht, damit umzugehen, wenn sie mich ablehnt und sich mir entzieht. Ich schätze, auch mir tut etwas Hilfe gut." Steve war es wichtig, Karen wissen zu lassen, dass „ihr" Problem in Wahrheit ihr *gemeinsames* Problem war und sie gemeinsam eine Lösung finden würden.

Dieses Paar erfüllte von Anfang an alle wesentlichen Voraussetzungen für eine erfolgreiche Therapie. Sie waren beide entschlossen, eine Lösung zu finden, und bereit, sich zu öffnen und die verletzlichen Gefühle anzugehen, die zu einem Therapieprozess gehören. Außerdem waren beide in der Lage, einander bei Rückschlägen und Enttäuschungen zu helfen, geduldig und stark zu bleiben. Barry und Emily McCarthy[188] erklären hierzu, dass es für Paare mit sexuellen Problemen wichtig ist, ein „enges Team" zu bilden, das zusammenarbeitet, anstatt sich als Gegner*innen zu bekriegen. Karen und Steve bildeten definitiv ein enges Team und es war eine Freude, ihre Fortschritte zu beobachten.

Geduldig unterstützten sie sich gegenseitig und übten so miteinander umzugehen, dass Karens Angst gelindert und die Verknüpfung des Geschlechtsverkehrs mit Schmerz aufgelöst werden konnte. Steve seinerseits fühlte sich unterstützt und einbezogen und lernte, sich weniger zurückgewiesen zu fühlen, wenn Karen im Bett „nein" sagte. Am Ende der Therapie war es berührend zu hören, wie froh die beiden fast über ihr sexuelles Problem waren. Hatte doch die gemeinsame Suche nach einer Lösung sie einander nähergebracht und ein Maß an Sicherheit in ihrer Beziehung finden lassen, das sie nie für möglich gehalten hätten. Ihre Rückmeldung sowie ein Foto von ihrem Baby, das etwa ein Jahr später zur Welt kam, bestätigten uns abermals in der Überzeugung, dass Paare auch große Probleme bewältigen können und dies auch tun.

Suzie und Tai

Nach einem sexuellen Trauma kann es schwierig sein, eine gesunde, für beide Seiten erfüllende sexuelle Beziehung zu entwickeln. Suzie, die als Kind Opfer sexuellen Missbrauchs geworden war, und ihre Partnerin Tai zeigen beispielhaft, wie ein Paar trotz tiefer, aus früherer Zeit stammender Wunden seine Verbundenheit wieder aufleben lassen kann. Zu Beginn der Therapie war Suzie die Verfolgerin, die Tai emotional bedrängte, aber wenig Interesse an Körperkontakt zeigte. Tai hingegen war schon zu Beginn ihrer Beziehung emotional weniger offen, verfolgte Suzie aber auf sexueller Ebene. Beiden war ihre Beziehung wichtig und sie waren immer füreinander da – allerdings hatten jahrelange Zurückweisung und „leerer" Sex auch bei Tai dazu geführt, dass sie sich sexuell zurückzog. Dank harter Arbeit miteinander schafften sie es, ihre emotionale Beziehung wieder aufzubauen und sich einander anzunähern. Doch obwohl sie auf Außenstehende wie ein glückliches Paar wirkten, empfanden sie ihre sexuelle Beziehung weiterhin als kompliziert und als Gefahr für ihre Partnerschaft. Ihre in der Zwischenzeit gewonnene Sicherheit gab ihnen die Kraft, nun das Thema körperliche Intimität anzugehen.

In einer Sitzung kam Suzie auf eine Erfahrung zu sprechen, die sie beim Liebesspiel häufiger machte: Von einer Sekunde auf die andere wurde ihre Lust verdrängt von traumatischen Erinnerungen, die plötzlich auftauchten und sie in panische Angst versetzten. In der Vergangenheit hatte sie sich in diesen Momenten so in sich zurückgezogen, dass sie kaum noch erreichbar war und in Tai das Gefühl der Leere weckte. Suzie erklärte: „Was ich in diesen grauenvollen Momenten eigentlich bräuchte, ist, den Geschlechtsverkehr abzubrechen und einfach von Tai gehalten zu werden." Tai, die hochmotiviert war, ihre sexuelle Beziehung wiederzubeleben, war bereit, es auszuprobieren. Mehrere Monate lang experimentierten die beiden mit der einfachen Strategie, wann immer nötig vom Sexmodus in den Trostmodus zu schalten. Es gab Male, in denen das Grauen ihrem Liebesspiel fernblieb, aber wenn es auftauchte, wechselten sie konsequent den Modus.

In der gemeinsamen Experimentierphase wuchs die Intimität des Paares und ihr sexuelles Repertoire erweiterte sich. Im Wissen um Tais Angst vor Zurückweisung bemühte Suzie sich, öfter auf Tai zuzugehen, wenn sie von sich aus das Gefühl hatte, offen für Sex zu sein, was bei Tai bewirkte, dass sie sich wieder begehrt fühlen konnte. Suzie ihrerseits bereitete der Gedanke an Sex jetzt weniger Angst, da sie wusste, dass sie das Geschehen jederzeit steuern konnte, wenn etwas in ihr getriggert wurde. Wann immer sie den Wechsel vom Sexmodus in den Trostmodus brauchte, nahm Tai sie schützend in den Arm und Suzie meldete ihr zurück, wie sehr Tais Trost sie beruhigte. Tai wiederum tat es gut, Suzie sowohl trösten zu können als auch von ihr begehrt zu werden. Das Paar baute ein tiefgreifendes Vertrauen zueinander auf, was bewirkte, dass ihre sexuellen Begegnungen regelmäßiger, lustvoller und intimer wurden. Und mit der Stärkung ihrer sexuellen Verbindung kehrte auch neue Energie und Vitalität in die Beziehung zurück.

An den Beispielen der drei Paare wird deutlich, dass der beste Weg, sexuelle Probleme oder Hürden zu überwinden, darin besteht, Probleme aktiv anzugehen und einander gegebenenfalls auch einfach nur die Hand zu halten – ganz gleich, ob die Ursache alte Traumata, gesundheitliche Beschwerden, Alltagsstress oder Beziehungsprobleme sind. Machen Sie das Problem zu einem Teil Ihrer Beziehung und erarbeiten Sie gemeinsam eine Lösung. Dafür zu sorgen, dass Ihre Beziehung wieder sicheren Boden gewinnt, ist eine wichtige Voraussetzung dafür, ein Klima zu schaffen, das Ihre Experimentierfreudigkeit und Flexibilität fördert. Wenn Sie bereit sind, als Team zu arbeiten, eine Lösung zu finden und sich verletzlich und offen zu zeigen, und idealerweise auch etwas Geduld und Beharrungsvermögen mitbringen, erfüllen Sie bereits wichtige Voraussetzungen dafür, eine gute Lösung zu finden!

REFLEXION 12.2: Lass uns über Sex reden

Welche positiven Erinnerungen und Gefühle steigen in mir auf, wenn ich an unsere sexuelle Beziehung denke? Welche positiven Botschaften würde ich meinem / meiner Partner*in gerne vermitteln?

____

____

Wie sehe ich mich selbst und meine Sexualität bzw. mich als Sexualpartner*in? Welchen Einfluss könnte das darauf haben, wie ich an Sex herangehe?

____

____

Wie lautet mein persönliches „Drehbuch" in Sachen Sex? Welche kulturellen oder religiösen Vorstellungen in puncto Sex habe ich von meiner Familie mit auf den Weg bekommen?

Was spricht mich sexuell an, was erregt mich und was bremst mich? Nennen Sie jeweils drei Beispiele.

Gibt es problematische Aspekte in unserer sexuellen Beziehung, über die ich gerne sprechen würde? Haben wir bereits versucht, darüber zu sprechen, und sind dabei in Streit geraten? Was hat möglicherweise einen negativen Kreislauf getriggert und aufrechterhalten?

Was würde ich meinem / meiner Partner*in heute gerne über meine Bedürfnisse nach Intimität und körperlicher Berührung sagen? Könnte ich ihm bzw. ihr etwas über meine „Gaspedale" und „Bremsen" anvertrauen? Wie könnte ich anders als bisher das Gespräch eröffnen, um zu verhindern, dass negative Verhaltensmuster getriggert werden? (Siehe hierzu auch die Ratschläge 4–7 in der nachstehenden Auflistung.)

Wie fühlt sich die Vorstellung an, mich mit meinem / meiner Partner*in über die vorstehenden Überlegungen auszutauschen?

Was erhoffe ich mir für die Zukunft für unsere sexuelle Beziehung?

Ratschläge, wie Sie Ihre sexuelle Beziehung lebendig halten können

1. *Wenn es Ihnen gefällt, wie Ihr*e Partner*in Sie berührt/umarmt/küsst,* sagen Sie es ihm bzw. ihr von Zeit zu Zeit. Wenn Sie sich bestimmte Berührungen oder anderes häufiger als bisher wünschen würden, sagen Sie es auf möglichst positive Weise: „Ich genieße es, wenn du … Das kannst du gerne öfter tun." *Wenn Ihr*e Partner*in krank ist, traurig oder Sorgen hat,* kann eine liebevolle Berührung ohne sexuelle Ansprüche eine wirksame Möglichkeit sein, ihm bzw. ihr zu zeigen, dass Sie Anteil nehmen.
2. *Wenn bestimmte Aspekte Ihrer sexuellen Beziehung Sie enttäuschen oder unzufrieden machen, fragen Sie sich zunächst, wie Sie beide miteinander über Ihre jeweiligen Wünsche und Bedürfnisse sprechen.* Halten Sie sich Ihre Interaktionsmuster vor Augen und fragen Sie sich, ob das sexuelle Problem bei Ihnen negative Interaktionsschleifen (z.B. Forderung – Rückzug, gegenseitiges Aus-dem-Weg-Gehen) triggert. Oft hilft es, die negative Interaktion konkret anzusprechen („Ich habe den Eindruck, dass jeder Versuch, über unser … Problem zu sprechen, damit endet, dass ich dich unter Druck setze und du dich zurückziehst. Ich habe selbst keine Lust, dich andauernd zu nerven, aber es ist mir wirklich wichtig, mit dir zu reden. Lass uns doch mal überlegen, was wir besser machen könnten!"). Bei Bedarf schauen Sie noch mal in die zurückliegenden Kapitel dieses Buchs über Beziehungszyklen und Emotionen und gehen Sie die dazugehörigen Übungen noch einmal durch.
3. *Wenn Sie vorhaben, mit Ihrem/Ihrer Partner*in über sexuelle Probleme und Enttäuschungen zu sprechen,* denken Sie daran, Ihre Gefühle offenzulegen, anstatt Ihrem Gegenüber Vorwürfe zu machen. Beginnen Sie beispielsweise mit „Es ist mir unangenehm …" anstatt mit „Nie schaffst du es …". Versuchen Sie herauszufinden, welche verletzlichen Gefühle hinter Ihrer Frustration und Ihrer Enttäuschung liegen, und teilen Sie sie Ihrem/Ihrer Partner*in mit, z.B.: „Es verletzt mich/macht mir Angst" oder „Ich fühle mich allein/unerwünscht, wenn …" Damit vermeiden Sie, dass Ihr Gegenüber sich angegriffen fühlt, und erleichtern es ihm, Ihnen zuzuhören.
4. *Wenn Sie und Ihr*e Partner*in unterschiedlich starke sexuelle Bedürfnisse haben,* nutzen Sie den Ansatz der Gespräche der LIEBE, um darüber zu sprechen. Helfen Sie einander, zu verstehen: Wie ist es für die Person, die mehr möchte? Wie für die Person, die weniger möchte? Wie fühlt es sich an, „Nein" gesagt zu bekommen? Sprechen Sie über Ihr eigenes Erleben, anstatt Ihr Gegenüber zu kritisieren oder ihm Vorwürfe zu machen. Spüren Sie nach, was für Sie sexuelle „Gaspedale" und „Bremsen" sind, und beginnen Sie, miteinander darüber zu reden. Wenn möglich, schaffen Sie für diese Gespräche eine leichte, spielerische Atmosphäre und seien Sie neugierig aufeinander. Belasten Sie sich nicht mit der Frage, wie häufig

andere Menschen Sex haben oder welche Sexpraktiken sie anwenden, sondern konzentrieren Sie sich darauf, Ihre sexuelle Beziehung zu einer glücklichen, erfüllenden und liebevollen Erfahrung werden zu lassen – nur für Sie beide.

5. *Wenn Sie unter Erektionsstörungen (Schwierigkeiten, eine Erektion zu bekommen und/oder sie zu halten), vorzeitigem Samenerguss oder Schmerzen beim Geschlechtsverkehr leiden,* nehmen Sie medizinische Hilfe bei einem/einer Facharzt/-ärztin in Anspruch. Insbesondere Erektionsstörungen werden nicht selten durch gesundheitliche Probleme (zum Beispiel Nikotinsucht, Gewichtszunahme, hohen Blutdruck, hormonelle Störungen) oder Medikamente verursacht. Auch Schmerzen beim Geschlechtsverkehr haben häufig medizinische Ursachen wie Scheideninfektionen, Entzündungen oder wechseljahresbedingte Veränderungen. Manchmal wirkt auch eine physiotherapeutische Behandlung zur Stärkung der Beckenbodenmuskulatur wahre Wunder!
6. *Wenn Ihre sexuellen Probleme auf Beziehungsprobleme zurückzuführen sind oder umgekehrt zu Beziehungsproblemen geführt haben:* Holen Sie sich Hilfe! Paartherapeut*innen haben Erfahrung darin, auch über intime Themen zu sprechen, und gehen mit dem, was Sie ihnen anvertrauen, respektvoll um. Sexuelle Probleme und damit verbundene Beziehungskämpfe, Versagensängste, Probleme mit dem eigenen Körperbild oder psychologische Probleme aktiv anzugehen kann Ihnen helfen, einander wieder näherzukommen, sich für liebevolle Berührungen zu öffnen und neue Energie in Ihr Liebesleben einkehren zu lassen.
7. *Wenn Sie sich fragen, wie Sie Ihre sexuelle Beziehung dauerhaft lebendig halten können,* empfehlen wir Ihnen, auf Ihre körperliche Gesundheit und Fitness zu achten, dafür zu sorgen, dass das Vertrauen und die Nähe in Ihrer Beziehung nicht verloren gehen, und einander jeden Tag das Gefühl zu geben, geliebt, wertgeschätzt und etwas Besonderes zu sein.

Weiterführende Informationen:

„Hold Me Tight“® EFT-Paarseminare: Seminarangebot für Paare jeglicher Herkunft und Orientierung, die sich als Paar Zeit füreinander nehmen und sich mit den starken und weniger starken Seiten der Beziehung beschäftigen wollen.
Das Konzept wurde von der kanadischen Paartherapeutin Susan Johnson entwickelt und basiert auf ihrem Buch *Halt mich fest: Sieben Gespräche über lebenslange Liebe.*
↗ https://www.holdmetight.de

Englischsprachige Webseite, die Frauen und Männern hilft, die weibliche Lust besser zu verstehen: ↗ https://www.omgyes.com/de

13. Blick nach vorne: sich auf wichtige Übergänge im Leben vorbereiten

Bevor wir zum Ende kommen, möchten wir kurz noch einmal einen Blick auf die Schritte werfen, die Sie unternommen haben, um Ihre Beziehung zu verbessern. Anschließend laden wir Sie ein, den Fokus auf die Zukunft zu legen und Ideen zu sammeln, wie Sie den Übergängen, die das Leben für Sie bereithält, begegnen können. Hierfür werden wir zunächst kurz noch einmal die Schritte rekapitulieren, die Sie mit dem Durcharbeiten dieses Buchs gegangen sind, um dorthin zu gelangen, wo Sie heute stehen. Sich Ihre gemeinsame Geschichte der Veränderung bewusst zu machen ist wichtig, damit sie Ihnen als Orientierung für die Zukunft dienen kann. Nehmen Sie sich deshalb Zeit für die Lektüre der folgenden Seiten, um die wichtigsten Etappen Ihrer Reise, die Aha-Momente und die Nähe, die Sie dabei erfahren haben, ausreichend zu würdigen.

13.1 Rückblick

In Kapitel 1 haben wir Ihnen das Konzept der Gespräche der LIEBE als Leitfaden für persönliche Gespräche vorgestellt. Vielleicht konnten wir Ihnen mit diesem Leitfaden ja helfen, einander in Gesprächen der LIEBE offen zu begegnen, zuzuhören und sich in einer Form miteinander auszutauschen, die Sie einander nähergebracht hat, statt Sie zu trennen. In Kapitel 2 ging es darum, Ihre Beziehung durch die „Bindungsbrille" zu betrachten, das heißt, sie als emotionale Bindung zu verstehen, in der Sie versuchen, Ihre Grundbedürfnisse nach Sicherheit, Geborgenheit und Verbindung zu befriedigen. In Kapitel 3 haben wir Sie und Ihren / Ihre Partner*in eingeladen, sich mit den unterschiedlichen Faktoren zu beschäftigen, die Ihre persönlichen Bindungserfahrungen prägen. Vielleicht hat es Ihnen ja bereits geholfen, besser zu verstehen, was zwischen Ihnen beiden geschieht, wenn Sie Ihre Sicherheit und Ihre Bindung bedroht sehen. In Kapitel 4 haben wir Ihnen vorgestellt, wie sich Paare in negativen Mustern verfangen können. In den dazugehörigen Übungen hatten Sie Gelegenheit, zu erkennen, wie Sie selbst in die Fänge Ihres negativen Kreislaufs geraten. Mit diesen Anfangskapiteln haben wir versucht, Ihnen eine Idee davon zu vermitteln, wie Sie und Ihr*e Partner*in sich in negativen Mustern verfangen können, die Sie auseinanderbringen. Dabei war es uns wichtig herauszustellen, wie Sie *beide* dazu beitragen, dass Ihre Interaktionsspirale außer Kontrolle gerät, und dass Sie *beide* darunter leiden. Wie schon Sue Johnson sagte: Der wahre Feind und Ausgangspunkt unserer Verletzungen und Enttäuschungen ist unser negativer Kreislauf – nicht unser Gegenüber.

Hinter jedem belastenden Beziehungstanz steht ein komplexes Gemisch von Gefühlen, dem wir in den Kapiteln 5 bis 8 nachgegangen sind. In Kapitel 5 haben wir uns mit der Funktion von Emotionen beschäftigt und den Unterschied zwischen reaktiven Emotionen als den Antreibern negativer Beziehungskreisläufe einerseits und Kernemotionen als uns verletzlich machenden Emotionen andererseits herausgestellt, und haben beleuchtet, wie Letztere uns helfen, den Schalter umzulegen und auf gute Art und Weise miteinander ins Gespräch zu kommen. In Kapitel 6 ging es um die wichtigsten Kernemotionen in nahen Beziehungen, während der Schwerpunkt in Kapitel 7 auf den positiven, gut gemeinten Absichten lag, die durch mögliches reaktives bzw. abweisendes Verhalten überlagert werden können, wenn wir uns in negativen Interaktionen verstrickt haben. Gelingt es, diese guten Absichten zu erkennen und uns über sie sowie die mit ihnen verbundenen Kernemotionen auszutauschen, ist dies oft ein entscheidender Wendpunkt für die Paarbeziehung. Die Traurigkeit in den Augen Ihres Gegenübers zu sehen, das sich nach Ihnen sehnt, Sie aber nicht erreicht, oder zu erleben, wie sehr Ihren / Ihre Partner*in die Vorstellung ängstigt, nicht gut genug für Sie zu sein, hilft zu verstehen, dass Sie beide einander wehtun. Das, worum es geht, betrifft Sie beide, und nur gemeinsam wird es Ihnen gelingen, Ihre Beziehung wieder auf Kurs zu bringen. In Kapitel 8 haben wir Sie noch einmal zurück in die Welt Ihrer Emotionen geführt, um Ihnen eine Vorstellung davon zu geben, wie wir uns die heilsame Funktion von Gefühlen wie Schmerz, Eifersucht, Schuld und Scham zunutze machen können, um Bindungsverletzungen zu überwinden.

Sich mit den eigenen Verhaltensmustern, Emotionen und positiven Absichten und denen des Partners / der Partnerin auseinanderzusetzen hilft Paaren in der Regel, Wege zu finden, Spannungen und Konflikte in ihrer Partnerschaft zu entschärfen. Wir hoffen, Sie haben gute Wege gefunden, aus Ihrem negativen Tanz auszuscheren, und ein Gefühl dafür bekommen, dass Sie Ihre Interaktionen durchaus verändern *können,* wenn Sie zusammenarbeiten. Damit haben Sie einen wichtigen Meilenstein erreicht, der die Grundlage dafür darstellt, sich in Ihrer Beziehung stärker und enger miteinander verbinden zu können. In Kapitel 9 haben wir Ihnen Anregungen für Gespräche gegeben, die es ermöglichen, tiefer in Ihre Kernemotionen und Bindungsbedürfnisse einzutauchen. Diese Kernemotionen und Bindungsbedürfnisse in Worte zu fassen und einfühlsam füreinander da zu sein stärkt die Sicherheit und Intimität Ihrer Beziehung und stellt einen wichtigen Grundstein für den Wiederaufbau Ihrer emotionalen Bindung dar. Allerdings kann es manchmal Wunden aus früheren, tiefen Beziehungsverletzungen geben, beispielsweise nach einem Seitensprung oder fehlender gegenseitiger Unterstützung in einer besonders belastenden Zeit (z. B.

bei einer gesundheitlichen Krise), die der vollständigen Bindungssicherheit im Wege stehen können. Aus diesem Grund haben wir in Kapitel 10 den Prozess zur Heilung und Vergebung solch tiefer Verletzungen skizziert.

Da es uns wichtig war, Ihnen nach dem Durcharbeiten der Schritte in diesem Buch zu veranschaulichen, dass Sie auf Ihrem Weg zu Ihrer eigenen Geschichte der Veränderung nicht allein sind, haben wir Ihnen in Kapitel 11 einen Einblick in das Leben und die persönlichen Geschichten von vier Paaren gegeben. Den dort vorgestellten Paaren gelang es, sich mithilfe der EFT ihre Ziele bewusst zu machen, sie anzugehen und eine neue Form der Partnerschaft zu entwickeln. Ihre Geschichten sollen zum einen Mut machen und aufzeigen, dass jederzeit Veränderung möglich ist, und zum anderen haben wir sie dazu genutzt, wichtige Schritte auf diesem Weg eingehender zu beleuchten. Kapitel 12 widmete sich dann der Frage, wie Sie Ihre sexuelle Beziehung wiederbeleben und mit individuellen, langjährigen Konflikten umgehen können. Vielleicht haben Sie auch bereits selbst feststellen können, wie viel einfacher es ist, Probleme gemeinsam zu lösen, wenn Sie sich in Ihrer Beziehung sicher fühlen. Sicherheit in der Beziehung schafft Raum für Entgegenkommen, Offenheit, Neugierde und Kreativität – alles wichtige Zutaten für gute Lösungsansätze. Und zu guter Letzt erfordern Beziehungen, wie Sie selbst vermutlich schon festgestellt haben, regelmäßige Pflege! Sie selbst haben bereits viel Mühe investiert, um Ihre Verbindung miteinander wiederherzustellen. In Kapitel 12 haben wir Ihnen einige Anregungen unterbreitet, wie Sie das Erreichte dauerhaft sichern können.

13.2 Und wenn wir doch wieder in alte Muster zurückfallen?

Es würde uns natürlich sehr freuen, wenn Sie mit dem Aufbau einer sicheren Beziehung die persönlichen Ziele, die Sie ursprünglich bewogen haben, dieses Buch zur Hand zu nehmen, bereits erreicht hätten. Mit einer starken emotionalen Bindung und dem Wissen, wie Sie dem Negativkreislauf entrinnen können, sowie wirksamen Strategien, Verbindungsabbrüche wieder zu heilen, verfügen Sie nun über wertvolle Instrumente, die Ihnen helfen können, den Höhen und Tiefen des Zusammenlebens zu begegnen. Gestatten Sie uns trotzdem festzustellen, dass es auch bei noch so großem Bemühen wahrscheinlich ist, dass es hin und wieder Spannungen, Reibereien und sogar Rückfälle in alte Negativmuster geben wird. Wir können Ihnen versichern, dass solche Ausrutscher – vor allem wenn Sie unter Stress stehen oder sehr erschöpft sind – völlig normal sind. Als Therapeutinnen raten wir unseren Klient*innen deshalb auch, sich *auf Ausrutscher vorzubereiten*. Wir alle wissen, wie schwer sich alte Gewohnheiten ablegen lassen. Ausrutscher sind menschlich und bedeuten nicht zwangsläufig, dass das Erarbeitete verloren gegangen ist und alle Mühen umsonst waren.

Versuchen Sie …

- *einen Gang zurückzuschalten,*
- Geduld aufzubringen und Nachsicht mit sich zu üben,
- sich daran zu erinnern, dass Sie über die Instrumente verfügen, die Sie brauchen,
- zu erkennen, wenn Sie noch einmal im alten Tanz gefangen sind,
- in aller Ruhe Ihre Gespräche der LIEBE wieder aufzugreifen …

… dann werden Sie auch wieder zueinander finden.

Rückfälle in negative Interaktionsmuster treten besonders in Zeiten hoher Belastung auf und in Momenten, in denen die Beziehung auf der Prioritätenliste nach unten rutscht. Ein hoher Stresspegel, Müdigkeit und Schlafmangel erschweren es generell und unabhängig vom Kontext, angemessen zu reagieren. Das gilt auch für nahe Beziehungen.

> Was immer geschieht: Offen und ohne Vorwürfe miteinander zu reden hilft, Stress abzubauen und emotionale Puffer zu schaffen.

Kämpfe mit sich allein auszufechten heißt nicht nur, Probleme alleine schultern zu müssen, sondern auch, möglicherweise eine Barriere zwischen sich und dem / der Partner*in zu errichten. Ähnlich verhält es sich, wenn Sie die in Kapitel 12 entwickelten Rituale zur Beziehungspflege längere Zeit vernachlässigen, was ebenfalls dazu führen kann, dass Sie auseinanderdriften und damit Raum für Zweifel und Verunsicherung schaffen. Jedes Paar hat seine eigene Art der Beziehungspflege, aber Beziehungen gedeihen nur, wenn wir ihnen die nötige Aufmerksamkeit schenken. Das Gute ist: Selbst wenn Sie noch einmal in Ihren alten negativen Tanz verfallen sollten, wissen Sie jetzt, woran Sie es erkennen und wie Sie sich so miteinander austauschen können, dass Sie wieder zueinander finden.

Weiterführende Informationen

Halt mich fest® (*Hold me tight®*), ein von Susan Johnson entwickeltes Programm zur Verbesserung der Partnerschaft. Workshops im deutschsprachigen Raum finden Sie unter ↗ https://www.holdmetight.de.

Das Programm wird auch online angeboten. Eine Workshop-Übersicht finden Sie ebenfalls unter ↗ https://www.holdmetight.de oder unter ↗ https://holdmetightonline.com.

Wir wenden uns jetzt dem Thema Übergänge zu neuen Lebensabschnitten zu, da sie unvermeidlich zum Leben dazugehören und wichtige Phasen im Leben darstellen, in denen familiäre Rollen und Beziehungen neu definiert werden.

13.3 Zukünftige Übergänge und Umbrüche gemeinsam bewältigen

Ganz gleich, ob Sie erst seit einiger Zeit oder schon seit vielen Jahren ein Paar sind, wissen Sie, dass das Leben immer wieder Veränderungen mit sich bringt und es wesentlicher Bestandteil jeder Beziehung ist, sich gemeinsam mit neuen Gegebenheiten zu arrangieren. Vermutlich haben Sie bereits manchen Umbruch als Paar bewältigt, beispielsweise Umzug, Arbeitsplatzwechsel oder Erweiterung der Familie. Und vielleicht sind Ihnen auch gesundheitliche bzw. körperliche Veränderungen und/oder Veränderungen der Grundstimmung nicht fremd. Manche Menschen blühen bei anstehenden Veränderungen auf und freuen sich auf neue Herausforderungen, andere hingegen hätten am liebsten, dass alles bleibt, wie es ist, und brauchen mehr Zeit, um sich an veränderte Lebensumstände anzupassen. Was Sie – so hoffen wir zumindest – im Lauf dieses Buchs gelernt haben, gilt auch in Bezug auf Gefühle, mit denen Sie an Veränderungen herangehen: dass es kein „Richtig" oder „Falsch" gibt, sondern lediglich individuelle Herangehensweisen, die es miteinander zu klären und kreativ in Ihr Beziehungsmuster einzuflechten gilt.

In den folgenden Absätzen werfen wir einen Blick auf typische Umbrüche, denen Paare im Lauf langjähriger Beziehung begegnen, insbesondere im Zusammenhang mit Veränderungen der Familienkonstellation und Herausforderungen wie schwerwiegenden Erkrankungen und Verlusten. Auch wenn eine umfassende Behandlung dieser Themen den Rahmen dieses Buches sprengen würde, wollen wir sie doch zumindest streifen, da Übergangsphasen mit hoher Belastung verbunden sein können. Nicht selten werden alte Ängste, Unsicherheiten und Interaktionsmuster geweckt, die uns in den alten Negativkreislauf zurückwerfen. Am Ende vieler Absätze finden Sie hierzu weiterführende Hilfs- und Unterstützungsangebote.

Es ist uns ein Anliegen, an dieser Stelle noch einmal darauf hinzuweisen, dass die Lebenswege von Menschen äußerst unterschiedlich verlaufen können und von zahlreichen Faktoren beeinflusst werden, sei es die Kultur, in der wir aufgewachsen sind, oder seien es Faktoren wie soziale Position, Geschlecht und sexuelle Identität, Unterdrückungserfahrungen, gesundheitliche Faktoren oder besondere Lebensumstände wie Scheidung, erneute Heirat und das Entstehen von Patchworkfamilien.[189] Die damit verbundenen unterschiedlichen Erfahrungen schaffen einzigartige Lebenswirklichkeiten. Mit diesem Buch möchten wir Ihnen helfen, sich miteinander auf die ganz persönliche Lebensreise einzustimmen, die Sie und Ihr*e Partner*in angetreten haben, und den damit verbundenen emotionalen Erfahrungen nachzuspüren und sie in Worte zu fassen. Hierzu stellen wir Ihnen einige konkrete *Beispiele* für wichtige, entscheidende Umbruchphasen im Leben von Paaren vor und zeigen auf, wie diese Phasen Gelegenheiten darstellen können, innezuhalten und einander näherzukommen. Das Hauptaugenmerk liegt hierbei auf Phasen im Familienzyklus und besonderen Umständen, die Paare zwingen, ihre Situation zu überdenken, ihre Beziehung weiterzuentwickeln und sich auf neue Gegebenheiten einzustellen. Die wesentliche Botschaft diesbezüglich ist im Grunde immer:

> Versuchen Sie einander Halt zu geben, wenn das Leben Sie vor Veränderungen oder Herausforderungen stellt. Ganz gleich, was das Leben mit sich bringt: *Gemeinsam* lässt es sich am besten bewältigen.

Übergänge im Lebenszyklus einer Familie entfachen häufig heftige Gefühle, da sie ausgerechnet unseren engsten Bindungsbeziehungen massive Umstellungen abverlangen.[190] Für Paare besonders einschneidend sind Veränderungen der Familienkonstellation wie die Geburt eines Kindes sowie Verluste und Abschiede (z. B. die Einschulung eines Kindes, der Auszug von Kindern oder der Tod von Familienangehörigen).[191] Solche einschneidenden Veränderungen können Ängste und Unsicherheiten wecken, die unser Bedürfnis nach Nähe und Bestätigung durch den / die Partner*in besonders groß werden lassen. Mit den folgenden Überlegungen möchten wir Ihnen einige Anregungen an die Hand geben, wie Sie Umbrüche nicht nur so reibungslos wie möglich bewältigen, sondern auch als Chance begreifen können, einander Halt zu geben und die Beziehung zu vertiefen.

13.4 Meilensteine im Lebenszyklus der Familie: die ersten Jahre

Junge Menschen, die sich entscheiden, ihr Leben künftig miteinander zu teilen, begeben sich damit auf eine aufregende Reise. Sich zusammenzutun beinhaltet unter anderem, aus zwei zuvor getrennten Leben ein „Wir“ entstehen zu lassen, das beider Individualität berücksichtigt und ihre Beziehung prägen wird. Häufig geht dieser Schritt mit zahlreichen Veränderungen einher, z. B. beruflich Fuß zu fassen (sei es in einer bezahlten oder unbezahlten Tätigkeit), einen gemeinsamen Haushalt einzurichten und einen gemeinsamen Freundeskreis aufzubauen. Eine weitere einschneidende Veränderung steht für viele Paare bei Gründung einer Familie an. Nicht für alle Paare ist es selbstverständlich, ein Kind haben zu wollen oder zu können, und angesichts der enormen Umwälzungen, die Kinder mit sich bringen, kann schon die Entscheidung selbst Angst machen. Immer mehr Paare wenden sich an eine Beratungsstelle, um sich in diesem Punkt mehr Klarheit zu verschaffen. Hierzu können wir Ihnen folgende Internetseiten empfehlen: ↗ https://kinderentscheidung.com, ↗ https://www.keinen-fehler-machen.de/kind-ja-oder-nein und ↗ https://www.motherhoodisitforme.com.

Kinder in die Welt setzen: Paare, die sich für ein Kind entscheiden, sehen der Geburt des ersten Kindes aufgeregt und mit Vorfreude entgegen. Der Weg dorthin kann sich sehr unterschiedlich gestalten: Es gibt Paare, bei denen Zeugung und Schwangerschaft sich problemlos gestalten, Paare, bei denen die Schwangerschaft ungeplant eintritt, und wieder andere, die mit ungewollter Kinderlosigkeit kämpfen und jahrelang Anstrengungen unternehmen, bis sich eine Schwangerschaft einstellt, oder die sich als Alternative für eine Adoption oder Leihmutterschaft entscheiden. Für Paare mit unerfülltem Kinderwunsch ist die Zeit des vergeblichen Wartens und Hoffens in der Regel mit vielen schmerzhaften Gefühlen besetzt. Die Trauer darüber, kein Kind bekommen zu können, kann selbst die stabilste Beziehung an ihre Grenzen bringen. Sollten Sie selbst diese Erfahrung machen, raten wir Ihnen, besonders liebevoll und geduldig mit sich selbst und miteinander umzugehen, da es um nichts Geringeres geht als darum, sich von einem Lebenstraum zu verabschieden.

Mit der Geburt eines Kindes – ganz gleich ob geplant oder ungeplant – beginnt für die Eltern in der Regel eine intensive, hochemotionale und sensible Zeit. Um Platz für Kinder zu schaffen gilt es, den Raum, den die bisherige Beziehung eingenommen hat, zu erweitern. Schon Mary Dankoski[192] wies darauf hin, dass die Herausforderung darin besteht, Partner*innen und Eltern zu sein, ohne die intime Beziehung aus den Augen zu verlieren. Viele Frauen kämpfen nach der Geburt eines Kindes mit Figurproblemen, Erschöpfung und Zweifeln an ihrer Attraktivität für den / die Partner*in. Viele Männer bzw. Partner*innen schwangerer Frauen wiederum fühlen sich ausgeschlossen, weil es bei Arztterminen und Untersuchungen immer nur um die werdende Mutter geht; ein Gefühl, das sich nach der Geburt oft sogar noch verstärkt, wenn sich alles um das Neugeborene dreht. So kann sich der erste Teil des Weges junger Familien durchaus holprig gestalten, zumal die frischgebackenen Eltern ihr Kind erst einmal kennenlernen und Herausforderungen wie Stillen, Babyschreien und schlaflose Nächte bewältigen müssen.

In diesem Zusammenhang möchten wir auf zwei wichtige Studien aus Brisbane (Australien) und Minnesota (USA) hinweisen: Beide Studien befassten sich aus bindungstheoretischer Sicht mit der Umstellung heterosexueller Paare auf ihre Rolle als

Eltern von den letzten Monaten der Schwangerschaft bis zum siebten Lebensmonat des Kindes.[193, 194] Eine allgemeinverständliche Darstellung der australischen Studie findet sich in dem Buch *Becoming parents: Exploring the bonds between mothers, fathers and their infants*.[195] Die Autor*innen beschreiben darin, wie unterschiedlich – in positivem wie auch negativem Sinne – viele Eltern die Zeit mit ihrem Neugeborenen erleben, und betonen, wie wichtig und hilfreich es ist, Unsicherheiten in der Beziehung vor der Geburt des Kindes zu thematisieren.

Die Untersuchungen zeigten, dass Partner*innen, die unter starken Beziehungsängsten litten (Liebt mein*e Partner*in mich? Werden wir dauerhaft zusammenbleiben?), die Umstellung auf die neue Situation erkennbar schwerer fiel und sie deutlich mehr Bedarf hatten, Verständnis und Unterstützung rund um Schwangerschaft und Geburt des Kindes zu bekommen. Viele Paare berichteten darüber hinaus, dass die Umstellung auf ihr Elterndasein erschwert wurde, wenn unterschiedliche Vorstellungen im Hinblick auf die Verteilung von Aufgaben im Haushalt nach der Geburt des Kindes bestanden. Übereinstimmend ergaben beide Studien, dass Bindungsunsicherheit und das Gefühl, nicht ausreichend vom Partner bzw. der Partnerin unterstützt zu werden, wesentliche Risikofaktoren im Hinblick auf die Entwicklung einer postnatalen Depression darstellen.

Aus weiteren Untersuchungen zu den Belastungen junger Eltern wissen wir, dass es Paaren den Umgang mit Ängsten und Stress nach der Geburt in der Regel erleichtert, wenn die frischgebackene Mutter bzw. die hauptsächlich für die Versorgung des Kindes zuständige Person (je nach Verteilung der familiären Rollen) klar benennt, an welcher Stelle und in welcher Form sie sich Unterstützung wünscht, anstatt frustriert und wütend Sätze wie „Keiner sieht, was los ist, und anscheinend interessiert es auch niemanden“ von sich zu geben. Eine direkte und konkrete Bitte um Unterstützung wie „Könntest du bitte heute Abend auf dem Heimweg von der Arbeit noch die Einkäufe erledigen? Ginge das?“ eröffnet die Möglichkeit, zu besprechen, was nötig und was möglich ist. Wissenschaftliche Untersuchungen zu diesem Aspekt weisen außerdem darauf hin, dass viele frischgebackene Väter beziehungsweise Co-Eltern von sich denken, hilfreich zu sein, letztlich aber nicht das tun, was in den Augen ihres Gegenübers Priorität hätte. Gelingt es Paaren dagegen, sich als Team über Aufgaben abzusprechen und diese nach Dringlichkeit zu ordnen, hilft es ihnen, Vertrauen zu entwickeln, den neuen Aufgaben, die die Elternschaft mit sich bringt, gewachsen zu sein.[196] Eine ebenfalls auf wissenschaftlichen Untersuchungen basierende Empfehlung lautet: Tage, die gut laufen, bewusst dafür zu nutzen, sich einander der gegenseitigen Liebe und Unterstützungsbereitschaft zu versichern.[197] Wissenschaftlich begleitete Programme, die werdende Eltern beim Übergang in die Elternschaft unterstützten, zeigen erfreulicherweise, dass es mit entsprechender Unterstützung möglich ist, negativen Veränderungen von Beziehungen im Verlauf des Übergangs vorzubeugen.[198, 199]

Wie Sie als Paar auch beim Übergang in die Elternschaft eine gute Beziehung aufrechterhalten können

- Nehmen Sie sich ausreichend Zeit füreinander, um emotional verbunden zu bleiben und sich miteinander über Ihre Sorgen, Gefühle und Bedürfnisse auszutauschen. Gespräche der LIEBE bieten Ihnen einen guten Rahmen dafür. Wir empfehlen Ihnen, während der Schwangerschaft und in der Zeit des Wartens auf die Geburt besonders aufeinander zu achten und sich einander Ihrer Liebe zu versichern, um etwaige Zweifel daran, was Sie einander bedeuten, zu zerstreuen.
- Die Person, die vorrangig für das Kind zuständig ist, ist verstärkt darauf angewiesen, dass der / die Partner*in ihr zu verstehen gibt, dass er / sie da ist und bereit, sich zu engagieren. Co-Eltern – ihr werdet wirklich gebraucht! Bringt euch ein, wo immer ihr könnt: Packt mit an, wechselt Windeln, füttert das Baby, übernehmt zusätzliche Teile der Hausarbeit, nehmt euren bzw. eure Partner*in und eventuelle andere Kinder der Familie in den Arm und tröstet sie, wenn nötig. So könnt ihr eine unschätzbare praktische Hilfe und Quelle emotionaler Unterstützung sein.
- Auch der zweite Elternteil hat in der Zeit, in der ein Kind die Bühne betritt, andere Bedürfnisse, und viele Menschen tun sich schwer damit, ihren Platz in der neuen Konstellation zu finden. Sie möchten ihren Teil zum Familienleben und zu elterlichen Entscheidungen beitragen, fühlen sich aber unter Umständen an den Rand gedrängt oder nicht ausreichend einbezogen. Umso wichtiger ist es, sie einzuladen, sich zu beteiligen, und ihren Einsatz wertzuschätzen.
- Einfache Fragen mit nachhaltiger Wirkung: Fragen Sie einander, wie es Ihnen geht, wie Sie mit der Situation zurechtkommen, wie Sie sich fühlen, seit Ihre Welt Kopf steht, und was Sie jeweils brauchen, um sich unterstützt zu fühlen.
- Während des Stillens werden Hormone ausgeschüttet, die in der Regel die Libido hemmen. Es ist daher nicht ungewöhnlich, wenn das sexuelle Interesse stillender Mütter geringer ist als vor der Schwangerschaft oder Geburt. Das geht normalerweise vorüber. Tauschen Sie sich in Gesprächen der LIEBE miteinander aus, um sich Ihrer Wichtigkeit füreinander zu versichern und einen gemeinsamen Weg durch diese Zeit zu finden.

Weiterführende Informationen

Stern, D. (2009): *Tagebuch eines Babys: was ein Kind sieht, spürt, fühlt und denkt.* München (Piper).

Feeney J. et al. (2001): *Becoming parents: Exploring the bonds between mothers, fathers and their families.* Cambridge (Cambridge University Press).

Erziehungsfragen gemeinsam meistern: Mit dem Wechsel in die Elternrolle beginnt ein ständiger Balanceakt zwischen Beruf, Haushalt und Kindererziehung. Spätestens dann, wenn die Kinder ins Kita- und Grundschulalter kommen, müssen sich Eltern immer wieder über gemeinsame Erziehungsgrundsätze und -ziele verständigen. Auch hier können Gespräche der LIEBE ein guter Rahmen sein, um miteinander herauszufinden, welche Werte Sie Ihren Kindern vermitteln möchten – wohl wissend, dass Ihre Werte nicht immer deckungsgleich sein müssen. Wenn es darum geht, Ihrer beider Sichtweisen zusammenzubringen und eine Erziehungspraxis zu entwickeln, die eine *gemeinsame* Vision beinhaltet, kann dies einiges an Flexibilität von Ihnen verlangen.

Vor besonderen Herausforderungen stehen Eltern chronisch kranker oder psychisch beeinträchtigter Kinder. Eine 2017 durchgeführte Studie zur Situation von Familien mit autistischen Kindern identifizierte eine Reihe von Faktoren, die für die Beziehungen der betroffenen Eltern charakteristisch waren.[200] Hierzu gehörte unter anderem, dass die Eltern sich nach der Diagnose von den eigenen Erwartungen verabschieden, die damit verbundene Trauer bewältigen und sich auf ein „neues Normal" einstellen mussten. Viele Paare berichteten, wie stark sie die hohe emotionale Belastung und zusätzliche Verantwortung für ihre Kinder erschöpfte und wie diese Herausforderungen es ihnen erschwerte, sich einander nahe zu fühlen. Viele Eltern beklagten zudem soziale Isolierung und mangelnde soziale Unterstützung angesichts der besonderen Elternrolle, der sie gerecht werden mussten. Gleichzeitig äußerten die Paare das gesunde Bedürfnis, sich mit den Auswirkungen zu befassen, die die Tatsache, ein autistisches Kind zu haben, auf ihre Beziehung hatte. Aufgrund unserer klinischen Erfahrung können wir ergänzen, dass einige der genannten Aspekte auch auf Eltern zutreffen, deren Kinder anderweitig starken gesundheitlichen Einschränkungen unterliegen (beispielsweise Diabetes, Asthma, Lernschwierigkeiten, Angsterkrankungen, Depression usw.). Schon der Schritt, ihrer besonderen Belastung und deren Auswirkungen auf die Beziehung Worte zu geben, kann Paaren helfen, sich einander wieder anzunähern – was wiederum ein wichtiger Meilenstein ist, da die Qualität der Paarbeziehung die Qualität der gemeinsamen Elternschaft stärker beeinflusst als jeder andere untersuchte Faktor.[201]

Nachstehend finden Sie eine Auswahl von (deutsch- und englischsprachigen) Büchern zum Thema bindungsorientierte Erziehung, die wir Ihnen empfehlen. Je besser es Ihnen gelingt, Ihre Kräfte zu bündeln, die Höhen und Tiefen des Elternseins gemeinsam zu meistern und sich in unsicheren Zeiten einander zuzuwenden, desto größer die Vorbildfunktion Ihren Kindern gegenüber und die Wahrscheinlichkeit, ihnen eine sichere Basis für die eigene Entwicklung zu bieten.

Siegel, D. J., Hartzell, M. (2009 [2001]): *Gemeinsam leben, gemeinsam wachsen. Wie wir uns selbst besser verstehen und unsere Kinder einfühlsam ins Leben begleiten können.* Übers. von C. Krysztofiak. Freiamt / Schwarzwald (Arbor).

Hughes, D. (2009): *Attachment-Focused Parenting: Effective Strategies to Care for Children.* New York, NY (Norton).

Neufeld, G., Maté, G. (2009 [2004]): *Unsere Kinder brauchen uns! Die entscheidende Bedeutung der Kind-Eltern-Bindung.* Übers. von M. Mai und D. Neubronner. Bremen (Genius). [Bindungstheoretisch orientiert]

Faber, A., Mazlish, E. (2009): *So sag ich's meinem Kind: wie Kinder Regeln fürs Leben lernen.* Übers. von C. Steffens. Düsseldorf (Oberstehbrink).

Karst, P. (2000): *The Invisible String.* Camarillo, CA (DeVorss). [in engl. Sprache, ab 4 Jahre]

13.5 Lebensmitte

Wenn Sie in der Mitte des Lebens stehen und es als ausgefüllt – mitunter möglicherweise schon zu voll – empfinden, kann Ihr Gefühl durchaus berechtigt sein. In der Regel ist dies die Zeit, in der die Kinder in die Pubertät kommen und zu jungen Erwachsenen werden, während gleichzeitig die eigenen Eltern zunehmend Unterstützung benötigen. Das bedeutet, bisherige Rollen überdenken und neu gestalten zu müssen. Häufiger als in allen anderen Lebensphasen stehen Neuanfänge und Abschiede an, von denen jeder einzelne uns vor große emotionale Herausforderungen stellen kann.[202]

Erziehung von Heranwachsenden: Schnell vergehen die Jahre und zwischen Schule, Freizeit und erweitertem Familienkreis kann das Leben sich manchmal ganz schön hektisch anfühlen. Umso wertvoller ist es, wenn es Ihnen gelingt, in dieser Zeit an einem Strang zu ziehen, die trubeligen Jahre zu genießen und möglichst viele glückliche Momente mit Ihrer Familie zu verbringen. Bevor Sie sich versehen, haben Ihre Kinder die Grundschule beendet und gehen in Richtung Pubertät. Die damit verbundenen entwicklungsbedingten Veränderungen bringen neue Herausforderungen und Veränderungen der Familiendynamik mit sich. Mit der Pubertät kommt in der Regel der bisherige Erziehungsstil auf den Prüfstand, und es gilt, die Zügel lockerer zu lassen und die Heranwachsenden zunehmend in die Eigenverantwortung und Unabhängigkeit zu entlassen.[203] Fachleute sind sich darin einig, dass es wichtig ist, Jugendlichen seitens der Eltern ein Gleichgewicht zu bieten zwischen geeigneten Strukturen, die den Heranwachsenden Raum geben für ihr natürliches Autonomiestreben, und der Aufrechterhaltung der familiären Bindungen, da diese für die Entwicklung und Neuausrichtung Heranwachsender von großer Bedeutung sind.[204, 205] Das kann herausfordernder sein, als es sich anhören mag, da Teenager dazu neigen, sich auf mitunter sehr schmerzhafte Weise von ihren Eltern abzugrenzen. Unterschiedliche Erziehungsvorstellungen hinsichtlich Grenzen und Toleranz können in dieser Phase an Gewicht gewinnen und Anlass zu Meinungsverschiedenheiten geben. Wissenschaftliche Untersuchungen zeigen aber, dass Jugendliche, deren Eltern Entscheidungen gemeinsam als Team treffen und sich beide in Aktivitäten mit den Kindern einbringen, weniger zu riskantem Verhalten neigen und seltener depressive Symptome zeigen.[206] Darin zeigt sich noch einmal, wie wichtig es ist, einvernehmlich und engagiert die Entwicklung heranwachsender Kinder zu begleiten und Spaltungen und Allianzen innerhalb der Familie, die großen Schaden bewirken können, zu vermeiden. Nicht selten erleben wir als Therapeutinnen, dass Jugendliche den freizügigeren Elternteil bevorzugen und den bzw. die weniger freizügige Seite ausschließen. Stehen Eltern nicht auf derselben Seite, sondern gehen uneinheitlich mit Problemen um, können sich daraus unterschiedlichste negative Dynamiken entwickeln, die dazu führen, dass eine oder beide Seiten sich nicht wertgeschätzt, hintergangen oder in der Elternrolle überfordert fühlen. So erhält das heranwachsende Kind widersprüchliche Botschaften, die es ihm schwer machen, sich auf seinem Weg zurechtzufinden. Teenager sind Zwischenwesen – nicht mehr Kind und noch nicht erwachsen. Sie brauchen ein liebevolles und sicheres Zuhause, dessen Türen ihnen offen stehen, wenn sie Unterstützung brauchen, und das ihnen eine stabile Basis bietet, von der aus sie die Welt entdecken können.[207] Im Folgenden haben wir Ihnen einige Tipps zur Erziehung Heranwachsender zusammengestellt.

Tipps für die Erziehung Heranwachsender

- Tauschen Sie sich als Eltern aus, sprechen Sie über Ihre persönlichen Ängste und Sorgen. Versuchen Sie, in Ihrer Rolle als Eltern eine starke Partnerschaft zu pflegen und gemeinsam eine gleichzeitig flexible und stabile Verbindung zu Ihrem heranwachsenden Kind aufrechtzuerhalten.
- Auch wenn Teenager zunehmend nach Autonomie streben, sind Sie als Eltern weiterhin gefragt! Ihre Kinder brauchen Sie auch in diesem Alter als *jederzeit erreichbaren sicheren Hafen und sichere Basis, die ihnen ausreichend Raum lässt.*

- Richten Sie sich darauf ein, Ihren bisherigen Erziehungsstil auf den Prüfstand zu stellen und zu versuchen, Ihre Standpunkte als Eltern mit den sich verändernden Bedürfnissen Ihres Teenagers *in Einklang* zu bringen. Seien Sie bereit, auch mal fünfe gerade sein zu lassen, Flexibilität zu zeigen und konstruktiv Regeln auszuhandeln.
- *Hören Sie* Ihren heranwachsenden Kindern *zu,* wenn sie Ihnen ihre Sichtweise und Gefühle darlegen, und versuchen Sie nicht, unbedingt Ihren Standpunkt durchzusetzen. Wenn es Ihnen gelingt, die Balance zu wahren, indem Sie Grenzen setzen, sich aber auch den Argumenten Ihres Kindes nicht verschließen, stärkt das Ihre Beziehung zueinander und hilft Ihnen, bessere Entscheidungen zu treffen.
- Selbstverständlich gibt es Grenzen, die es entschieden, aber liebevoll zu wahren gilt. Versuchen Sie grundsätzlich zunächst, Ihrem Kind offen und zugewandt zu begegnen. Das erleichtert es ihm, Ihre Grenzen zu akzeptieren, wenn Sie hart bleiben müssen. Signalisieren Sie Ihrem Kind, dass Ihnen bewusst ist, welche *Gefühle* es bei ihm auslöst, wenn Sie ihm Grenzen setzen.
- Denken Sie daran: Es kommt für Kinder nicht darauf an, dass wir als Eltern perfekt sind. Verletzte Gefühle, Wut, Wiedergutmachung, Entschuldigung, Vergebung gehören zum Familienleben dazu. Was jugendliche Heranwachsende am meisten brauchen, ist, von den Eltern angenommen zu werden und ihre Energie uneingeschränkt dafür aufwenden zu können, sich selbst und ihren Platz in der Welt zu entdecken und zu definieren.

Weiterführende Informationen

Maté, G. (2009 [2004]): *Unsere Kinder brauchen uns! Die entscheidende Bedeutung der Kind-Eltern-Bindung.* Übers. von M. Mai und D. Neubronner. Bremen (Genius).

Siegel, D. (2015 [2013]): *Aufruhr im Kopf. Was während der Pubertät im Gehirn unserer Kinder passiert.* Übers. von M. Bauer. München (mvg).

Faber, A., Mazlish, E. (2016 [1987]): *Hilfe, meine Kinder streiten. Wie Sie Geschwistern helfen, einander zu respektieren.* München (Oberstehbrink).

Faber, A., Mazlish, E. (2009): *So sag ich's meinem Kind. Wie Kinder Regeln fürs Leben lernen.* Übers. von C. Steffens. Düsseldorf (Oberstehbrink).

Nelsen, J., Lott, L. (2012): *Positive Discipline for Teenagers.* New York. NY (Three Rivers Press).

Informationen für Eltern von LGBTQ+-Teenagern: ↗ https://sljd.de/fuer-eltern

Der Mythos vom „leeren Nest“ in der Lebensmitte: Wirtschaftliche Probleme und unsichere Zukunftsaussichten machen es jungen Erwachsenen heutzutage schwer, beruflich Fuß zu fassen, auszuziehen und eine eigene Familie zu gründen. In den USA unterstützen etwa 68 Prozent der Eltern ihre erwachsenen (nicht mehr in Ausbildung oder Studium befindlichen) Kinder finanziell.[208] Es überrascht in diesem Zusammenhang nicht, dass Paare, die sich hinsichtlich der Unterstützung ihrer erwachsenen Kinder einig sind, mit ihrer Beziehung zufriedener sind.[209] Zunehmende Mobilität und schwierige Arbeitsmarktverhältnisse führen dazu, dass sich der Ablöseprozess erwachsener Kinder, anders als früher, heutzutage eher schrittweise vollzieht. Häufig verlassen junge Erwachsene zunächst das Elternhaus, kommen aber immer wieder für einige Zeit zurück, sodass sich der endgültige Abschied vom Elternhaus in die Länge zieht. Westliche Medien sprechen aufgrund dieses Trends von der „Generation Bumerang“[210].

Gleichzeitig ist dank der Fortschritte in Medizin und Gesundheitsversorgung die Lebenserwartung der eigenen Eltern höher denn je,[211] und viele von ihnen sind auf Unterstützung angewiesen – eine Aufgabe, die häufig von Familienangehörigen übernommen wird. US-amerikanischen und kanadischen Untersuchungen[212, 213] zum Thema Altern und Langlebigkeit zufolge unterstützen etwa 25 bis 28 Prozent der Erwachsenen ihre Eltern beziehungsweise nahe Angehörige in praktischer oder finanzieller Hinsicht. In der Lebensmitte einerseits die erwachsenen Kinder darin zu unterstützen, ihren Platz im Leben zu finden, und gleichzeitig die Sorge für älter werdende Eltern zu übernehmen stellt für viele Paare eine starke Belastung dar. Viele von ihnen berichten zudem, dass der geistige und körperliche Abbau der Eltern und die damit verbundene Veränderung der eigenen Eltern-Kind-Beziehung mit allem, was dazugehört (neu auszuhandelnde Rollenverteilung, Übernahme von Entscheidungsbefugnissen, Umgang mit Hilfebedürftigkeit der Eltern …) sie gänzlich unvorbereitet treffen.[214]

Was uns zu der Frage bringt: Wie geht es der mittleren Generation? Viele Paare dieser Generation berichten von Angst, Unsicherheit und Erschöpfung.[215] Ihr Alltag ist geprägt von Zeitnot und davon, sich „in der Warteschleife“ zu fühlen, da die ungewisse gesundheitliche Entwicklung der älter werdenden Eltern, zusätzliche finanzielle Belastungen und praktische oder pflegerische Verpflichtungen immer neue Veränderungen mit sich bringen und dazu führen, die eigenen Zukunftspläne auf Eis legen zu müssen. Eine kanadische Untersuchung, die sich unter anderem mit den Aspekten Immigration und elterliche Belastung in dieser Lebensphase befasste, zeigte die Bedeutung ethnischer und kultureller Unterschiede bei diesem Thema auf. Die Studie ergab, dass Mitglieder chinesisch- und iranischstämmiger Familien ein höheres Maß an elterlicher Belastung empfinden als Mitglieder britischstämmiger Familien. Die Autor*innen verweisen als mögliche Erklärung für diesen Befund auf die Wahrscheinlichkeit zusätzlicher Stressfaktoren wie Immigrationsprobleme, Diskriminierung und sozio-ökonomische Ungleichheit. Stärkster Stressfaktor für Paare in der Lebensmitte waren allerdings – über alle Kulturen hinweg – Konflikte zwischen den Generationen.[216] Dabei ist festzuhalten, dass solche intergenerationalen Konflikte in Gruppen kollektivistisch geprägter Kulturen stärker auftraten als in Gruppen individualistisch geprägter Kulturen, was mit hoher Wahrscheinlichkeit mit den Spannungen zusammenhängt, die es mit sich bringt, Kinder in einer individualistisch geprägten Kultur aufzuziehen, deren Werte den eigenen kulturellen Werten entgegenstehen können. Damit unterstreichen diese Untersuchungen die lebenslange Bedeutung der familiären Bindung für unser Wohlbefinden – aber auch, wie stark Kultur, Immigrationserfahrungen und andere Faktoren die Erfahrungen von Familien im Laufe des Lebens prägen. Angesichts der vielen möglichen Stressfaktoren, die Paare in dieser Lebensphase an den Rand des Burn-outs bringen können, ist es umso wichtiger, miteinander verbunden zu bleiben, um nicht nur die Belastungen gemeinsam zu tragen, sondern auch die schönen Dinge zu genießen, die es in dieser Phase des Lebens mit sich bringen kann, für Menschen, die wir lieben, da zu sein.

Schon ein kurzes, 20-minütiges Gespräch der LIEBE kann Sie wieder erden, stärken und Ihre Batterie wieder aufladen. Reservieren Sie sich jeden Tag 20 Minuten gemeinsame Gesprächszeit, in der Sie sich über das, was Sie im Alltag beschäftigt und bewegt, austauschen.

Früher oder später ist es dann in der Regel doch so weit: Die Kinder gehen aus dem Haus und auch die Eltern verabschieden sich irgendwann für immer. Viele Paare erleben den Moment, in dem die Kinder endgültig auf eigenen Beinen stehen und die Verantwortung für die Pflege der alten Eltern wegfällt, mit gemischten Gefühlen. Wenn eine Ära zu Ende geht, können dadurch Gefühle von Verlust und Bedauern geweckt werden. Gleichzeitig können sich aber auch neue, mit der Zeit vielleicht sogar spannende Möglichkeiten eröffnen. Eine über 18 Jahre laufende Langzeitstudie fand beispielsweise heraus, dass die Zufriedenheit mit der Paarbeziehung bei Frauen zwischen 40 und 60 Jahren mit dem Auszug der Kinder wuchs.[217] Eine mögliche Erklärung hierfür ist die für viele Frauen doppelte Entlastung: zum einen, sich weniger Sorgen um die Zukunft der Kinder machen zu müssen, und zum anderen, frei über die Zeit und Energie verfügen zu können, die sie bisher investieren mussten, um den vielfältigen Anforderungen des Alltags gerecht zu werden.

Abschied von den Eltern: Der Tod eines nahestehenden Menschen ist ein Verlust, und es ist völlig normal, darauf mit Trauer, Protest und Sehnsucht nach dem / der Verstorbenen zu reagieren.[218] Besonders schmerzlich kann der Verlust eines Elternteils sein, ganz gleich, wie eng oder distanziert die Beziehung war. Unabhängig davon, ob die Beziehung zu dem verstorbenen Elternteil sich eng oder kompliziert gestaltet hat, kann der Tod das eigene Sicherheitsgefühl ins Wanken bringen, Trauer oder Bedauern über die Beziehung hervorrufen und uns mit der eigenen Sterblichkeit konfrontieren. War die Beziehung zu dem betreffenden Elternteil eher kompliziert, kann es unter Umständen noch mehr Anstrengung kosten und länger dauern, die Trauer zu bewältigen.[219] Sind parallel hierzu weitere Krisen und Belastungen zu stemmen, kann der Abschied noch einmal zusätzlich erschwert werden.[220] Auf der anderen Seite kann es, wenn die Person lange krank war und viel gelitten hat, befreiend und erleichternd sein, dass sie nun erlöst ist und Sie nach vorne schauen und Ihre Energie auf andere Dinge in Ihrem Leben richten dürfen.

In dieser Zeit ist es besonders wichtig, als Paar die Einzigartigkeit der Beziehung zu sehen und einander Trost und Unterstützung zu geben, um nicht Gefahr zu laufen, vom gemeinsamen Weg abzukommen. Außerdem ist es eine Zeit, in der es sich anbietet, entferntere Familienangehörige und Freunde um Hilfe zu bitten. Auch wenn der gesundheitliche Abbau und Tod eines Elternteils zum Leben gehören, kann uns diese Zeit, in der wir auch unseren übrigen Verpflichtungen nachkommen müssen, an unsere Grenzen bringen. Es ist ganz natürlich, wenn Sie jetzt ganz besonders Bedarf nach Nähe und Unterstützung Ihres Partners / Ihrer Partnerin verspüren. Mit einem Menschen an unserer Seite, an den wir uns wenden und anlehnen können, fällt es den meisten Menschen leichter, die Aufgaben und weitreichenden Entscheidungen, die vor ihnen liegen, zu bewältigen und die starken Emotionen, die mit dem Verlust eines Elternteils einhergehen, auszuhalten.

*Gehen Sie nicht davon aus, dass Ihr*e Partner*in Ihre Bedürfnisse erahnen kann, auch wenn er / sie Sie liebt. Sprechen Sie miteinander und sagen Sie deutlich, was Sie brauchen bzw. anbieten können, zum Beispiel:*

- praktische Hilfe im Haushalt, bei der Pflege des sterbenden Elternteils, Vorbereitung des Begräbnisses und Unterstützung bei der Abwicklung der Angelegenheiten des bzw. der Verstorbenen;
- Hilfe bei der Einbeziehung entfernterer Angehöriger, von Freunden und Nachbarn;
- Unterstützung bei medizinischen und anderen Entscheidungen;
- zuhören, halten und trösten, schwer aushaltbare Gefühle lindern.

Denken Sie daran: Menschen können sehr viel aushalten, auch schwierige und schmerzhafte Erfahrungen, solange sie sich nicht allein fühlen. Es kann durchaus passieren, dass Sie sich angesichts der Wucht der Emotionen Ihres Partners / Ihrer Partnerin unbedeutend und überwältigt fühlen. Wenden Sie sich nicht ab, auch wenn Sie sich hilflos fühlen und nicht sicher sind, wie Sie ihm / ihr am besten helfen können. Seien Sie erreichbar und zeigen Sie Ihre Bereitschaft, für die / den andere*n da zu sein.

In dem Maße, in dem Sie sich von dem Verlust und den Belastungen der Pflege erholen, entsteht neuer Raum dafür, Ihre Beziehung wieder in den Mittelpunkt zu rücken und Ihren beruflichen und persönlichen Interessen nachzugehen. Nutzen Sie die Gelegenheit, diesen Übergang gemeinsam als Paar zu gestalten. Sprechen Sie über Ihre Träume – wie könnte Ihr Leben jetzt, mit mehr Freiheit, aussehen? Tauschen Sie sich miteinander über Ihre Ängste, Hoffnungen und Erwartungen aus, um am gleichen Strang ziehen und Ihre Zukunft gemeinsam gestalten zu können.

Weiterführende Informationen

Hold me tight – Let me be me: Von Paul und Nancy Aikin entwickeltes Programm zur Stärkung der Beziehung für Familien mit erwachsenen Kindern. Eine Übersicht findet sich unter: ↗ https://aikinassociates.com/workshops bzw. ↗ https://iceeft.com/hold-me-tight-workshops

Römer, F. (2012): *Ausgeflogen – Wie Sie es sich im „leeren Nest“ wieder gemütlich machen.* Ostfildern: Patmos.

Kempkes, C. (2020): *Mit der Trauer leben lernen: Impulse für eine neue innere Balance.* Paderborn: Junfermann.

Bopp-Kistler, I., Pletscher M. et al. (2014): *Da und doch so fern. Vom liebevollen Umgang mit Demenzkranken.* Zürich: rüffer und rub. (Dieses Buch thematisiert den sich langsam vollziehenden Abschied von Menschen mit Demenz.)

↗ http://www.kachler-roland.de – Roland Kachler arbeitet hypnotherapeutisch und legt anschaulich dar, wie es nach dem Tod eines nahestehenden Menschen gelingen kann, die Bindung auf eine neue Art zu knüpfen und damit zu erhalten sowie Raum für neue Bindungen zu schaffen.

Wieschalla, P. B. (2022): *Überlebenstipps für Elternkümmerer – Eltern begleiten, Fallen vermeiden* (2. akutalisierte Aufl.). München: Ernst Reinhard.

Internetlinks

Worauf kommt es bei der Gestaltung einer altersgerechten Wohnung an? Die folgenden Websites geben Antworten darauf:

↗ https://www.verbraucherzentrale.de/wissen/energie/energetische-sanierung/wohnen-im-alter-im-eigenen-zuhause-bleiben-54650

↗ https://www.serviceportal-zuhause-im-alter.de/wohnen/laenger-zuhause-wohnen/grundlagen-der-gestaltung-einer-altersgerechten-wohnung.html

Betreuungskonzepte für hilfsbedürftige Menschen, damit diese möglichst lange in ihrem eigenen Zuhause bleiben können: ↗ https://homeinstead.de

Deutschlandweit gibt es sogenannte Letzte-Hilfe-Kurse. Hier lernt man, wie man Sterbenden am Ende ihres Lebens beistehen kann. Eine umfangreiche Liste an Kursen finden Sie hier: ↗ https://www.letztehilfe.info/kurse

13.6 Gemeinsam alt werden

Bezogen auf den familiären Lebenszyklus als Ganzes beginnt mit der Zeit des Älterwerdens, des Eintretens in den Ruhestand und des Kümmerns um sich selbst bzw. der gegenseitigen Fürsorge eine Phase, die erneut geprägt ist von sich verändernden Rollen, Zuständigkeiten und Beziehungen. Der Eintritt in den Ruhestand und aufkommende gesundheitliche Probleme können ältere Paare noch einmal auf besondere Art herausfordern.[221] Im Folgenden finden Sie einige Anregungen, wie Sie auch in fortgeschrittenem Alter Ihre Beziehung stark und lebendig halten können.

Ruhestand: Der Abschied vom Berufsleben markiert einen wichtigen Umbruch in unserem Leben. Identität, Lebensstil, Rollen und Prioritäten verändern sich. Ähnlich wie beim Phänomen des „leeren Nestes" vollzieht sich auch der Übergang in den Ruhestand heutzutage häufig eher in Etappen und nicht zu einem konkreten Zeitpunkt. Viele Menschen, die ihre bisherige Tätigkeit niederlegen, nehmen noch einmal eine neue berufliche Herausforderung an oder widmen sich – oft in Teilzeit – bezahlten oder ehrenamtlichen Tätigkeiten in Verbindung mit lang gehegten Hobbys oder Interessen.[222] Nach der Befreiung aus der Mühle des Berufslebens erscheint manchen der Ruhestand als „goldenes Zeitalter", in dem sie endlich eigenen Interessen nachgehen – was auch beinhalten kann, sich verstärkt den Enkelkindern und sonstigen Familienmitgliedern zu widmen. Andere Menschen hingegen gehen in den Ruhestand, weil ihnen ihre Gesundheit keine andere Wahl lässt oder betriebliche Umstrukturierungen sie dazu zwingen. Sie erleben diesen Umbruch eher als Verlust und vermissen die Struktur und Anerkennung, die ihnen der Beruf gegeben hat – insbesondere, wenn der / die Partner*in nicht zeitgleich aus dem Berufsleben ausscheidet.

Angesichts weniger werdender Aufgaben und Pflichten verbringen viele ältere Paare mehr Zeit miteinander. Das macht es umso wichtiger, sich über die Veränderungen, die sich in ihrem Leben und ihrer Beziehung vollziehen, auszutauschen. Studien mit heterosexuellen Paaren zufolge berichten sowohl Frauen als auch Männer, dass die Qualität ihrer Beziehung in der Zeit des Umbruchs nach Eintritt in den Ruhestand zunächst eher nachlässt (insbesondere, wenn der / die Partner*in noch berufstätig ist).[223, 224] Dieser Einbruch ist aber nicht von Dauer: Innerhalb von zwei Jahren verbessert die Qualität der Beziehung sich wieder. Es besteht also Grund zur Hoffnung, dass sich der Weg des Übergangs in den Ruhestand zwar holprig gestalten kann, von den meisten Paaren aber erfolgreich bewältigt wird. Interessanterweise erwiesen sich Doppelverdienerpaare, die gemeinsam in den Ruhestand gingen, als am zufriedensten in ihrer Beziehung.[225] Eine mögliche Erklärung hierfür ist, dass es leichter für Paare sein kann, ihre Lebensentwürfe in Einklang zu bringen, wenn sie zum gleichen Zeitpunkt in den Ruhestand gehen. Wie gut es gelingt, die bevorstehenden Veränderungen glücklich zu meistern, hängt aber natürlich auch davon ab, wie gut die Beteiligten sich vorher verstanden haben und wie gut sie miteinander im Austausch waren.

Wie also könnte es Ihnen ergehen? Die Jahre des Ruhestands können für Paare, deren Alltag über viele Jahre dem Beruf und vielleicht auch der Kindererziehung gewidmet war, eine freudvolle Zeit sein, in der sie neu zueinander finden. Genauso normal ist es allerdings auch, Angst davor zu haben, viel Zeit gemeinsam zu verbringen und sich insgesamt wieder näherzukommen. Widersetzen Sie sich dem Impuls, diesen Bedenken aus dem Weg zu gehen und in hektische Betriebsamkeit zu verfallen, ohne Ihren / Ihre Partner*in einzubeziehen. Und widerstehen Sie auch der gegenteiligen Versuchung, sich ohne Absprache einen Bereich des Haushalts anzueignen, der bisher dem / der Partner*in vorbehalten war, beispielsweise indem Sie beschließen, „Jetzt, wo ich im Ruhestand bin, werde ich das Kochen übernehmen!“. Die Gerontologin Christine Price aus Ohio weist darauf hin, dass es zu Enttäuschungen kommen kann, wenn Partner*innen unterschiedliche Zukunftspläne und Erwartungen an den Ruhestand haben,[226] beispielsweise die eine Seite mit dem Ruhestand die Vorstellung verbindet, viel Zeit miteinander zu haben und gemeinsam etwas zu unternehmen, während die andere Seite davon träumt, eigenen Interessen nachzugehen, die sie / ihn von zu Hause wegführen, z. B. die Verwirklichung einer Geschäftsidee. Es gibt drei Hauptthemen, die Paare in dieser Lebensphase am häufigsten ins Straucheln bringen: Freizeitgestaltung, Nähe und Intimität sowie Finanzfragen.[227] Sprechen Sie deshalb rechtzeitig über Ihre Ängste, Hoffnungen und Ziele, um eine gemeinsame Vision für Ihre Zukunft entwickeln zu können; eine Vision, die Sie als Paar miteinander verbindet *und* Ihnen beiden individuellen Raum lässt. Auch bei der Auseinandersetzung mit den oben genannten Fragen können Gespräche der LIEBE helfen, sich gut miteinander abzustimmen. Seien Sie bereit, sich füreinander zu öffnen, und schaffen Sie Platz für Verschiedenheit, anstatt zu versuchen, einander von Ihren jeweiligen Vorstellungen zu überzeugen.

Checkliste für Gespräche über den Ruhestand

- Wann und in welcher Abfolge wollen wir in den Ruhestand gehen?
- Wie geht es uns damit, unser beruflich geprägtes Selbstbild und unsere beruflichen Rollen und Aufgaben aufzugeben?
- Welche *gemeinsamen* Ziele haben wir (zum Beispiel Zeit mit den Enkelkindern verbringen, Reisen, Sport treiben, ehrenamtlich tätig sein)?
- Was wünschen wir uns für *unsere Beziehung* (zum Beispiel gemeinsame Interessen zu entwickeln, mehr Nähe, mehr körperliche Intimität)?
- Welche *persönlichen Ziele* und Vorlieben haben wir (zum Beispiel in puncto Gesundheit und Wohlbefinden, spezielle Hobbys, ein Studium aufnehmen, einem lang gehegten Interesse nachgehen)?
- Wie können wir unsere persönlichen und gemeinsamen Ziele und Anliegen so verwirklichen, dass die Beziehung nicht aus dem Blick gerät? Was wollen wir konkret dafür tun?
- Wie können wir unsere Freizeitaktivitäten so gestalten, dass gemeinsame und getrennte Aktivitäten in einem ausgewogenen Verhältnis zueinander stehen?
- Wie wollen wir die Hausarbeit aufteilen, wenn wir beide in Rente sind (Bleibt es bei den alten Rollen? Sollen die Aufgaben gleichmäßig aufgeteilt werden?)? Verschaffen Sie sich einen Überblick und überlegen Sie, wie Sie bestimmte Aufgaben im Haushalt aufteilen wollen.
- Wie sehen unsere finanziellen Ziele und Überlegungen aus? Wie können wir sie umsetzen?
- Wie wollen wir unseren Freundeskreis pflegen und unser soziales Netzwerk lebendig halten?
- Wie sorgen wir dafür, dass unsere gemeinsame Zeit unangetastet bleibt (zum Beispiel, indem wir feste Zeiten ohne Freund*innen und Familie festlegen, die nur für uns reserviert sind, um unsere Beziehung, gemeinsame Ziele und gemeinsame Aktivitäten zu schützen)?

Miteinander älter werden: Altern bedeutet nicht nur Ruhestand, sondern bringt auch körperliche Veränderungen, gesundheitliche Beeinträchtigungen und nachlassende Mobilität mit sich. Älter zu werden ist ein natürlicher Bestandteil des Lebens – nichtsdestotrotz schmerzt es, an körperliche Grenzen zu stoßen und an Selbstständigkeit einzubüßen. Es ist völlig normal, die Verschlechterung des Gesundheitszustandes und das Nachlassen der körperlichen Fähigkeiten als realen Verlust zu empfinden. Einander unter Umständen pflegen zu müssen hat oft erhebliche Auswirkungen auf das Miteinander älterer Paare. Während manche Paare die Sorge für eine*n gebrechliche*n oder gesundheitlich eingeschränkte*n Partner*in als dankbare Aufgabe ansehen, kann sie von anderen Paaren als massive Belastung empfunden werden, sei es vonseiten des pflegebedürftigen oder des pflegenden Teils. Eine Gruppe von Wissenschaftler*innen weist diesbezüglich aufgrund einer Studie mit Pflegenden, deren Ehepartner*innen an Herzerkrankungen litten, auf die Wichtigkeit von Programmen zur Verbesserung der Paarbeziehung hin.[228] Weitere Studien mit älteren Paaren identifizierten darüber hinaus zwei potenziell problematische Szenarien: Überbehütung und Bevormundung, wobei Überbehütung beispielsweise beinhaltet, dass der / die körperlich gesündere Partner*in der anderen Seite Aufgaben abnimmt, die diese eigentlich noch gut selber ausführen könnte, und damit eine unnötige Abhängigkeit schafft, während Bevormundung – sei es auf zwischenmenschlicher oder praktischer Ebene – beinhaltet, dass der / die rüstigere Partner*in eigenmächtig agiert und sich so verhält, als wisse er / sie besser, was für die / den andere*n gut ist. Auch gut gemeinte Pflege kann übergriffig sein und der Person, die versorgt wird, ein unnötiges Gefühl der Abhängigkeit vermitteln. Mangelnde Aufmerksamkeit für die Worte des / der anderen sowie im Umgang mit ihm / ihr kann zudem die Selbstachtung der Betroffenen untergraben.[229] Positiv wiederum stimmen Studien mit älteren Menschen, die zeigen, dass sinnvolle und wertgeschätzte Betätigungen einen wichtigen Beitrag zur Aufrechterhaltung einer hohen Lebensqualität im Alter leisten.[230]

Die Liebe, Akzeptanz und Zuwendung, die nahe Beziehungen bieten, machen es älteren Menschen leichter, auch schmerzlichen Realitäten ins Auge zu sehen und gesundheitliche Beeinträchtigungen und nachlassende Fähigkeiten anzunehmen. Wenn beide Seiten bereit sind, sich gegenseitig zu unterstützen, kann sich die Beziehung als wichtige Kraftquelle erweisen. Sprechen Sie über Ihre Probleme und nehmen Sie die Hilfe und Anteilnahme Ihres Partners bzw. Ihrer Partnerin, von Familienangehörigen und Freunden an. Ein starkes Netzwerk von Unterstützer*innen erleichtert es erheblich, die unweigerlich bevorstehenden Veränderungen zu akzeptieren, sich neu zu orientieren und sich Gedanken darüber zu machen, wo und wie Sie zukünftig leben möchten. Wenn es Ihnen gelingt, flexibel und bereit zu sein, sich auf neue Situationen einzustellen, und die Nähe zwischen Ihnen zu wahren, verfügen Sie bereits über wichtige Schlüssel für hohe Lebensqualität im Alter.

Checkliste: Pflegen und gepflegt werden

- Hören Sie unvoreingenommen zu, wenn Ihr*e Partner*in Ihnen sagt, was er bzw. sie braucht (anstatt von dem auszugehen, was Sie für erforderlich halten), besonders wenn es um direkte Hilfe, beispielsweise beim Duschen und bei der Intimpflege, geht.
- Bieten Sie Ihre Hilfe an, aber lassen Sie Ihren / Ihre Partner*in alles, was er / sie an Körperpflege noch ohne Hilfe bewältigen kann, selbst übernehmen.
- Formulieren Sie klar, wo Sie Hilfe benötigen, und zeigen Sie Menschen, die Ihnen helfen, dass Sie ihnen dankbar sind.
- Versuchen Sie Dinge zu tun, die Freude in Ihren Alltag bringen und die für Sie von Bedeutung sind.
- Genießen Sie Zeit mit Menschen, die Ihnen guttun (Familie, Freund*innen …).
- Sorgen Sie für sich, indem Sie aktiv in Kontakt mit anderen Menschen bleiben und an gemeinschaftlichen Aktivitäten teilnehmen (beispielsweise Besuch von Veranstaltungen für ältere Menschen, ehrenamtliches Engagement oder Beteiligung an speziellen Interessengruppen wie Lesezirkeln, Bridge-Runden, Gartenbauverein o. Ä.).

Weiterführende Informationen

Green, L. (2013): *The perfect home for a long life: Choosing the right retirement lifestyle for you.* Toronto ON (Thomas Allan Publishers).

Internetlinks

Wenn der Partner in Rente geht, kommt es oft zu Ehekonflikten und Streitereien. Wie Konflikte aufgrund des Ruhestandes vermeiden? Ein Beitrag von Dr. Doris Wolf, Diplom-Psychologin und Psychotherapeutin: ↗ https://www.palverlag.de/ruhestand-partnerschaft.html

Home Instead: Im Jahr 1994 gegründete Initiative mit dem Ziel, Eltern und Großeltern so lange wie möglich das Leben zu Hause zu realisieren und gleichzeitig pflegende Angehörige zu entlasten. Informationen zum Anbieter und seinen Betreuungs- und Pflegeangeboten finden Sie unter ↗ https://homeinstead.de.

Healing Hearts Together: Von Heather Tulloch, Paul Greenman, Natasha Demidenko und Sue Johnson entwickelte Adaption des „Hold-me-tight"-Programms für Paare, die von einer Herzerkrankung betroffen sind. Bisher ist das Programm nur in englischer Sprache verfügbar. Eine Übersicht über Workshops sowie weiterführende Informationen finden Sie unter ↗ https://iceeft.com/product/healing-hearts-together-relationship-education-program.

Deutschlandweite Initiative des Bundesministeriums für Gesundheit: *Pflegestützpunkte.* Unabhängige Auskunft- und Beratungsstellen für Pflegebedürftige und ihre Angehörigen. Ratsuchende erhalten dort alle wichtigen Informationen, Antragsformulare, konkrete Hilfestellungen und Beratung zu Angeboten vor Ort, weiterführenden Beratungsstellen oder auch Themen wie altersgerechtem Wohnen. ↗ https://pflegenetzwerk-deutschland.de/thema-pflegestuetzpunkte

Deutsche Alzheimergesellschaft e.V.: Unterstützung, Beratung und umfassende Informationen für Menschen mit Demenz und ihre Angehörigen. ↗ https://www.deutsche-alzheimer.de

Allg. praktische Informationen rund um das Thema Leben im Alter, Pflege etc.: ↗ https://www.pflege.de/leben-im-alter

Es würde uns freuen, wenn wir Sie mit diesem Kapitel ermutigen konnten, sich aktiv mit Ihrer Zukunft zu befassen, da es sehr hilfreich sein kann, sich vorab mit Veränderungen oder Herausforderungen auseinanderzusetzen, die der Beginn eines neuen Lebensabschnitts mit sich bringen kann. Ungeachtet dessen, dass Umbrüche im Leben sehr unterschiedliche Gefühle wie Vorfreude und Besorgnis in uns wecken können, sehen wir als Autorinnen diese Zeiten als Chance, unsere persönlichen Bedürfnisse und unsere Bedürfnisse als Paar noch einmal genauer anzuschauen. In jeder Veränderung steckt auch die Einladung, Dinge zu hinterfragen, sich miteinander zu verbinden und einander näherzukommen.

Abschließende Worte

Zum Schluss möchten wir Ihnen, liebe Leser*innen, unsere Anerkennung ausdrücken für die Zeit und Mühe, die Sie in Ihre Beziehung investiert haben, indem Sie dieses Buch mit oder ohne die Hilfe eines Therapeuten / einer Therapeutin durchgearbeitet haben. Die Übungen auf den Seiten von *Wir beide* erfordern emotionale Stärke und Mut. Wir hoffen, sie haben Ihnen geholfen, die Intimität, das Vertrauen und die Sicherheit in Ihrer Beziehung zu stärken.

Die offensichtlichen Vorteile einer guten Beziehung sind Freude, Liebe und eine lebenslange Gemeinschaft. Dass unsere Gesundheit von einer Vielzahl von Faktoren beeinflusst wird, ist bekannt. Neuere Forschungsergebnisse belegen darüber hinaus, dass glückliche Paare in stabilen Langzeitbeziehungen ein geringeres Risiko für Herzerkrankungen haben, ein stärkeres Immunsystem aufweisen und seltener zum Arzt gehen als Menschen in unglücklichen Paarbeziehungen. Menschen in stabilen Langzeitbeziehungen berichten darüber hinaus, sich psychisch stabiler zu fühlen, und sind unter anderem weniger anfällig für Angstzustände, Depressionen, Drogenmissbrauch und übermäßigen Alkoholkonsum.[231, 232] Liebevolle Berührungen und Bekundungen der Zuneigung senken zudem die Reaktion des Körpers auf Stress und Schmerz.[233, 234] All diese Forschungsergebnisse sind aussagekräftige Hinweise darauf, dass eine stabile Liebesbeziehung nicht nur eins der schönsten Dinge im Leben ist, sondern auch noch gut für Ihre Gesundheit!

Wir wünschen Ihnen, dass Sie die vielen positiven körperlichen und emotionalen Auswirkungen der Liebe genießen können. Sollten Sie in Zukunft doch noch einmal in ein unglückliches Beziehungsmuster geraten, haben Sie jetzt gelernt, dass Sie Probleme benennen und mit Ihrem / Ihrer Partner*in besprechen können. Sie werden gewiss in der Lage sein zu erkennen, wenn Sie auseinanderdriften oder etwas in Ihrer Beziehung nicht rund läuft. Nehmen Sie bei Bedarf noch einmal die Reflexionsübungen und die Aufzeichnungen zur Hand, die Sie mithilfe dieses Arbeitsbuchs angefertigt haben. Sie werden Ihnen helfen, Ihre Gefühle und Bedürfnisse so auszudrücken, dass es Sie einander wieder näherbringen wird. Es würde uns freuen, wenn Sie Ihre Bedürfnisse zukünftig als Zeichen der Bindung sehen können anstatt als Fehler der einen oder anderen Seite. Die Gespräche der LIEBE bieten Ihnen zudem einen Rahmen, der Ihnen hilft, Ihren Gefühlen Ausdruck zu geben und aufeinander einzugehen. Mit anderen Worten, Sie verfügen nun über praktische Werkzeuge, die es Ihnen ermöglichen werden, über Ihre Gefühle, Bedürfnisse, Hoffnungen und Wünsche zu sprechen und so Ihre Beziehung zu festigen und zu stärken. Der Lohn für die Mühe, die Sie investieren, um einander näher zu sein, sind Glück, Harmonie und Intimität.

Wir wünschen Ihnen für die Zukunft, all die Wärme erleben zu dürfen, die Liebe Ihnen schenken kann. Nicht umsonst nennt unser Bindungsmentor John Bowlby sie den Herzschlag des Lebens!

> „Tiefe persönliche Bindungen zu anderen Menschen sind der Angelpunkt, um den sich das Leben dreht, nicht nur als Säugling, Klein- oder Schulkind, sondern auch in der Jugend und im Erwachsenenleben bis ins hohe Alter. Es sind diese Bindungen, aus denen Menschen die Stärke und Lebensfreude ziehen und ihrerseits an andere weitergeben können."[235]

Danksagung

Viele Menschen haben direkt oder indirekt zu diesem Buch beigetragen. Wir danken unseren Kolleg*innen, die die Entwürfe zu diesem Buch gelesen und geprüft und / oder uns mit hilfreichen Rückmeldungen geholfen haben, insbesondere Dr. Sue Johnson, Yolanda von Hockauf, Dr. Marlene Best, Dr. Richard Harrison, Dr. Alana Tappin und Dr. Robert Allan. Unser besonderer Dank gilt Dr. Scott Woolley, der uns freundlicherweise gestattet hat, das Konzept der Endlosschleife, das er als Schulungstool entwickelt hat, zu nutzen und für unsere Zwecke anzupassen. Auch den vielen Paaren, die mit uns ihre Geschichten des Aufbaus einer sicheren Liebesbindung geteilt haben, gebührt unser tiefer Dank.

Jennifer dankt insbesondere und persönlich: meiner akademischen Mentorin in der Forschung zu nahen Beziehungen und Bindung, Assistenzprofessorin Judith Feeney; meiner wissenschaftlichen Lehrerin und Mentorin Professorin Sue Johnson; meiner Freundin und Kollegin Dr. Veronica Kallos-Lilly dafür, dass sie so oft nach Australien gereist ist, um EFT zu unterrichten; meinen verstorbenen Eltern Florence und Ned Churchward, die mir einen sicheren Start ins Leben ermöglicht haben; und meinem Ehemann William Fitzgerald und unseren Kindern Dominic, Michael und Madeleine, für ihre Liebe und Ermutigung über all die Jahre.

Veronicas Dank gilt: Dr. Sue Johnson, dafür, dass du mir in den letzten 30 Jahren Inspiration, Mentorin und sichere Basis warst; Dr. Jenny Fitzgerald, du bist mir eine große Unterstützung und wunderbare Freundin und Kollegin; und meinen Eltern Agi und Pista Kallos für ihre große Liebe und ihren Glauben an mich. Ich möchte dieses Werk den Menschen widmen, die ich liebe: Bob, der den Inhalt dieses Buchs mit mir tagein, tagaus lebt und meine Hand hält auf unserem gemeinsamen Weg durchs Leben; Drew und Maddie für die Freude, die ihr in mein Leben bringt; und Buddy und Luna, die mich immer daran erinnern, nach draußen und spazieren zu gehen.

Literatur

1 Evatt, C. (2011): *Männer sind vom Mars, Frauen von der Venus: Tausend und ein kleiner Unterschied zwischen den Geschlechtern*. München: Piper.

2 Greenberg, L., & Johnson, S. (1988): *Emotionally focused therapy for couples*. New York: The Guilford Press.

3 Johnson, S. (2004): *Praxis der Emotionsfokussierten Paartherapie: Verbindungen herstellen* (überarbeitete Neuauflage). Paderborn: Junfermann.

4 Christensen, A., Atkins, D. C., Baucom, B., & Yi, J. (2010): Marital status and satisfaction five years following randomised clinical trial comparing traditional versus integrative behavioural couple therapy. *Journal of Consulting and Clinical Psychology*, 78, 225–235.

5 Johnson, S. M., Hunsley, J., Greenberg, L., & Schindler, D. (1999): Emotionally focused therapy: Status and challenges. *Clinical Psychology: Science and Practice*, 6, 67–79.

6 Beasley, C., & Ager, R. (2019): Emotionally focused couples therapy: A systematic review of its effectiveness over the past 19 years. *Journal of Evidence-Based Social Work*, 16, 144–159.

7 Gordon-Walker, J., Johnson, S., Manion, I., & Cloutier, P. (1996): An emotionally focused marital intervention for couples with chronically ill children. *Journal of Marital and Family Therapy*, 28, 391–399.

8 Halchuk, R. E., Makinen, J. A., & Johnson, S. M. (2010): Resolving attachment injuries in couples using emotionally focused therapy: A three-year follow-up. *Journal of Couple and Relationship Therapy*, 9, 31–47.

9 Denton, W., & Coffey, A. (2011): Depression: Enemy of attachment bond. In J. Furrow, S. Johnson, & B. Bradley (Hrsg.), *The emotionally focused casebook: New direction in treating couples*. New York and London: Routledge, 87–112.

10 Johnson, S., & Zuccarini, D. (2011): An integrated model of couple and sex therapy. In J. Furrow, S. Johnson, & B. Bradley (Hrsg.), *The emotionally focused casebook: New direction in treating couples*. New York and London: Routledge, 219–246.

11 Tulloch, H., Johnson, S., Demidenko, N., Clyde, M., Bouchard, K., & Greenman, P. (2020): An attachment-based intervention for patients with cardiovascular disease and their partners: A proof-of-concept study. *Health Psychology*. Advance online publication. https://doi.org/10.1037/hea0001034.

12 McLean, L., Walton, T., Rodin, G., Esplen, M. J., & Jones, J. (2013): A couple-based intervention for patients and caregivers facing end-stage cancer: Outcomes of a randomized controlled trial. *Psycho-Oncology*, 22, 28–38.

13 Johnson, S. (1998): Listening to the music: Emotion as a natural part of systems theory. Sonderausgabe des *Journal of Systemic Therapies*, 17, 1–17.

14 Furrow, J., Johnson, S., Bradley, B., Brubacher, L., Campbell, L., Kallos-Lilly, V., Palmer, G., Rheem, K., Woolley, S. (2022): *Becoming an emotionally focused therapist: The workbook* (2. Aufl.). London: Routledge.

15 Feeney, J., & Fitzgerald, J. (2012): Relationship education. In P. Noller & G. Karantzas (Hrsg.), *The Wiley-Blackwell handbook of couples and family relationships*. Malden, MA: Wiley-Blackwell, 289–304.

16 Johnson, S. (2019): *Halt mich fest: Sieben Gespräche über lebenslange Liebe* (2., überarbeitete Aufl.). Paderborn: Junfermann.

17 Bowlby J. (2018): *Trennung: Angst und Zorn* (2. Aufl.). München: Reinhardt.

18 Ebenda.

19 Bowlby, J. (1979): *The making and breaking of affectional bonds.* London: Tavistock.

20 Ainsworth, M., Blehar, M., Waters, E., & Wall, S. (1978): *Patterns of attachment: A psychological study of the strange situation.* Hillsdale, NJ: Lawrence Erlbaum.

21 Bowlby, J. (2021): *Bindung als sichere Basis: Grundlagen und Anwendung der Bindungstheorie* (5. Aufl.). München: Ernst Reinhardt.

22 Hazan, C., & Shaver, P. (1987): Romantic love conceptualized as an attachment process. *Journal of Personality and Social Psychology*, 52, 511–524.

23 Feeney, J. (2008): Adult romantic attachment. In J. Cassidy & P. Shaver (Hrsg.), *Handbook of attachment.* New York, NY and London: Guilford Press, 456–481.

24 Mikulincer, M., & Shaver, P. (2007): *Attachment in adulthood: Structure, dynamics and change.* New York, NY: The Guilford Press.

25 Coyne, J., Rohraugh, M., Shoham, V., Sonnega, J., Nicklas, J., & Cranford, J. (2001): Prognostic importance of marital quality for survival of congestive heart failure. *The American Journal of Cardiology*, 88, 526–529.

26 Robles, T., & Kiecolt-Glaser, J. (2003): The physiology of marriage: Pathways to health. *Physiology and Behaviour*, 79, 409–416.

27 Coan, J., Schaefer, H., & Davidson, R. (2006): Lending a hand. *Psychological Science*, 17, 1–8.

28 Johnson, S. (2019): *Halt mich fest: Sieben Gespräche über lebenslange Liebe.* Paderborn: Junfermann.

29 Gottman, J. (1994): *What predicts divorce?* Hillsdale, NJ: Lawrence Erlbaum.

30 Bowlby, J. (2018): *Trennung: Angst und Zorn.* München: Ernst Reinhardt.

31 Hazan, C., & Shaver, P. (1987): Romantic love conceptualized as an attachment process. *Journal of Personality and Social Psychology*, 52, 511–524.

32 Furrow, J., Johnson, S., Bradley, B., Brubacher, L., Campbell, L., Kallos-Lilly, V., Palmer, G., Rheem, K. & Woolley, S. (2022): *Becoming an emotionally focused therapist: The workbook* (2. Aufl.). London: Routledge.

33 Brennan, K., Clark, C., & Shaver, P. (1998): Self-report measurement of adult attachment. In J. Simpson & S. Rholes (Hrsg.), *Attachment theory and close relationships.* New York, NY and London: The Guilford Press, 46–75.

34 Feeney, J. (2016): Adult romantic attachment: Developments in the study of couple relationships. In J. Cassidy & P. Shaver (Hrsg.), *The handbook of attachment: Theory, research and clinical applications* (3. Aufl.). New York, NY and London: The Guilford Press, 435–463.

35 Hiew, D., & Leung, P. (2017): Cultural diversity in couple relationships. In J. Fitzgerald (Hrsg.), *Foundations for couples therapy: Research for the real world.* New York, NY: Routledge, 82–91).

36 Hofsteder, G., Hofsteder, G. V., & Minkov, M. (2010): *Cultures and organisations: Software of the mind* (3. Aufl.). New York, NY: McGraw-Hill.

37 Dawlish, A. F. E., & Huber, G. L. (2003): Individualism versus collectivism in different cultures: A cross-cultural study. *Intercultural Education*, 14(1), 47–56. Aufgerufen am 02.07.2010, https://doi.org/10.1080/1467598032000044647.

38 Perel, E. (2000): A tourist's view of marriage: Cross-cultural couples-challenges, choices and implications for therapy. In P. Papp (Hrsg.), *Couples on the fault line: New directions for therapists.* New York, NY: The Guildford Press, 178–204.

39 Nightingale, M., Awosan, C. I., & Stavrianopoulos, K. (2019): Emotionally focused therapy: A culturally sensitive approach for African American heterosexual couples. *Journal of Family Psychotherapy*, 30(3), 221–244.

40 Malpas, J. (2020, März): *Can couples change gender and sexuality?* Online-Präsentation, Second Australian Assembly on Affect and Attachment, Brisbane, Australia.

41 FINGERHUT, A., & PEPLAU, L. (2013): Same-sex romantic relationships. In C.J. Patterson & A.R. D'Augelli (Hrsg.), *Handbook of psychology and sexual orientation*. New York, NY: Oxford University Press, 165–178.

42 RIDGE, S.R., & FEENEY, J.A. (1998): Relationship history and relationship attitudes in gay males and lesbians: Attachment style and gender differences. *Australian and New Zealand Journal of Psychiatry*, 32, 848–859.

43 ALLAN, R., & JOHNSON, S. (2017): Conceptual and application issues: Emotionally focused therapy with gay male couples. *Journal of Couple and Relationship Therapy*, 16(4), 286–305. https://doi.org/10.1080/15332691.2016.1238800.

44 MOHR, J., & JACKSON, S. (2016): Same-sex romantic attachment. In J.Cassidy & P.Shaver (Hrsg.), *The handbook of attachment: Theory, research and clinical applications* (3. Aufl.). New York, NY and London: The Guilford Press , 484–506.

45 WATZLAWICK, P., BEAVIN, J., & JACKSON, D. (1967): *Pragmatics of human communication: A study of interactional patterns, pathologies and paradoxes*. New York, NY: Norton.

46 FOGARTY, T. (1976): Marital crisis. In P.J. Guerin (Hrsg.), *Family therapy: Theory and practice*. New York, NY: Gardner Press, 325–334.

47 GOTTMAN, J.M., & LEVENSON, R.W. (2002): A two-factor model for predicting when a couple will divorce: Exploratory analyses using 14-year longitudinal data. *Family Process*, 41, 83–96.

48 WOOLLEY, S., & KALLOS-LILLY, V. (2011): How to avoid cycle impasses. *The EFT Community News*, 11, 2–5.

49 PASCAL, L. (2013): Persönliche Kommunikation.

50 GOTTMAN, J.M., & LEVENSON, R.W. (1988): The social physiology of marriage. In P.Noller & M.A. Fitzpatrick (Hrsg.), *Perspectives on marital interaction*. Clevedon: Multilingual Matters Ltd, 183–200.

51 TILLEY, D. (2003): When we are not getting along: My feelings, thoughts and behaviors checklist. Douglas Tilley LCSW-C. Aufgerufen am 18.02.2013, www.douglastilley.com/Forms/Your RelationshipThoughtsFeelingsandBehaviors.pdf.

52 JOHNSON, S. (2019): *Halt mich fest: Sieben Gespräche über lebenslange Liebe*. Paderborn: Junfermann.

53 BOWLBY, J. (1979): *The making and breaking of affectional bonds*. London: Tavistock.

54 LEDOUX, J. (1996): *The emotional brain: The mysterious underpinnings of emotional life*. New York, NY and London: Simon and Schuster.

55 EKMAN, P., FRIESEN, W., & ELLSWORTH, P. (1982): What are the similarities and differences in facial behaviour across cultures? In P.Ekman (Hrsg.), *Emotion in the human face* (2. Aufl.). Cambridge: Cambridge University Press, 128–143.

56 DARWIN, C. (1872/1955): *The expression of emotions in man and animal*. New York, NY: Philosophical Library.

57 GREENBERG, L., & JOHNSON, S. (1988): *Emotionally focused therapy for couples*. New York, NY: The Guilford Press.

58 GREENBERG, L., & PAIVIO, S. (1997): *Working with emotions in psychotherapy*. New York, NY and London: The Guilford Press.

59 ARNOLD, M. (1960): *Emotion and personality*. New York, NY: Columbia University Press.

60 PANKSEPP, J. (2009): Brain emotional systems and qualities of mental life. In D. Foscha, D. Siegel, & M.Solomon (Hrsg.), *The healing power of emotion: Affective neuroscience, development and clinical practice*. New York,NY and London: Norton, 1–26.

61 JOHNSON, J., & SHULMAN, G. (1988): More alike than meets the eye: Perceived gender differences in subjective experience and its display. *Sex Roles*, 19, 67–79.

62 SPRECHER, S., & SEDIKIDES, C. (1993): Gender differences in perceptions of emotionality: The case of close heterosexual relationships. *Sex Roles*, 28, 511–530.

63 Blier, M.J., & Blier-Wilson, L.A. (1989): Gender differences in self-rated emotional expressiveness. *Sex Roles*, 21, 287–295.

64 Arnold, M.B. (1960): *Emotion and personality*. New York, NY: Columbia University Press.

65 Johnson, S. (2020): *Bindungstheorie in der Praxis: Emotionsfokussierte Therapie mit Einzelnen, Paaren und Familien*. Paderborn: Junfermann.

66 Greenberg, L., & Paivio, S. (1997): *Working with emotions in psychotherapy*. New York, NY and London: The Guilford Press.

67 Ebenda.

68 Furrow, J., Johnson, S., Bradley, B., Brubacher, L., Campbell, L., Kallos-Lilly, V., Palmer, G., Rheem, K., Woolley, S. (2022): *Becoming an emotionally focused therapist: The workbook* (2. Aufl.). London: Routledge.

69 Greenberg, L., & Paivio, S. (1997): Working with emotions in psychotherapy. New York, NY and London: The Guilford Press.

70 Johnson, S. (2019): *Halt mich fest: Sieben Gespräche über lebenslange Liebe*. Paderborn: Junfermann.

71 Gottman, J. (1994): *What predicts divorce?* Hillsdale, NJ: Lawrence Erlbaum.

72 Sternberg, R.J. (1986): A triangular theory of love. *Psychological Review*, 93, 119–135.

73 Hazan, C., & Shaver, P. (1987): Romantic love conceptualized as an attachment process. *Journal of Personality and Social Psychology*, 52, 511–524.

74 Berscheid, E., & Hatfield, E. (1978): *Interpersonal attraction*. Reading, MA: Addison-Wesley.

75 Greenberg, L., & Goldman, R. (2010): *Die Dynamik von Liebe und Macht: Emotionsfokussierte Paartherapie*. München: Ernst Reinhardt.

76 Noller, P. (1996): What is this thing called love? How do we define the love that supports marriage and family? *Personal Relationships*, 3(1), 97–115.

77 Bartels, A., & Zeki, S. (2000): The neural basis of romantic love. *Neuroreport*, 11(17), 3829–3834.

78 Acevedo, B.P., Aron, A., Fisher, H.E., & Brown, L.L. (2012): Neural correlates of long-term intense romantic love. *Social and Cognitive Affective Neuroscience*, 7, 145–159.

79 Aron, E., & Aron, A. (1996): Love and expansion of the self: The state of the model. *Personal Relationships*, 3, 45–58.

80 Tolstoi L. (2002 [1922]): *Krieg und Frieden*. Ostfildern: Patmos, 15. Teil, 20. Kapitel, S. 1525.

81 Bowlby, J. (1979). *The making and breaking of affectional bonds*. London: Tavistock.

82 Bowlby, J. (2006): *Bindung*. München: Ernst Reinhardt.

83 Freud, S. (1913): Totem and taboo. In: *Complete psychological works* (Vol. 13). London: Hogarth.

84 Worden, W. (2009): *Grief counselling and grief therapy* (4. Aufl.). New York, NY and London: Tavistock.

85 Lazarus, R. (1991): *Emotion and adaptation*. New York, NY and Oxford: Oxford University Press.

86 Fitness, J., & Fletcher, G. (1993): Love, hate, anger, and jealousy in close relationships: A prototype and cognitive appraisal analysis. *Journal of Personality and Social Psychology*, 65, 942–958.

87 Shaver, P., Schwartz, J., Kirson, D., & O'Connor, C. (1987): Emotion knowledge: Further exploration of a prototype approach. *Journal of Personality and Social Psychology*, 52, 1061–1086.

88 Clore, G. (1994): Why emotions are felt. In P.Ekman & R.Davidson (Hrsg.), *The nature of emotion: Fundamental questions*. New York, NY: Oxford University Press, 103–110.

89 Shaver, P., Schwartz, J., Kirson, D., & O'Connor, C. (1987): Emotion knowledge: Further exploration of a prototype approach. *Journal of Personality and Social Psychology*, 52, 1061–1086.

90 Greenberg, L., & Goldman, R. (2010): *Die Dynamik von Liebe und Macht: Emotionsfokussierte Paartherapie*. München: Ernst Reinhardt.
91 Fitness, J., & Fletcher, G. (1993): Love, hate, anger, and jealousy in close relationships: A prototype and cognitive appraisal analysis. *Journal of Personality and Social Psychology*, 65, 942–958.
92 Paivio, S. (1999): Experiential conceptualisation and treatment of anger. *Psychotherapy in Practice*, 55, 311–324.
93 Roberts, L. J. (2000): Fire and ice in martial communication: Hostile and distancing behaviours as predictors of marital distress. *Journal of Marriage and the Family*, 62, 693–707.
94 Pinel., J., & Barnes, S. (2017): *Biopsychology* (10. Aufl.). Boston: Allyn and Bacon.
95 Rachman, S. (2019): *Anxiety*. Hove and New York, NY: Psychology Press.
96 Feeney, J. A. (2016): Adult romantic attachment: Developments in the study of couple relationships. In J. Cassidy & P. Shaver (Hrsg.), *Handbook of attachment* (3. Aufl.). New York, NY and London: The Guilford Press, 435–463.
97 LeDoux, J. (1996): *The emotional brain: The mysterious underpinnings of emotional life*. New York, NY and London: Simon and Schuster.
98 Gottman, J. (1994): *What predicts divorce? Hillsdale*, NJ: Lawrence Erlbaum.
99 Ebenda.
100 Greenberg, L., & Goldman, R. (2010): *Die Dynamik von Liebe und Macht: Emotionsfokussierte Paartherapie*. München: Ernst Reinhardt.
101 Ebenda.
102 Johnson, S. (2019): *Halt mich fest: Sieben Gespräche über lebenslange Liebe*. Paderborn: Junfermann.
103 Ebenda.
104 Guerrero, L., & Andersen, P. (1998): *The dark side of close relationships*. Mahwah, NJ: Lawrence Erlbaum.
105 Panalp, S., Fitness, J., & Fehr, B. (2018): The role of emotion in relationships. In A. Vangelisti & D. Perlman (Hrsg.), *Cambridge handbook of personal relationships*. Cambridge: Cambridge University Press, 256–270.
106 Fincham, F. (2000): The kiss of the porcupines: From attributing responsibility to forgiving. *Personal Relationships*, 7, 1–23.
107 L'Abate, L. (1997): *The self in the family: A classification of personality, criminality, and psychopathology*. New York, NY: Wiley-Blackwell.
108 Eisenberger, N., Lieberman, M., & Williams, K. (2003): Does rejection hurt? An fMRI study of social exclusion. *Science*, 302, 290–292.
109 Panksepp, J. (2003): Feeling the pain of social loss. *Science*, 302, 237–239.
110 Akiyama, H., Antonucci, T., Takahashi, K., & Langfahl, E. S. (2003): Negative interactions in close relationships across the life span. *Journals of Gerontology*: Series B: Psychological Sciences and Social Sciences, 58B, 70–79.
111 Leary, M., & Springer, C. A. (2001): Hurt feelings: The neglected emotion. In R. Kowalski (Hrsg.), *Behaving badly: Aversive behaviours in interpersonal relationships*. Washington, DC: American Psychological Association, 151–175.
112 Feeney, J. A. (2000): *Hurt feelings in couple relationships: Exploring the emotional experience*. Paper presented at the 10th International Conference on Personal Relationships, Brisbane, Australia.
113 Adler, R., Rosenfeld, L., & Towne, N. (1992): *Interplay: The process of interpersonal communication*. Fort Worth: Harcourt Brace Jovanovich College Publishers.
114 Feeney, J. A. (2004): Hurt feelings in couple relationships: Towards integrative models of the negative effects of hurtful events. *Journal of Social and Personal Relationships*, 21, 487–508.

115 Schneider, J. (2003): The impact of compulsive cybersex behaviours on the family. *Sexual Relationship Therapy: Special Cybersex*, 18, 329–354.

116 Buss, D. M., & Shackleford, T. K. (1997): From vigilance to violence: Mate retention tactics in married couples. *Journal of Personality and Social Psychology*, 72, 346–361.

117 Roloff, M. E., & Cloven, D. H. (1994): When partners transgress: Maintaining violated relationships. In M. Roloff & D. Clovehn (Hrsg.), *Communication and relational maintenance*. San Diego: Academic Press, 23–43.

118 Fern, J. (2020): *Polysecure: Attachment, trauma, and consensual nonmonogamy*. Portland, OR: Thorntree Press.

119 Aron, A. (2003): Self and close relationships. In M. Leary & J. P. Tangney (Hrsg.), *Handbook of self and identity*. New York, NY and London: The Guilford Press, 442–461.

120 Vangelisti, A. L., & Sprague, R. J. (1998): Guilt and hurt: Similarities, distinctions and conversational strategies. In P. A. Andersen & L. K. Guerrero (Hrsg.), *Handbook of communication and emotion: Research, theory, applications and contexts*. San Diego, CA: Academic Press, 123–154.

121 Vangelisti, A., & Crumley, L. (1998): Reactions to messages that hurt: The influence of relational contexts. *Communication Monographs*, 65, 173–196.

122 Greenberg, L., & Goldman, R. (2010). *Die Dynamik von Liebe und Macht: Emotionsfokussierte Paartherapie*. München: Ernst Reinhardt.

123 Tangney, J. P. (1995): Self-relevant emotions. In M. Leary & J. P. Tagney (Hrsg.), *Handbook of self and identity*. New York, NY and London: Teh Guildford Press, 384–400.

124 Muise, A., Christofides, E., & Desmarais, S. (2009): More information than you ever wanted to know – does Facebook bring out the green-eyed monster of jealousy? *Cyber Psychology and Behavior*, 12(4), 441–444.

125 Pines, A. (1992): Romantic jealousy: Five perspectives and an integrated approach. *Psychotherapy: Theory, Research, Practice and Training*, 29, 675–683.

126 Babcock, J. C., Costa, D. M., Green, C. E., & Eckhardt, C. I. (2004): What situations induce intimate partner violence? A reliability and validity study of the "proximal antecedents to violent episodes (PAVE)" scale. *Journal of Family Psychology*, 18(3), 433–442.

127 Wigman, S. J. A., Graham-Kevan, N., & Archer, J. (2008): Investigating sub-groups of harassers: The roles of attachment, dependency, jealousy, and aggression. *Journal of Family Violence*, 23, 557–568.

128 Johnson, S. (2019): *Halt mich fest: Sieben Gespräche über lebenslange Liebe*. Paderborn: Junfermann.

129 Furrow, J., Johnson, S., Bradley, B., Brubacher, L., Campbell, L., Kallos-Lilly, V., Palmer, G., Rheem, K., Woolley, S. (2022): *Becoming an emotionally focused therapist: The workbook* (2. Aufl.). London: Routledge.

130 Feeney, J. (2009): When love hurts: Understanding hurtful events in couple relationships. In A. Vangelisti (Hrsg.), *Feeling hurt in close relationships*. Cambridge: Cambridge University Press, 313–335.

131 Feeney, J., & Fitzgerald, J. (2012): Relationship education. In P. Noller & G. Karantzas (IIrsg.), *The Wiley-Blackwell handbook of couples and family relationships*. Malden, MA: Wiley-Blackwell, 289–304.

132 Laumans, E. O., Gagnon, J. H., Michael, R. T., & Michaels, S. (1994): *The social organization of sexuality*. Chicago: University of Chicago Press.

133 Treas, J., & Giesen, D. (2000): Sexual infidelity among married and cohabitating Americans. *Journal of Marriage and the Family*, 62, 48–60.

134 Feeney, J. A. (2004): Hurt feelings in couple relationships: Towards integrative models of the negative effects of hurtful events. *Journal of Social and Personal Relationships*, 21, 487–508.

135 Rusbult, C.E., Kumashiro, M., Finkel, E.J., & Wildshut, T. (2002): The war of the roses: An interdependence analysis of betrayal and forgiveness. In P. Noller & J. Feeney (Hrsg.), *Understanding marriage*. Cambridge: Cambridge University Press, 251–281.

136 Kowalski, R.M., Walker, S., Wilkinson, R., Queen, A., & Sharpe, B. (2003): Lying, cheating, complaining, and other aversive interpersonal behaviours: A narrative examination of the darker side of relationships. *Journal of Social and Personal Relationships*, 20, 471–490.

137 Feeney, J., & Fitzgerald, J. (2012): Relationship education. In P. Noller & G. Karantzas (Hrsg.), *The Wiley-Blackwell handbook of couples and family relationships*. Malden, MA: Wiley-Blackwell, 289–304.

138 Brontë, Charlotte (2010): *Jane Eyre*. Berlin: Aufbau, 51.

139 Enright, R. (2001): *Forgiveness is a choice*. Washington, DC: APA Life Tools.

140 Fincham, F. (2000): The kiss of the porcupines: From attributing responsibility to forgiving. *Personal Relationships*, 7, 1–23.

141 Worthington, E.L., Sandage, S., & Berry, J. (2000): Group interventions to promote forgiveness: What researchers and clinicians ought to know. In M. McCullough, K. Pargament et al. (Hrsg.), *Forgiveness: Theory, research and practice*. New York, NY: Guilford Press, 228–253.

142 Pingleton, J. (1989). The role and function of forgiveness in the psychotherapeutic process. *Journal of Psychology and Theology*, 17, 27–35.

143 McCullough, M., Worthington, E., & Rachal, K. (1997): Interpersonal forgiving in close relationships. *Journal of Personality and Social Psychology*, 73, 321–336.

144 Kaminer, D., Stein, D.J., Mbanga, I., & Zungu-Dirwayi, N. (2000): Forgiveness: Toward an integration of theoretical models. *Psychiatry*, 63, 344–357.

145 Tutu, D., & Tutu, M. (2014): *The book of forgiving*. London: William Collins.

146 van Oyen Witvliet, C., Ludwig, T., & Vander Laan, K. (2001): Granting forgiveness or harboring grudges: Implications for emotion, physiology and health. *Psychological Science*, 12, 117–123.

147 Fenell, D. (1993): Characteristics of long-term marriages. *Journal of Mental Health Counselling*, 15, 446–460.

148 McCullough, M., Worthington, E., & Rachal, K. (1997): Interpersonal forgiving in close relationships. *Journal of Personality and Social Psychology*, 73, 321–336.

149 Ohbuchi, K., Kameda, M., & Agarie, N. (1989): Apology as aggression control: Its role in mediating appraisal of and response to harm. *Journal of Personality and Social Psychology*, 56, 219–227.

150 Weiner, B. (1995): *Judgements of responsibility: A foundation for a theory of social conduct*. New York, NY: The Guilford Press.

151 Takaku, S. (2001): The effects of apology and perspective taking on Interpersonal forgiveness: A dissonance-attribution model of interpersonal forgiveness. *Journal of Social Psychology*, 141, 494–508.

152 Makinen, J.A., & Johnson, S. (2006): Resolving attachment injuries in couples using EFT: Steps toward forgiveness and reconciliation. *Journal of Consulting and Clinical Psychology*, 74(6), 1055–1064.

153 Fitness, J. (2001): Betrayal, rejection, revenge and forgiveness. In M. Leary (Hrsg.), *Interpersonal rejection*. Oxford: Oxford University Press, 73–103.

154 Greenberg, L., Warwar, S., & Malcolm, W. (2010): Emotion-focused couples' therapy and the facilitation of forgiveness. *Journal of Marital and Family Therapy*, 36, 28–42.

155 Johnson, S.M., Makinen, J., & Millikin, J. (2001): Attachment injuries in couple relationships: A new perspective on impasses in couple therapy. *Journal of Marital and Family Therapy*, 27, 145–155.

156 Johnson, S. (2019): *Halt mich fest: Sieben Gespräche über lebenslange Liebe.* Paderborn: Junfermann.
157 Johnson, S.M., Makinen, J., & Millikin, J. (2001): Attachment injuries in couple relationships: A new perspective on impasses in couple therapy. *Journal of Marital and Family Therapy*, 27, 145–155.
158 Makinen, J.A., & Johnson, S. (2006): Resolving attachment injuries in couples using EFT: Steps toward forgiveness and reconciliation. *Journal of Consulting and Clinical Psychology*, 74(6), 1055–1064.
159 Zuccarini, D., Johnson, S.M., Dalgleish, T.L., & Makinen, J. (2013): Forgiveness and reconciliation in emotionally focused therapy for couples: The client change process and therapist interventions. *Journal of Marital and Family Therapy*, 39, 148–162.
160 Gordon, K.C., Burton, S., & Porter, L. (2004): Predicting the intention of women in domestic violence shelters to return to partners: Does forgiveness play a role. *Journal of Family Psychology*, 18, 331–338.
161 Enright, R. (2001): *Forgiveness is a choice.* Washington, DC: APA Life Tools.
162 Walrond-Skinner, S. (1998): The function and role of forgiveness in working with couples and families: Clearing the ground. *Journal of Family Therapy*, 20, 3–19.
163 Macaskill, A., Maltby, J., & Day, L. (2002): Forgiveness of self and others and emotional empathy. *Journal of Social Psychology*, 142, 663–665.
164 Zechmeister, J., & Romero, C. (2002): Victim and offender accounts of interpersonal conflict: Autobiographical narratives of forgiveness and unforgiveness. *Journal of Personality and Social Psychology*, 82, 675–686.
165 Sandage, S., Worthington, E., Hight, T., & Berry, J. (2000): Seeking forgiveness: Theoretical context and initial empirical study. *Journal of Psychology and Theology*, 28, 21–35.
166 Leith, L., & Baumeister, R. (1998): Empathy, shame, guilt and narratives of interpersonal conflicts: Guilt-prone people are better at perspective taking. *Journal of Personality*, 66, 1–37.
167 Carpenter, T., Carlisle, R., & Tsang, J. (2014): Tipping the scales: Conciliatory behaviours and morality of self-forgiveness. *The Journal of Positive Psychology*, 9, 389–401.
168 Sandage, S., Worthington, E., Hight, T., & Berry, J. (2000): Seeking forgiveness: Theoretical context and initial empirical study. *Journal of Psychology and Theology*, 28, 21–35.
169 Vanderbleek, L., Robinson, E.H., Casado-Kehoe, M., & Young, M.E. (2011): The relationship between play and couple satisfaction and stability. *The Family Journal*, 19, 132–139.
170 Betcher, R.W. (1981): Intimate play and marital adaptation. *Psychiatry*, 44, 13–33.
171 Johnson, S.M. (2019): *Halt mich fest: Sieben Gespräche über lebenslange Liebe.* Paderborn: Junfermann.
172 Furrow, J., Johnson, S., Bradley, B., Brubacher, L., Campbell, L., Kallos- Lilly, V., Palmer, G., Rheem, K., Woolley, S. (2022): *Becoming an emotionally focused therapist: The workbook* (2. Aufl.). London: Routledge.
173 Gottman, J. (1999): *The marriage clinic.* New York, NY and London: W.W.Norton and Company.
174 Johnson, S.M., Simakhodskaya, Z., & Moran, M. (2018): Addressing issues of sexuality in couples' therapy: Emotionally focused couples therapy meets sex therapy. *Current Sexual Health Reports*, 10(13), 65–71.
175 Johnson, S.M. (2019): *Halt mich fest: Sieben Gespräche über lebenslange Liebe.* Paderborn: Junfermann.
176 McCarthy, B., & McCarthy, E. (2019): *Enhancing couple sexuality: Creating an intimate and erotic bond.* New York, NY and London: Routledge.
177 Plaut, S.M., Graziottin, A., & Heaton, J. (2004): *Sexual dysfunction.* Oxford: Health Press.
178 Nagoski, E. (2015): *Komm, wie du willst – das NEUE Frauen-Sex-Buch.* München: Knaur, 374.

179 Iasenza, S. (2010): What is queer about sex?: Expanding sexual frames in theory and practice. *Family Process*, 49, 291–308.
180 Kleinplatz, P.J., Menard, A.D., Paquet, M., Paradis, N., Campbell, M., Zuccarino, D., & Mehak, L. (2009): The components of optimal sexuality: A portrait of "great sex". *The Canadian Journal of Human Sexuality*, 18(1–2), 1–13.
181 Basson, R. (2000): The female sexual response: A different model. *Journal of Sex and Marital Therapy*, 26(1), 51–65.
182 Murray, S.H. (2019): *Not Always in the mood: The new science of men, sex, and relationships.* Lanham, MD: Rowman and Littlefield Publishers.
183 Loulan, J. (1984): *Lesbian sex.* San Francisco: Spinsters, Aunt Lute.
184 Nagoski, E. (2015): *Komm, wie du willst – das NEUE Frauen-Sex-Buch.* München: Knaur, 374.
185 Gottman, J. (1999): *The marriage clinic.* New York, NY and London: W.W.Norton and Company.
186 Sprecher, S., & Cate, R.M. (2004): Sexual satisfaction and sexual expression as predictors of relationship satisfaction and stability. In J.H. Harvey, A.Wenzel, & S.Sprecher (Hrsg.), *Handbook of sexuality in close relationships.* Mahwah, NJ: Lawrence Erlbaum, 235–256.
187 Moore, D., & Heiman, J. (2006): Women's sexuality in context: Relationship factors and female sexual function. In I.Goldstein, C.Meston, S.Davis, & A.Traish (Hrsg.), *Women's sexual function and dysfunction.* New York, NY and London: Taylor and Francis.
188 McCarthy, B., & McCarthy, E. (2019): *Enhancing couple sexuality: Creating an intimate and erotic bond.* New York, NY and London: Routledge.
189 Carter, B., & McGoldrick, M. (Hrsg.) (2015): *The expanded family life cycle: Individual, family, and social perspectives* (5. Aufl.). Boston, MA: Pearson Higher Education.
190 Dankoski, M.E. (2001): Pulling on the heartstrings: An emotionally focused approach to family life cycle transitions. *Journal of Marital and Family Therapy*, 27, 177–187.
191 Menaghan, E. (1983): Marital stress and family transitions: A panel analysis. *Journal of Marriage and the Family*, 45, 371–386.
192 Dankoski, M.E. (2001): Pulling on the heartstrings: An emotionally focused approach to family life cycle transitions. *Journal of Marital and Family Therapy*, 27, 177–187.
193 Feeney, J., Alexander, R., Noller, P., & Hohaus, L. (2003): Attachment insecurity, depression and the transition to parenthood. *Personal Relationships*, 10, 475–493.
194 Simpson, J., Rholes, W.S., Campbell, L., Tran, S., & Wilson, C.L. (2003): Adult attachment, the transition to parenthood and depressive symptoms. *Journal of Personality and Social Psychology*, 84, 1172–1187.
195 Feeney, J., Hohaus, L., Noller, P., & Alexander, R. (2001): *Becoming parents: Exploring the bonds between mothers, fathers, and their families.* Cambridge: Cambridge University Press.
196 Simpson, J.A., Winterheld, H.A., Rholes, W.S., & Orina, M.M. (2007): Working models of attachment and reactions to different forms of caregiving from romantic partners. *Journal of Personal and Social Psychology*, 93(3), 466–477.
197 Feeney, J.A., Alexander, R., Noller, P., & Hohaus, L. (2003): Attachment insecurity, depression and the transition to parenthood. *Personal Relationships*, 10(4), 475–493. https://doi.org/10.1046/j.1475-6811.2003.0006.1x.
198 Halford, W.K., Petch, J., & Creedy, D.K. (2010): Promoting a positive transition to parenthood: A randomized clinical trial of couple relationship education. *Prevention Science*, 11, 89–100.
199 Petch, J., Halford, W.K., Creedy, D.K., & Gamble, J. (2012): A randomised controlled trial of a couple relationship and co-parenting program (couple CARE for parents) for high-and low-risk new parents. *Journal of Consulting and Clinical Psychology*, 80(4), 662–673.

200 Lee, N. A., Furrow, J. L., & Bradley, B. A. (2017): Emotionally focused couple therapy for parents raising a child with an autism spectrum disorder: A pilot study. *Journal of Marriage and Family Therapy*, 43(4), 662–673.

201 Sanders, M. R., & Keown, L. J. (2017): Parenting in couple relationships. In J. Fitzgerald (Hrsg.), *Foundations for couples' therapy: Research for the real world*. New York, NY: Routledge, 302–309.

202 Carter, B., & McGoldrick, M. (Hrsg.) (2015): *The expanded family life cycle: Individual, family, and social perspectives* (5. Aufl.). Boston, MA: Pearson Higher Education.

203 Riina, E., & McHale, S. M. (2013): Bidirectional influences between dimensions co-parenting and adolescent adjustment. *Journal of Youth and Adolescence*, 43, Online First Articles.

204 Collins, W. A., Gleason, T., & Sesma, A. (1997): Internalization, autonomy, and relationships: Development during adolescence. In J. E. Gyrusec & L. Kuczynski (Hrsg.), *Parenting and children's internalization of values: A handbook of contemporary theory*. New York, NY: Wiley-Blackwell, 78–99.

205 Masten, A. S., Hubbard, J. J., Gest, S. D., Tellegen, A., Garmezy, N., & Ramirez, M. (1999): Competence in the context of adversity: Pathways to resilience and maladaptation from childhood to late adolescence. *Development and Psychopathology*, 11, 143–169.

206 Collins, W. A., Gleason, T., & Sesma, A. (1997): Internalization, autonomy, and relationships: Development during adolescence. In J. E. Gyrusec & L. Kuczynski (Hrsg.), *Parenting and children's internalization of values: A handbook of contemporary theory*. New York, NY: Wiley-Blackwell, 78–99.

207 Furrow, J. L., Palmer, G., Johnson, S. M., Faller, G., & Palmer-Olsen, L. (2019): *Emotionally focused family therapy: Restoring connection and promoting resilience*. New York, NY: Routledge.

208 Harris Insights & Analytics® (2017): *Parents supporting adult children 2017 survey*. National Endowment for Financial Education. Aufgerufen am 30.05.2021, online einzusehen unter: ↗https://www.nefe.org/research/polls/2017/parents-supporting-adult-children-survey.aspx.

209 Polenick, C. A., Birditt, K. S., & Zarit, S. H. (2018): Parental support of adult children and middle-aged couples' marital satisfaction. *The Gerontologist*, 58(4), 663–673.

210 Mitchell, B. (2007): *The boomerang age: Transitions to adulthood in families*. New Brunswick: Aldine-Transaction.

211 Warraich, H. (2017): How medicine has changed the end of life for patients with cardiovascular disease. *Journal of the American College of Cardiology*, 70, 1276–1289.

212 MetLife Mature Market Institute. (2011): *The MetLife study of caregiving costs to working caregivers: Double jeopardy for baby boomers care for their parents*. Westport, CT: MetLife.

213 Turcotte, M. (2013): *Family caregiving: What are the consequences? Insights on Canadian society*. Ottawa: Statistics Canada.

214 Gorchoff, S. M., John, O. P., & Helson, R. (2008): Contextualizing change in marital satisfaction during middle age: An 18-year longitudinal study. *Psychological Science*, 19, 1194–1200.

215 Igarashi, H., Hooker, K., Coehlo, D. P., & Manoogian (2013): „My nest is full": Intergenerational relationships at midlife. *Journal of Aging Studies*, 27, 102–112.

216 Mitchell, B. A., & Wister, A. V. (2019): Are the parents all right? Parental stress, ethnic culture and intergenerational relations in aging families. *Journal of Comparative Family Studies*, 50(1), 51–74.

217 Gorchoff, S. M., John, O. P., & Helson, R. (2008): Contextualizing change in marital satisfaction during middle age: An 18-year longitudinal study. *Psychological Science*, 19, 1194–1200.

218 Fraley, C., & Shaver, P. (2016): Attachment, loss and grief: Bowlby's views, new developments, and current controversies. In J. Cassidy & P. Shaver (Hrsg.), *Handbook of attachment*. New York, NY and London: The Guilford Press, 40–62.

219 Bowlby, J. (1979): *The making and breaking of affectional bonds*. London: Tavistock Routledge.
220 Raphael, B. (1994): *The anatomy of bereavement*. Northvale, NJ: Jason Aronson.
221 Henry, R.G., Miller, R.B., & Giarrusso, R. (2005): Difficulties, disagreements, and disappointments in late-life marriages. *International Journal of Aging and Human Development*, 61, 243–264.
222 Moen, P., Kim, J., & Hofmeister, H. (2001): Couples' work/retirement transitions, gender, and marital quality. *Social Psychology Quarterly*, 64, 55–71.
223 Ebenda.
224 Price, C., & Nesteruk, O. (2015): What to expect when you retire: By women for women. *Marriage and Family Review*, 51(5), 418–440.
225 Ebenda.
226 Ebenda.
227 Henry, R.G., Miller, R.B., & Giarrusso, R. (2005): Difficulties, disagreements, and disappointments in late-life marriages. *International Journal of Aging and Human Development*, 61, 243–264.
228 Bouchard, K., Greenman, P.S., Pipe, A., Johnson, S.M., & Tulloch, H. (2019): Reducing caregiver distress and cardiovascular risk: A focus on caregiver-patient relationship quality. *Canadian Journal of Cardiology*, 35(10), 1409–1411.
229 Edwards, H., & Noller, P. (2002): Care giving and its influence on marital interactions between older spouses. In P. Noller & J. Feeney (Hrsg.), *Understanding marriage*. Cambridge: Cambridge University Press, 437–464.
230 Williamson, G., & Christie, J. (2009): Aging well in the 21st century: Challenges and opportunities. In C. Snyder & S. Lopez (Hrsg.), *Oxford handbook of positive psychology*. Oxford: Oxford University Press, 165–170.
231 Kiecolt-Glaxer, J.K., & Newton, T. (2001): Marriage and health: His and hers. *Psychological Bulletin*, 127, 472–503.
232 Reis, H.T., & Sprecher, S.K. (2009): *Encyclopedia of human relationships*. Los Angeles: Sage Publications.
233 Coan, J.A., Schaefer, H.S., & Davidson, R.J. (2006): Lending a hand: Social regulation of the neural response to threat. *Psychological Science*, 17, 1032–1039.
234 Johnson, S.M., Moser, M.B., Beckes, L., Smith, A., Dalgleish, T., Halchuk, R., Coan, J.A. (2013): Soothing the threatened brain: Leveraging contact comfort with emotionally focused therapy. *PLoS One*, 8(11), e79314. Aufgerufen am 21.11.2013, ↗ http://www.plosone.org/article/info:doi/10.1371/journal.pone.0079314.
235 Bowlby, J. (2006): *Verlust: Trauer und Depression*. München: Reinhardt.

Notizen

Notizen

Notizen

Notizen

Notizen

Balance finden in Beziehungen

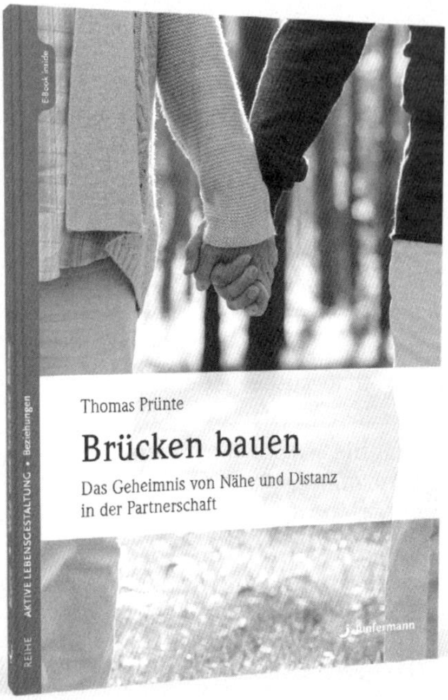

Thomas Prünte

Brücken bauen

Das Geheimnis von Nähe und Distanz in der Partnerschaft

Sehnen Sie sich nach mehr Nähe und Zweisamkeit? Oder ist es Ihnen im Gegenteil zu eng in Ihrer Beziehung und Sie hätten gern mehr Freiraum?

Wie bedeutsam das Bedürfnis nach menschlicher Nähe und Distanz ist, hat der Lockdown während der Pandemie gezeigt.

Die richtige Balance von Nähe und Distanz zu finden ist auch – nicht nur in Krisenzeiten – in jeder Partnerschaft eine Herausforderung.

Dieses Buch …

- führt die Gründe auf, die die Umsetzung einer guten Balance erschweren,
- gibt Anregungen, um die eigene Beziehung und die Beziehung zu sich selbst zu beleuchten und zu verbessern,
- stellt Beispielpaare vor, deren Geschichten dabei helfen, bewusster mit Problemen von Nähe und Distanz umzugehen.

Reflexionsfragen und Anregungen für einen Austausch mit dem / der Partner:in unterstützen dabei, passende Lösungen zu finden.

192 Seiten, kart., E-Book inside • € (D) 22,00 • ISBN 978-3-7495-0431-2
Auch als E-Book erhältlich.

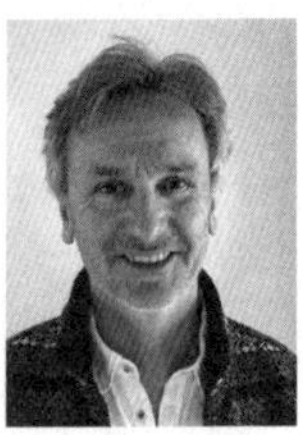

Thomas Prünte ist Dipl.-Psychologe und seit über 30 Jahren in eigener psychotherapeutischer Praxis in Hamburg tätig. Er arbeitet als Paartherapeut (EFT) sowie als Dozent an diversen Ausbildungsinstituten.

Weitere erfolgreiche Titel:

Wertschätzung leben
ISBN 978-3-7495-0190-8

Ich höre was, das du nicht sagst
ISBN 978-3-87387-599-9

Meine Stärke, mein Wachstum
ISBN 978-3-7495-0373-5

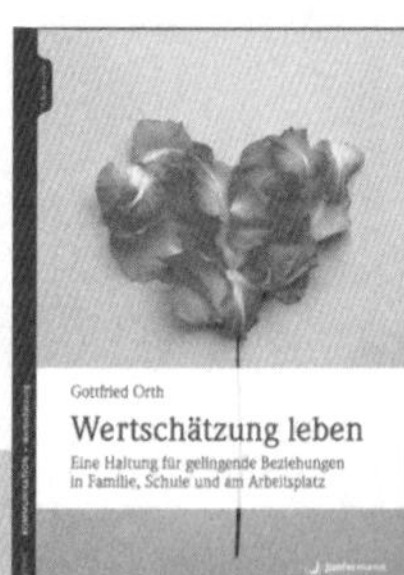

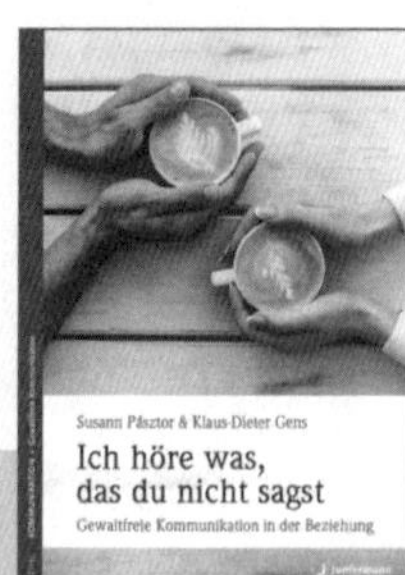

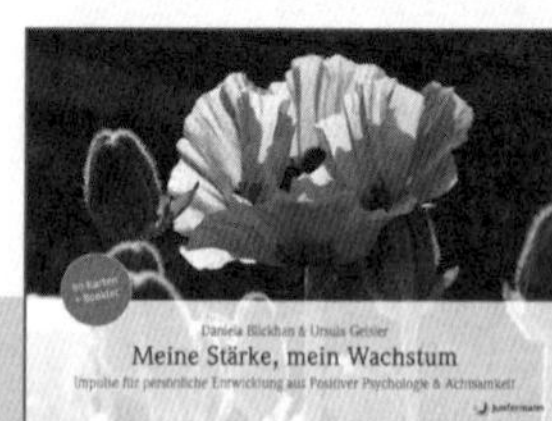

www.junfermann.de